护理教学与临床实践

周 霞 杜金泽 ◎著

中国纺织出版社有限公司

图书在版编目（CIP）数据

护理教学与临床实践 / 周霞，杜金泽著. --北京：
中国纺织出版社有限公司，2021.5

ISBN 978-7-5180-8467-8

Ⅰ. ①护… Ⅱ. ①周… ②杜… Ⅲ. ①护理学 Ⅳ.
①R47

中国版本图书馆CIP数据核字（2021）第057431号

责任编辑：樊雅莉　　责任校对：高　涵　　责任印制：王艳丽

中国纺织出版社有限公司出版发行

地址：北京市朝阳区百子湾东里A407号楼　邮政编码：100124

销售电话：010—67004422　传真：010—87155801

http://www.c-textilep.com

中国纺织出版社天猫旗舰店

官方微博 http://weibo.com/2119887771

三河市宏盛印务有限公司印刷　各地新华书店经销

2021年5月第1版第1次印刷

开本：787×1092　1/16　印张：17

字数：371千字　定价：88.00元

凡购本书，如有缺页、倒页、脱页，由本社图书营销中心调换

前　言

随着我国现代化建设进程的不断加快和人民文化层次、生活水平的日益提高,人们的健康观念正发生巨大改变,健康生活日益成为社会关注的热点问题。护理工作作为医疗卫生事业的重要组成部分,其角色和地位更是举足轻重。护理工作与患者的接触直接、连续、密切、广泛,需要主动、全面、耐心、细致的护理服务,不仅直接影响人民群众对医疗服务的感受,而且在构建和谐医患关系中发挥着重要作用。另外,国内医疗卫生体制改革的推进和医学界理论与实践技术的发展进步,使临床护理工作及相关知识经验的总结势在必行。为适应临床护理工作需要,编者编写了本书,旨在对提高各级护理人员的理论和技术操作水平发挥积极作用。

本书从护理基础技术入手,具体阐述医院和住院环境、医院感染的预防和控制、患者入院的护理、饮食护理、病情观察、舒适的护理、药疗技术、静脉输液与输血技术、热疗和冷疗、标本采集、危重患者的抢救护理、临终护理。全书内容涵盖面广,将护理理论融入护理实践。在该书编写过程中,编者参阅了新近国内外有关临床护理资料,结合自身工作实际,力求做到理论联系实际,尤其突出实用性。

临床护理涉及人文社会科学、医学基础、预防保健等内容,涉及范围较广,内容和要求也在不断变化,需要在实际工作中不断完善。限于编者的能力和水平,对于书中存在的疏漏之处,敬请读者批评指正。

编　者

2021 年 3 月

目　　录

第一章 医院和住院环境

第一节 医院概述

医院是对个人或特定人群进行防病、治病的场所,备有一定数量的病床设施、医务人员、仪器设备等。通过医务人员的集体协作,运用科学理论和技术,以达到对住院或门诊患者实施正确诊疗和护理为目的的医疗卫生机构。

一、医院的性质和任务

(一)医院的性质

医院是社会系统中一个有机组成部分,必须适应社会环境的改变与发展。卫生部颁发的《全国医院工作条例》中明确了医院的性质:"医院是治病防病,保障人民健康的社会主义卫生事业单位,必须贯彻国家的卫生工作方针政策,遵守政府法令,为社会主义现代化建设服务"。

(二)医院的任务

医院作为治病防病的卫生机构,其任务是:以医疗工作为中心,在提高医疗质量的基础上,保证教学和科研任务的完成,并不断提高教学质量和科研水平。同时做好扩大预防,指导基层和计划生育的技术工作。医院的这一系列任务,也是卫生部颁发的《全国医院工作条例》的内容之一。

二、医院的种类

(一)医院的分类(见表 1-1)

表 1-1　医院的分类

划分依据	类型
按收治范围	综合医院、专科医院、康复医院、职业医院
按技术水平	一级医院(甲、乙、丙)、二级医院(甲、乙、丙)、三级医院(特、甲、乙、丙)
按所有制	全民所有制医院、集体所有制医院、个体所有制医院、中外合资医院
按经营项目	非营利性医院、营利性医院
按特定任务	军队医院、企业医院、医学院附属医院

(二)医院的分级

自 1989 年起,我国医院实行标准化分级管理。据医院的不同技术质量水平和管理水平、设施条件,将医院划分为三级(一、二、三),十等(每级分为甲、乙、丙三等,三级医院增设特等)。

1.一级医院

是直接向具有一定人口(≤10 万)的社区提供医疗、预防、保健和康复服务的基层医疗卫生服务机构。主要指农村乡镇卫生院、城市街道卫生院、某些企事业的职工医院。主要功能是直接提供服务区域内人群的一级预防,并进行常见病、多发病的管理,对疑难重症患者做好正确转诊,协助高层次医院搞好住院前后的服务。

2.二级医院

是向多个社区(其半径人口在10万以上)提供全面连续的医疗、护理、预防保健、康复服务的卫生机构。主要指一般市、县医院,省辖市的区级医院和相当规模的厂矿、企事业单位职工医院。主要功能是提供医疗护理、预防保健和康复服务,参与指导对高危人群的监测,接受一级医院的转诊,对一级医院进行业务指导,能与医疗相结合开展教学科研工作。

3.三级医院

是指国家高层次的医疗卫生服务机构,是省或全国的医疗预防、教学和科研相结合的技术中心。主要指全国、省、市直属的市级大医院及医学院的附属医院。主要功能是提供全面连续的医疗护理、预防保健、康复服务和高水平的专科服务,解决危重疑难病症,接受二级医院的转诊,对下级医院进行技术指导和培训,承担教学和科研任务。

三、医院的组织结构

我国医疗机构体制已形成三级医疗服务网络。根据医院的职能和任务、服务地域范围、隶属关系、医疗设施规模及技术力量,分为不同级别医院。目前医院的组织结构模式,大致可分为五大系统,即党群组织系统、行政管理系统、临床业务组织系统、护理组织系统、医技组织系统。

第二节　门诊部设置及护理工作

一、门诊设置及护理工作

门诊是医院面向社会的窗口,是医疗工作的第一线,是直接对人民群众进行诊断、治疗、护理和预防保健的场所。门诊具有患者集中、病种复杂、交叉感染的可能性大、工作人员流动性大、就诊时间短等特点,所以对门诊的设施、布局、组织管理、医疗护理工作提出了较高的要求。

(一)门诊的设施与布局

医院应根据门诊的特点,创造良好的门诊环境。首先,以突出公共卫生为原则,做到布局合理、设施安全、标志醒目,以达到方便患者的目的;同时保持环境的安静、整洁、美观,使患者感到舒适、亲切,从而建立对医院的信任感,易于主动合作。

门诊设有导医台或预检分诊室、挂号处、收费处、药房、化验室、影像检查室、综合治疗室和候诊室等。候诊室应设在诊察室附近,光线充足,空气流通,要有足够座位,并配有专科健康教育等设施。每间诊察室以设置1~2张诊察桌、2~4张坐椅、1~2张诊察床为宜,床前有遮隔设备,室内设洗手池(感应式或脚踏式水龙头),桌面摆放整洁,常规检查用具及化验单、检查申请单、处方等应放置有序。综合治疗室内设有必要的急救设备,如氧气、电动吸引器、急救药品等。

（二）门诊护理工作

1.预检分诊

预检护士需由实践经验丰富的护士担任。应主动、热情地接待来院就诊的患者,在扼要询问病史、观察病情的基础上,做出初步判断,给予合理的分诊指导和传染病管理。做到先预检分诊,后挂号诊疗。

2.安排候诊与就诊

患者挂号后,分别到各科候诊室依次就诊。护士应做好候诊、就诊患者的护理工作。

(1)开诊前准备好各种检查器械和用物,保持良好的诊疗及候诊环境。

(2)分理初诊和复诊病案,收集整理化验单、检查报告等。

(3)根据病情测量体温、脉搏、呼吸等,并记录于门诊病案上。

(4)按先后次序叫号就诊,主动配合医生进行诊查工作。

(5)随时观察候诊患者的病情,遇有高热、剧痛、呼吸困难、出血、休克等患者,应立即安排提前就诊或送急诊科处理;对病情较重或年老体弱者,可适当调整就诊顺序。

3.治疗工作

需在门诊进行的治疗,如注射、换药、导尿、灌肠、穿刺等,必须严格执行操作规程,认真执行查对制度,确保治疗安全、有效。

4.消毒隔离

门诊患者流量大而且集中,易发生交叉感染,因此要认真做好消毒隔离工作。对传染病或疑似传染病的患者,应分诊到隔离门诊就诊,并及时做好疫情报告。门诊空间、地面、墙壁、桌椅、诊察床、平车、担架等,定期进行清洁、消毒处理。各种治疗后的物品应立即按要求处理。

5.健康教育

利用候诊时间开展灵活多样的健康教育,其形式有黑板报、图片、录像、宣传小册子或口头讲解等,同时应耐心热情地解答患者提出的有关问题。

二、急诊设置及护理工作

急诊科是医院接收和救治危重、急症患者的场所,是抢救患者生命的第一线。急诊工作是指对危及生命的患者和意外灾害事件,立即组织人力、物力,按照急救程序进行抢救的过程。急诊科患者病情急、周转快、时间性强;急诊科护理工作范围广、任务繁重而复杂;急诊科护士要求有良好的职业素质、严格的时间观念、高度的责任心、娴熟的抢救技术,才能胜任高质量、高效能急救患者的工作。

（一）急诊科的设置和布局

急诊科一般设有预检室、诊疗室、抢救室、监护室、观察室、手术室等。此外,还配有药房、化验室、X线室、心电图室、挂号室及收款室等,形成一个相对独立的单元。

急诊科位置应接近住院部,布局以方便急诊患者就诊为目的,以最大限度地缩短就诊前的时间,赢得抢救良机。急诊科应设有专用通道和宽敞的出入口,标志和醒目路标,夜间有明亮的灯光,室内光线充足、空气流通、安静整洁,物品放置有序并保持其性能良好。

(二)急诊护理工作

1.预检分诊

急诊患者到达急诊科,应有专人负责出迎。预检护士要掌握急症就诊标准,做到一问、二看、三检查、四分诊。遇有危重患者立即通知值班医生及抢救室护士;意外灾害事件应立即通知护士长及医务部;法律纠纷、刑事案件、交通事故等情况,应迅速报告医院保卫部门或直接与公安部门取得联系,请家属或陪送者留下以配合工作。

2.抢救工作

(1)物品准备:备好各种急救药品和抢救设备是挽救患者生命的关键。一切抢救物品应做到"五定",即定数量品种、定点安置、定人保管、定期消毒灭菌和定期检查维修,使急救物品完好率达100%。护士需熟悉抢救物品的性能和用法,并能排除一般性故障。

1)一般物品:血压计、听诊器、张口器、压舌板、舌钳、手电筒、止血带、输液架(或输液轨道)、氧气管、吸痰管、胃管等。

2)无菌物品及急救包:各种型号的注射器和针头、输液器、输血器、输液泵、静脉切开包、气管插管包、气管切开包、开胸包、导尿包、穿刺包、无菌手套及无菌敷料等。

3)抢救器械:中心供氧系统或氧气筒、中心吸引装置或电动吸引器、心电监护仪、除颤器、心脏起搏器、呼吸机、超声波诊断仪、洗胃机等,条件许可备移动式(手提)X线机、手术床、多功能抢救床。

4)抢救药品:主要包括中枢兴奋药,升压、降压药,强心、止喘药,抗休克和抗心律失常药,血管扩张和止血药,镇痛、镇静、解毒药,抗过敏、抗惊厥药,脱水利尿药,激素,纠正水、电解质紊乱及酸碱平衡失调药,静脉制剂,局部麻醉药及抗生素等。

5)通讯设备:设有自动传呼系统、电话、对讲机等。

(2)配合抢救:抢救过程中医护人员协调一致、积极有效的配合,不仅可以赢得宝贵的抢救时间,更为重要的是可提高危重患者抢救的成功率,降低伤残率和死亡率。

1)严格按抢救程序和操作规程实施抢救措施,做到分秒必争。医生到达前,护士应根据病情作出初步判断,给予紧急处理,如测量血压、吸氧、吸痰、止血、配血、建立静脉通路、进行人工呼吸、胸外心脏按压等;医生到达后,立即汇报处理情况,积极配合抢救,正确执行医嘱,密切观察病情动态变化,为医生提供有关资料。

2)做好抢救记录和查对工作。记录的内容包括:患者和医生到达的时间;抢救措施落实和停止的时间;执行医嘱的内容及病情的动态变化。要求字迹清晰,记录及时、准确。

抢救过程中,凡口头医嘱必须向医生复述一遍,双方确定无误后方可执行。抢救完毕后,请医生及时补写医嘱和处方。各种急救药品的空安瓿需经两人核对后方可弃去;输液空瓶、输血空袋等均应集中放置,以便统计查对,核实与医嘱是否相符。

3.病情观察

急诊科设有一定数量的观察床,收治已明确诊断或暂时不能确诊或病情较重、住院暂时有困难者。留观时间一般为 3~7 d。留观室护理工作包括:

(1)入室登记,建立病案;认真填写各项记录;按护理程序进行护理。

(2)观察病情,执行医嘱;做好晨晚间护理,加强心理护理;书写病情报告。

(3)做好患者及家属的管理工作,保持观察室整洁安静。

第三节 病区的设置及护理管理

病区是医院的重要组成部分,是患者接受诊疗护理及休养的场所,是医护人员开展医疗、护理、教学、科研的重要场所。病区的布局、设置和管理的质量,直接影响着医疗、护理、教学、科研工作的质量。因此,创造一个整洁、安静、舒适、安全的病区环境,实行科学化管理,对完成医院的各项任务,促进患者早日康复非常重要。

一、病区的设置与布局

每个病区设有普通病室、危重病室、抢救室、治疗室、换药室、污物处理室、护士工作站、医生办公室、主任办公室、库房、配膳室、舆洗室、洗涤间、医护人员休息室及示教室,必要时设浴室和公共厕所等。有条件的病区还应设置患者学习室、娱乐室、会客室、健身房等。每个病区设30~40张病床为宜,每间病室设1~3张病床,两床之间距离应不少于1m;抢救病室应设定在与护士工作站距离最近处;病床单位应配有拉帘或屏风,以便必要时遮挡患者,以满足患者自尊的需要。

二、病区的护理管理

医院的三级护理管理体制结构是:护理部主任—科护士长—病区护士长。病区护士长在护理部的统一领导下负责病区的护理管理工作,其内容包括业务技术管理和组织行政管理。

(一)病区的业务技术管理

病区的业务技术管理是护理管理的核心,是提高护理质量的保证。其内容包括病区环境管理、病区安全管理、护理质量管理和护理教育管理等。

1.病区环境管理

护士必须了解环境与健康的关系,给患者创造一个整齐、清洁、安静、舒适、美观、安全的环境,除物理环境外,还应努力为患者创造一个温暖的心理、社会环境,建立一个关系融洽的患者群体,这对疾病转归具有积极的意义。从管理角度看,病区既是一个具有特殊性质的人文环境,又是一个必须符合医疗、卫生原则,满足患者身心需要的物理环境。它们构成了病区环境管理工作的重心。

(1)病区物理环境的管理:病区的设置、色调、光线、通风、安静、温度和湿度等方面,均应使患者感到舒适,有利于康复。物理环境对增进医疗效果,帮助患者适应角色具有不可忽视的作用。

1)整洁。病区整洁主要指病区的空间环境及各类陈设的规格统一,布局整齐;各种设备和用物设置合理,清洁卫生。达到避免污垢积存,防止细菌护散,给患者以清新、舒适、美感的目的。保持环境整洁的措施:①物有定位,用后归位,养成随时随地注意清理环境,保持整洁的习惯。②病室内墙定期除尘,地面及所有物品用湿式清扫法。③及时清除治疗护理后的废弃物及患者的排泄物。④非患者必需的生活用品及非医疗护理必需用物一律不得带入病区。

2)安静。清静的环境能减轻患者的烦躁不安,使之身心闲适地充分休息和睡眠,同进也是患者(尤其是重症患者)康复、医护人员能够专注有序地投入工作的重要保证。①世界卫生组织(WHO)规定,白天医院较为理想的噪声强度应为 35～45 dB。②控制噪声医护人员应做到:走路轻、说话轻、操作轻、关门轻。③易发出响声的椅脚应钉橡胶垫,推车的轮轴、门窗交合链应定期滴注润滑油。④积极开展保持环境安静的教育和管理。

3)舒适。舒适的环境主要指患者能置身于恬静、温湿适宜、空气清新、阳光充足、用物清洁、生活方便的环境中,才有安宁、惬意及心情舒畅感。①温度、湿度。病室温度过高神经系统易受抑制,影响人体散热;室温过低,使机体肌肉紧张,冷气袭人导致患者在接受诊疗护理时受凉。病室适宜的温度一般冬季为 18～22 ℃,夏季 19～24 ℃,老年病室、新生儿病室、儿科病室为 22～24 ℃,相对湿度以 50%～60%为宜。湿度过高,有利于细菌繁殖,且机体散热慢,患者感到湿闷不适;温度过低,则空气干燥,人体水分蒸发快,热能散发易致呼吸道黏膜干燥,口干咽痛影响气管切开或呼吸道感染者康复。因此,应根据季节和条件因地制宜地采用开窗通风、地面洒水,使用空气调节器等措施,调节室内温湿度,使患者感到心境愉悦。②通风。病室空气流通可以调节室内温湿度,增加空气中的含氧量,降低二氧化碳浓度和微生物的密度,使患者感到舒适宜人,避免产生烦闷、倦怠、头晕、食欲不振等症状,有利于病体康复。合理的做法是:根据气候变化情况定时开窗通风,冬季一般每次通风 30 min 左右;病室应为无烟区(不得在室内吸烟);及时清除污物及不良气味。③采光。病室阳光充足,不仅能保护患者的视力,增加活力;而且可利用阳光中的紫外线,发挥其杀菌作用,净化室内空气;适当的"阳光浴"还可以增进患者的体质,尤其是冬季的阳光,使患者感觉温暖舒适,激发情趣。但必须注意:阳光不宜直射眼睛,以免引起目眩;午睡时宜用窗帘遮挡阳光,不至于影响患者午休;室内的人工光源,既要保证晚夜间的工作、生活照明,又不可影响患者睡眠。④美观。病区美化包括环境美和生活美两方面的内容。环境美:主要指布局、设施、用品整洁美,色调美。一般采用浅蓝、浅绿等冷色,能给人以沉静、富有生气的感受;在病室和病区内走廊亦可摆设绿色盆景植物、花卉、壁画等,借以点缀美化环境,调节患者的精神生活。生活美:主要指患者休养生活涉及到的各个侧面,如护理工具、餐具等生活用品美观适用;护士的心灵、语言、行为美;医护人员的服饰美;医疗护理技术操作艺术设计美,等等。所有这些都按审美规律来做,就能激励患者热爱生活,调适护患心理距离,满足患者的精神及心理需要。

(2)病区人际环境的管理:医院是社会的组成部分,病区医护人员与患者及其亲属之间,医生与护士之间,由于工作的需要,构成了一个特殊的社会人际环境,在这个特定的人际环境中,护士所施行的护理管理工作,无不与人际交往发生密切联系。因此,做好病区人际环境的管理工作,对于贯彻医院的管理制度,维持病区的正常秩序,改善医患关系,促进各项工作的有效运行,具有积极的示范、协调和推动作用。

病区人际环境管理的重点是医护关系和护患关系。

1)处理好医护关系。医疗、护理工作是医院工作中两个相对独立的系统,服务对象虽都是患者,但工作侧重点不同。因此,协调的医护关系是取得优良医护质量的重要因素之一。理想的医护关系模式应是:交流—协作—互补型。即:①有关患者的信息应及时互相交流。②医护双方对工作采取配合、支持、协作态势,尤其在患者病情突变或须急救时,能相互代替应急处理日常工作注意满足彼此的角色期待。③切实按医护双方道德关系即:尊重、信任、协作、谅解、制约、监督的原则处事。

2)处理好护患关系。良好的护患关系取决于护理工作者的正确医学观和道德观。护士必须做到：①把患者视为社会的、不同心理与感情的人，患者的心理状态直接影响患者的治疗及护理效果。因此首先应尊重、理解患者，视护患双方的地位平等；并重视患者的主诉，关心、满足患者对护理的需求。②充分发挥患者的主观能动性，一切治疗及护理活动均应取得患者及其家属的理解。③以疏导、示范的方式帮助患者适应病区环境，积极配合治疗，遵守有关管理规定和制度。

2.病区安全管理

安全对于住院患者尤为重要，因为疾病使人虚弱，以致在日常生活中特别容易发生意外伤害，如跌倒、自伤、感染等。护士必须具有评估影响个体及环境安全的知识和能力，才能积极主动地提供护理措施，并参与预防疾病、维持健康和促进健康的护理活动。医院常见的影响患者安全的因素有以下5个方面。

(1)机械性损伤：最常见的机械性损伤是跌倒。患者从床上、椅子上跌下，或行走不稳而跌倒；躁动不安、神志不清、年老虚弱、偏瘫、婴幼儿等患者易发生坠床意外；有些患者因疾病而致肢体无力，移动或取放物品时，易失去平衡而跌倒。

(2)温度性损伤：造成意外事故的温度性损伤包括热或冷。热伤害大部分来自于火，或有关热的装置及电路故障；医院内的易燃物品较多，如氧气、液化气、乙醇等；为患者实施冷热疗时，操作不当或疏忽大意可造成患者的烫伤或冻伤。

(3)化学性损伤：通常是由于药物使用不当或错用而引起，例如药物剂量过大、浓度过高，用药次数过多，用药配伍不当，给药途径不准确及用错药物等。

(4)生物性损伤：生物性损伤包括微生物及昆虫对患者所造成的伤害，例如细菌、病毒感染而致院内感染性疾病；蚊虫、苍蝇、蟑螂等昆虫的叮咬爬飞，不仅影响患者的休息，干扰睡眠与食欲，更严重的是传染疾病，延缓康复，直接威胁患者的生命。

(5)医源性损伤：由于医务人员的言行不慎而致患者心理或生理上的损害，例如医务人员对患者不够尊重，或用语不礼貌而冒犯患者；侵犯患者的隐私权，或造成患者对疾病、治疗的误解，使患者情绪波动而加重病情；工作不负责任或技术性错误发生医疗差错事故，给患者心理和躯体造成痛苦，甚至致残或危及生命；由于医院内感染增加患者痛苦，延长患者病程，增加患者经济负担等。

针对以上几种引起患者不安全的因素，护士应采取相应的有效措施，最大限度地保护患者的安全。

(1)防止患者跌伤：为防止患者行走时跌倒，应保持地面的清洁、干燥，移开暂时不需要的仪器设备，减少障碍物；长期卧床患者第一次下床活动时，要给予协助，可用辅助器具或扶助行走，以维持患者身体的平衡稳定；病室的走廊、浴室、厕所都应设置扶手，供患者行走不稳时使用；浴室和厕所还应设置呼叫装置，供患者必要时呼唤援助；躁动不安、神志不清、婴幼儿患者应使用床挡等保护具，确保患者住院休养时的安全。

(2)杜绝患者烫伤、灼伤与冻伤：病区应加强易燃物品的管理，进行防火教育；对医院电路和各种电器设备应定期进行安全检修；患者手机充电器、电剃刀等的使用，要经常进行安全用电的教育；对患者进行冷疗或热疗时应加强观察，防止烫伤和冻伤现象的发生。

（3）消除药物性损伤：护士应具备用药的基本知识，掌握药物的保管及治疗原则，严格执行查对制度，熟练掌握药疗技能，熟悉药物配伍禁忌，注意观察用药后的反应，及时向患者及其家属讲解有关安全用药的知识，保证患者用药的安全。

（4）控制生物性损伤：护士应严格执行消毒隔离制度，遵守无菌技术操作原则，加强对危重患者的护理，增强患者的抵抗力；在相应的季节里，病室采取使用蚊帐或纱门纱窗、喷洒杀虫剂等防范性措施，隔离或消除生物因素对患者的影响，预防生物性损伤的发生。

（5）避免医源性损伤：医院要不断进行医务人员的职业道德教育，加强医务人员的综合素质培养，坚持以患者为中心的人性化服务理念；制订相应的规章制度，杜绝差错事故的发生；建立良好的医患关系，营造和谐的医疗护理环境，促进患者的身心健康。预防和控制医院内感染的发生，要寻找到并消除感染源，切断传播途径，提高易感人群的免疫力。医院要有严格的管理系统，采用综合措施，预防医院内感染的发生。如严格执行无菌技术和消毒隔离制度；定期进行消毒、灭菌效果检测制度；建立健全门急诊的预检分诊和入院患者卫生处置制度。

3.护理质量管理

护理质量管理是病区护理管理的核心，是衡量护士医德医风、技术水平和管理效益的主要标志。控制质量的关键是建立质量控制系统，制订护理质量评价指标及严格的规章制度，因为制度是质量的保证。

（1）交接班制度：为保证各项护理工作准确及时连续进行，护士必须严肃认真地贯彻执行交接班制度。交接班的内容有患者、病情、医疗护理器械、仪器设备、药品等；交接班的形式有书面、口头、床边等；交接班的时间要准时，必要时需提前交接班；对于交接班的内容要求全面、有条理、重点突出；对毒麻药品、急救物品要查点交班；每班交接人员均应在交接薄上签名。

（2）查对制度：查对制度是保证医疗护理安全、防止差错事故发生的一项重要措施。护理查对制度包括医嘱查对、用药查对、输血查对、饮食查对、手术患者查对等。

（3）分级护理制度：分级护理中的分级，是医生根据患者病情的轻重缓急，以医嘱的形式下达；护理则是护士按照护理程序的工作方法制订出不同的护理措施，并及时实施。其级别规定为特级护理及一、二、三级护理（见表1-2）。

表1-2　分级护理

护理级别	适用对象	护理内容
特级护理	病情危重、需随时观察、以便进行抢救的患者，如严重创伤、各种复杂疑难的手术后、器官移植、大面积灼伤和"五衰"等	①设立专人24 h护理，严密观察病情及生命体征。②制订护理计划，严格执行各项诊疗护理措施，及时准确填写危重患者护理记录单。③备齐急救药品和器材，以便随时急用。④认真细致地做好各项基础护理，严防并发症，确保患者安全
一级护理	病情危重、需绝对卧床休息的患者，如各种大手术后、休克、瘫痪、昏迷、高热、出血、肝功能衰竭和早产婴儿等	①每15～30 min巡视患者一次，观察病情及生命体征。②制订护理计划，严格执行各项诊疗及护理措施，及时填写危重患者护理记录单。③按需准备抢救药品和器材。④认真细致地做好各项基础护理，严防并发症，满足患者身心两方面的需要

护理级别	适用对象	护理内容
二级护理	病情较重、生活不能自理的患者,如大手术后病情稳定者,以及年老体弱、幼儿、慢性病不宜多活动者等	①每1～2 h巡视患者一次,观察病情。②按护理常规护理。③生活上给予必要的协助,了解患者病情动态及心态,满足其身心两方面的需要
三级护理	病情较轻,生活基本能自理,如一般慢性病、疾病恢复期及手术前准备阶段等	①每天巡视患者两次,观察病情。②按护理常规护理。③给予卫生保健指导,督促患者遵守院规,了解患者的病情动态及心态,满足其身心两方面的需要

(4)消毒隔离制度:严格的消毒隔离制度可有效地防止医院内感染,减少医源性疾病的发生。护士必须树立无菌观念,严格遵守无菌操作和隔离消毒原则,切实执行无菌技术操作规程和隔离消毒措施,保证患者和工作人员的健康。

(5)差错事故管理制度:差错事故是关系到患者疾苦和生命安危的大事,护士必须加强责任心和慎独修养,自觉地严格执行查对制度及各项规章制度,严防差错事故发生。

1)事故:凡在护理工作中,因责任心不强,违反操作规程或技术问题,造成患者死亡、伤残或组织器官损伤而导致功能障碍。

2)差错:凡在护理工作中,因责任心不强,不按规章制度办事,或技术问题等原因造成的错误,增加患者痛苦,延长治疗时间,加重经济负担等。

差错事故的管理重在预防,一旦发生则应做好以下工作:①各科室要建立差错、事故登记本,由本人或发现者及时登记发生差错、事故的原因、经过和后果。②发生差错事故,应立即向带教老师或护士长汇报,当事人不得隐瞒事实真相,以便及时采取有效抢救措施,把患者的损失降到最低限度。③发生严重差错与事故的各种有关记录、检验报告及造成事故的药品、器械等均应妥善保管,不得擅自涂改、销毁,准备鉴定。④护士长要及时组织讨论,分析原因,吸取教训,并提出防范措施和处理意见。⑤严重差错、事故应及时向护理部汇报。

(6)物资保管制度:保证有充足的物品处于备用状态。对医疗器械和仪器,各种急救、贵重、毒麻药品,被服,各种表格,均指定专人负责,要求保管的物品定量配置,定点安放,定期检查,定期维修,定时清点,账物相符,无积压,无浪费。

4.护理教育管理

护理教育管理是培养护理人才,提高护理质量的重要途径之一。可以结合医院护士的知识结构,采取多种形式,对护士进行有计划的培训教育。

(1)病区护理教育的内容。

1)职业素质教育:护士职业素质教育对其所从事的神圣工作具有重要意义。培养护士素质的真正含义,不是靠某种条条框框去束缚定型,而是要养成他们既能顺利适应社会、胜任护理工作,又能充分实现个人价值和创造性的能力和心境。具有良好的政治素质、职业素质、业务素质、身体素质、道德素质及心理素质,是护士从事护理工作的基本条件。护士的职业素质主要通过学校教育、自我修养以及在护理实践中不断磨炼而形成、提高与完善。

2)职业技术教育:护士的职业技术教育内容应从实际出发,因人施教。①基本功训练。包括护理的基本理论、基本知识、基本技能,对毕业后工作三年内的护士尤为重要,是做好护理工作的职业基础。②专科理论知识和技能教育 。在具有扎实的护理理论和技术的基础上,对护士进行专科定向培养,掌握专科的护理理论知识和专科技能,适应各专科拓展的新业务、新技术的需要。

(2)病区护理教育的方式:病区护理管理者可以根据不同类别、不同层次的护士选择不同的教育方式,或根据所要达到的不同目的而采取不同的教育方式。归纳起来病区护理教育的方式大致有医院科室轮转、工作实践培养、个人自学、学术讲座、各种培训班进修学习、学历教育等。

(二)病区的组织行政管理

病区的组织行政管理,包括工作人员管理及患者管理,落实这两方面护理管理是提高病区护理质量的前提。护士长抓工作人员管理,主要是建立健全规章制度、明确岗位职责、严格考核制度等。

1.护理工作分配原则

(1)以患者需要为中心。遵循护理工作24 h连续性的特点,合理安排各班次的人力,密切衔接,绝对不允许出现脱节、空岗的情况。

(2)掌握工作规律,分清主次、缓急,合理排班。根据每一位护士的水平与能力,科学安排,新老搭配,使各班工作有条不紊,努力提高护理工作效率。

(3)保持各班的工作量基本均衡。根据各班工作量,安排不同数量的护士,确保患者随时都能得到安全、有效、准确无误的治疗和护理。

(4)人员分配要留有机动名额。护理工作既要有周密的计划,又要处于调度运行状态,应备有机动人员,以供急需调配。

(5)注意班次轮换不宜过频。各班人员相对稳定,有利于护患沟通,建立良好的护患关系;节假日采取轮休制;从而保证护理质量。

2.患者管理

(1)患者入院和出院护理管理:患者入院护理管理工作是指患者住院后,护士对患者所进行的一系列的医疗护理活动的管理。

(2)探视和陪护管理:加强对探视和陪护的指导与管理,可保持良好的病区秩序;稳定患者的情绪;利于与患者家属的联系;保证医疗护理工作的有序运行。陪护证由护士长按需签发,陪护人员应遵守医院、病区的各项规章制度。在规定的探视时间内,每次不超过2人;一般情况下,不宜带儿童来病区探视;ICU病房、CCU病房、RCU病房监护室、婴儿室、隔离病区、无菌护理室等谢绝探视。在探视时间,护士应巡视病区,保持病区的整洁、安静、安全,维护患者的身心健康。

(3)召开座谈会:定期召开患者和有关人员的座谈会,目的是密切护患关系、征求患者的意见、开展健康教育。座谈会要有计划、有记录、有改进措施,真正达到预期结果。

三、实训项目

(一)备用床(图1-1)

1.目的

保持病室整洁、美观;准备接受新患者。

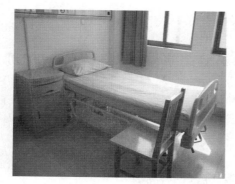

图1-1 备用床

2.评估

(1)资源:病床是否完好、安全、舒适,床上用物是否洁净、齐全。床旁设施是否性能良好。

(2)环境:铺床时是否影响周围患者的治疗、进餐或休息。

3.计划

(1)护士自身准备:衣、帽、鞋、口罩、洗手。

(2)用物准备:大单、被套、棉胎或毛毯、枕套、枕芯、床刷、刷套。按便于操作原则折叠好各单,并按使用先后顺序摆放于治疗车上。

4.实施

(1)推车至床尾,移开床旁桌约20 cm,凳移至床尾一侧。

(2)将床褥从头到尾湿扫干净,卷放在凳上,翻转床垫并掉头,再将床褥翻转铺上。

(3)铺大单:对齐中线依次打开,先铺床头后铺床尾,将床角铺成45 ℃斜角,多余部分塞入床垫下,再将中段部分拉紧塞入床垫下。(图1-2)

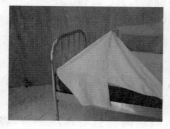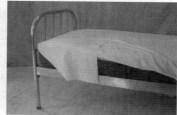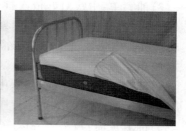

图1-2 备用床铺床法

(4)套被套。

"S"式:被套正面对齐床头放置,中线与大单中线对齐依次展开,平铺于床上。拉开尾端开口上层,将棉胎或毛毯放于被套开口处,将棉胎头端拉至被套封口处铺平,系好各带。

卷筒式:被套正面在内,齐床头放置,中线与大单中线对齐依次展开,平铺于床上,棉胎平铺于被套上,上缘与被头平齐;将棉胎与被套一起由床头卷至床尾,自开口处翻转并系带拉平。

(5)铺成被筒:被头平床头,两侧被缘向内折叠与床缘平齐,尾端向内折叠与床尾平齐。

(6)套枕套:于床尾或车上套好枕套,开口端背门,平置于床头。

(7)桌、凳归还原处,整理好用物、洗手。

（二）暂空床（图 1-3）

1.目的

保持病室整洁、美观；供新入院患者或暂离床活动的患者使用。

2.评估

（1）患者病情是否允许离床。

（2）资源：床上用物是否洁净、齐全。

（3）环境：是否会影响周围患者的治疗或进餐。

3.计划

（1）护士自身准备：衣、帽、鞋、口罩、洗手。

（2）用物准备：大单、被套、棉胎或毛毯、枕套、枕芯、床刷、刷套、橡胶单、中单。

（3）按便于操作之原则折叠好各被单，并按使用先后顺序摆放于治疗车上。

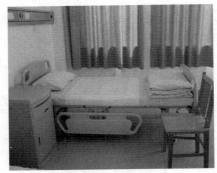

图 1-3　暂空床

4.实施

（1）推车至床尾，移开床旁桌约 20 cm，凳移至床尾一侧，

（2）将床褥从头到尾湿扫干净，卷放在凳上，翻转床垫并掉头，再将床褥翻转铺在床垫上。

（3）铺大单：中线对好依次打开，先铺床头后铺床尾，将床角铺成 45 ℃斜角，多余部分塞入床垫下，再将床沿中段部分拉紧塞入床垫下；将橡胶中单与大单中线对齐，在上端距床头 45～50 cm 处铺平，依法将中单铺于橡胶单上，超出床沿部分塞入床垫下。同法铺好对侧床单及中单、橡胶单。

（4）套被套：被套正面在外，中线与大单中线对齐，被头与床头平齐，依次打开平铺于床上，将被套尾端开口处打开，棉胎置于开口处，拉棉胎头端至被套封口处，拉开铺平，系好各带。

（5）铺成被筒：被头平齐床头，两侧被缘向内折与床缘平齐，尾端向内折与床尾平齐，将盖被四折于床尾。

（6）套枕套：于车上或床尾套好枕套，系好各带，开口端背门，平置于床头。

（7）桌、凳归还原处，整理好用物、洗手。

（三）麻醉床（图 1-4）

1.目的

（1）便于接受和护理麻醉手术后的患者。

（2）使患者安全、舒适，预防并发症。

（3）保护被褥不被污染。

2.评估

（1）患者：病情、手术部位、麻醉种类等。

(2)资源:病床设施是否完好,是否符合安全要求,呼吸器、氧气筒、吸引管性能是否完好。

(3)环境:是否会影响周围患者的治疗或进餐。

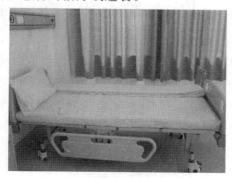

图 1-4 麻醉床

3.计划

(1)护士自身准备:衣、帽、鞋、口罩、洗手。

(2)用物准备:大单、被套、棉胎或毛毯、枕套及枕芯、床刷及刷套、橡胶单 2 个、中单 2 个,治疗盘内盛血压计、弯盘、听诊器、护理记录单、开口器、舌钳、压舌板、卫生纸、笔,必要时备热水袋。

(3)按便于操作之原则折叠好各单,并按使用先后顺序摆放好于治疗车上。

(4)根据病情需要准备急救用品。

4.实施

(1)车推至床尾,查对床号、姓名。

(2)去污单,移开床旁桌约 20 cm,凳移至床尾一侧。

(3)将床褥从头至尾湿扫干净,卷放在床边凳上,翻转床垫,再将床褥翻转铺上。

(4)铺大单:中线对好,依次打开,先铺床头,后铺床尾,将角铺成 45 ℃斜角,塞入床垫下,床沿中段部分拉紧塞入床垫下;铺床中部橡胶单,中线与大单中线对齐,上端距床头 45~50 cm 铺平,依法将中单铺于橡胶单上,超出床缘部分与橡胶单一并塞入床垫下;铺床头橡胶单和中单,上端与床头平齐,下端压在中段橡胶单及中单上,超出床缘部分一并塞入床垫下;转至对侧,同法铺好各单。

(5)套被套:被套正面在外,中线与大单中线对齐,依次打开平铺于床上,置于被套开口处,拉棉被上边至被套封口处,拉开铺平,系好各带;被头平床头,铺成被筒,尾端向内折叠和床尾平齐,盖被呈扇形三折,叠于距门远侧床边,如天冷,被中放热水袋。

(6)套枕套:于床尾或推车上套好枕套,开口端背门,横立于床头,用别针固定。

(7)桌、凳归还原处,摆放好急救盘等物品,洗手。

5.注意事项

(1)患者进餐或做治疗时应暂停铺床。

(2)铺床前,各单应按使用方便的原则折叠好,并按使用顺序放置整齐。

(3)铺床时,应用节力原则。

(4)操作动作要轻稳、协调,避免响声。

第二章 医院感染的预防和控制

近些年来,随着医院新技术、新疗法的开展,各种新发传染病流行并扩散;非规范使用抗生素日益突出;大量介入性诊断、微创手术及治疗技术的普遍应用;免疫抑制剂、抗菌药物的不断更新换代与广泛应用;伴随我国疾病的改变和老龄人口的迅速增长,以及病原体的变异,导致医院感染在感染源、感染途径和易感人群等方面都发生了变化,使医院感染的预防与控制面临着更多的挑战。医院感染与护理学密切相关,涉及护理工作的众多方面,消毒、灭菌、无菌技术、隔离、有效控制医院感染的各项关键措施无一不与护理学密切相关。因此作为护士必须具备预防和控制医院内感染的护理技术。

第一节 医院感染概述

一、医院感染的概念及分类

(一)医院感染的概念

医院感染又称医院内获得性感染、医源性感染、医院内感染,近年来逐渐被统一称作医院感染,是指住院患者或医务工作人员在医院内获得并产生临床症状的感染。

(二)医院感染的分类

根据感染来源不同,医院感染分为两类。

1.内源性感染(自身感染)

是指在医院内由于各种原因,患者遭受其本身固有细菌侵袭而发生的感染。

2.外源性感染

指由环境、他人处带来的外袭菌群引起的感染。(患者遭受医院内非本人自身存在的各种病原体侵袭而发生的感染。)

(三)常见的医院感染

1.肺部感染

肺部感染常发生在一些机体抵抗力低下的患者,如癌症、白血病、慢性阻塞性肺炎,或行气管切开术、安置气管导管等患者中。

判断肺部感染主要依据是临床表现和 X 线透视或胸片,其发生率在医院感染中占 23.3%～42%。肺部感染对危重患者、免疫抑制状态患者及免疫力衰弱等患者的威胁性很大,病死率可达 30%～50%。

2.尿路感染

患者在入院时没有尿路感染的症状,而在其入院 24 h 后出现症状(发热、排尿困难等),尿培养有细菌生长,或虽无症状,但尿标本中的白细胞在 10 个/mL 以上,细菌多于 105 个/mL,都可判为尿路感染。我国统计,尿路感染的发生率在医院感染中占 20.8%～31.7%,66%～

86%尿路感染的发生与导尿管的使用有关。

3.伤口感染

伤口感染包括外科手术及外伤性的伤口感染,判断伤口感染主要看伤口及附近组织有无炎性反应或出现脓液,更确切的是细菌培养。据统计,伤口感染发生率在医院感染中约占 25%。

4.病毒性肝炎

病毒性肝炎不仅在健康人中可以传染,在患者中更易传染。病毒性肝炎可分为甲型、乙型、丙型、丁型、戊型五种。甲型肝炎和戊型肝炎的传染源是患者和无症状的感染者,经消化道传染。乙型肝炎、丙型肝炎、丁型肝炎的传染源是患者和病毒携带者,病毒存在于血液及各种体液中,传染性血液可透过皮肤、黏膜的微小损害而感染,还可通过母婴垂直传播,或通过输注血液制品、密切性接触传染。

5.皮肤及其他部位感染

患者在住院期间发生皮肤或皮下组织化脓、各种皮炎、压疮感染、菌血症、静脉导管及枕针头穿刺部位感染、子宫内膜感染、腹内感染等。

住院患者中凡有气管插管,多次手术或延长手术时间,留置导尿,应用化疗、放疗、免疫抑制剂者,以及老年患者,均应视为预防医院感染的重点对象。

WHO 指出,有效控制医院感染的关键措施是清洁、消毒、灭菌、无菌技术、隔离、合理使用抗生素、监测和通过监测进行效果评价,有研究表明严格执行现有的感染控制制度,约有1/3的医院感染可以避免。

二、医院感染的危险因素

医院感染的发生也具有 3 个环节,即传染源、传播途径和易感人群。

医院感染的促发(危险)因素如下。

(一)主观因素

(1)医务人员对医院感染及其危害性认识不足;不能严格地执行无菌技术和消毒隔离制度。

(2)医院规章制度不全,无健全的门急诊预检、分诊制度,住院部没有入院卫生处置制度,致使感染源传播。

(3)缺乏对消毒灭菌效果的监测,不能有效控制医院感染的发生。

(二)客观因素

(1)侵入性诊治手段增多。

(2)使用可抑制免疫的治疗方法。

(3)大量抗生素的开发和普及。

(4)易感患者增加。

(5)环境污染严重。

(6)对探视者未进行必要的限制。

三、控制医院感染的意义及管理

(一)控制医院感染的意义

控制医院感染的发生可以提高医疗质量,降低医疗费用,减轻患者的痛苦和负担。

(二)医院感染的管理

医院感染的防治系统是由医院感染监测、医院感染管理和医院感染控制三个子系统组成,三者相互联系、相互制约,缺一不可。预防和控制医院感染是保障患者安全,提高医疗质量以及维护医务人员职业健康的一项重要工作,依照《医院感染管理办法》和有关国家的法律法规,提出医院感染管理控制措施。

1.建立健全医院感染管理体系,规范和落实各项规章制度

(1)在医院感染管理委员会的指导下,建立和健全各项规章制度 形成医院感染委员会—感染管理科—科室的三级监控网络,建立由专职医生、护士为主体的医院内感染监控组织三级护理管制体系。一级管理——病区护士长和兼职监控护士;二级管理——专科科护士长;三级管理——护理部副主任兼任医院管理委员会副主任。

(2)制订和健全各项规章制度,制订培训计划,加大监管力度,措施执行、落实情况。

严格监测和监督工作:医院配备医院感染专职人员,负责医院感染管理工作,开展医院感染发病率监测、消毒灭菌监测及环境卫生学监测。每月进行消毒、灭菌、环境卫生学监测,对临床科室使用中的消毒液、医务人员的手、物体表面、室内空气、内镜室、透析液、牙钻、高压灭菌锅进行定期和不定期随机抽样监测。按照医院感染诊断标准,实行有效的医院感染监测。对监测资料进行汇总、分析、统计并及时反馈。将医院感染管理工作纳入全面工作质量考核中,从而保证各项制度的执行和落实。

2.消毒药械、一次性医疗器械和器具及检验防护用品的管理

(1)使用经卫生行政部门批准的消毒器械,并按照批准适用的范围和方法使用。

(2)严格履行对消毒器械、防护用品、一次性使用医疗用品的质量检查与审核职责,并对其储存、使用及使用后的处理进行监督,对过期和无证一次性使用的医疗用品坚决禁止,定期检查,确保医疗安全。科室开展新项目所引进的设备、材料等,必须向医院感染管理委员会申报,经批准后由采购部门集中办理。

(3)配备相应的采样工具、检验用品及设备,保证医院感染监测工作的正常开展。配备足量、合格的隔离防护用品,满足消毒隔离常规需要,进行日常消毒工作的防护及应对突发公共卫生事件的发生。

3.改进医院建筑与布局,加强重点部门的医院感染管理

医院建筑布局合理与否对医院感染的预防至关重要。内镜室、血液透析室、口腔科等重点部门,布局合理,区域划分明确,物品定位放置。侵入性操作检查和手术患者术前要做传染病的筛查,阳性患者要严格采取消毒隔离措施,使用后的器械按《消毒技术规范》处理,有效预防传染病的传播。

4.医疗废物的管理

制订医疗废物管理制度,指定责任部门和责任人,配置医疗废物回收车,专人回收、管理,要求所有科室使用有规范标示的容器、包装袋、医疗废物分类存放。定期对医疗废物暂存处、

车辆、工具及其设施进行消毒和清洁,对负责收集医疗废物的工作人员,提供必要的防护物品,并进行职业暴露防护知识和应急措施的培训。严禁医疗废物和生活垃圾混放,医疗废物院外转运时,严格履行交接登记手续,按照要求资料保存3年,严禁买卖医疗废物和随意倾倒医疗废物。

5.严格执行《手卫生规范》

制订并落实医务人员手卫生管理制度,配备有效、便捷的手卫生设备和设施。加强手卫生宣传、教育、培训活动,保证洗手与手消毒效果。

6.医务人员的职业防护

制订医务人员的卫生防护制度,保障医务人员的职业安全。加强医务人员职业暴露知识的培训,对高危科室及部门的医护人员每年提供健康体检,医务人员严格执行标准预防,做好自我防护。当出现职业暴露时,严格遵循职业暴露处理原则,按要求进行报告、登记、评估、预防性治疗和定期随访。

7.开展医院感染知识培训,提高医院感染意识

加强医院感染管理队伍建设,医院感染管理专职人员积极参加医院感染控制与管理的培训班,努力提高业务水平和自身素质,使医院的感染管理制度化、规范化、标准化。

8.设立医院感染控制专项基金

基金用于消毒设备的购置及维护,消毒剂、一次性医疗用品的购买,日常监测工作的开展、医院感染实验室的建立、医院感染控制的专项培训、预防保健津贴等。不能把医院感染控制支出列入科室预算。

第二节　清洁、消毒、灭菌

一、清洁、消毒、灭菌的概念

(一)清洁

清洁是指用物理方法清除物体表面的有机物、污迹和尘埃。清洁还包括保持周围环境的洁净。清洁是医疗用品再处理的一个必要过程,如果不能有效地对物品进行清洁,则很难保证消毒、灭菌的成功。在医院环境中,清洁常用于家具、地面、墙壁、医疗器械等物品表面或物品消毒前的处理。常用的清洁方法包括手工清洗、机械清洗和超声波清洗。

(二)消毒

消毒是指杀灭或清除传播媒介上除芽孢外的所有病原微生物,使其达到无害化的处理。

(三)灭菌

灭菌是指杀灭或清除传播媒介上的一切微生物。

二、消毒、灭菌的种类

消毒、灭菌的方法有自然净化消毒法、机械除菌法、热力灭菌法、辐射消毒灭菌法和化学消毒灭菌法。

（一）自然净化消毒法

大自然通过日晒、雨淋、风吹、干燥、温湿度变化、空气中杀菌性化合物的作用、水的稀释、pH 的变化、水中微生物的拮抗作用等使自然净化。这种不经人工消毒逐步达到无害化的现象称为大自然的净化作用。在日常生活和医疗环境中人们常使用日光曝晒和通风换气的方法来减少环境中的病原微生物。

（二）机械除菌法

常用的方法有冲洗、刷、擦、抹、扫、铲除、通风和过滤等。

（三）热力灭菌法

主要是利用热力破坏微生物的蛋白质、核酸、细胞膜，促使其死亡的机制，从而达到消毒灭菌的目的。热力消毒灭菌分为干热灭菌法和湿热灭菌法，其灭菌的特点有所不同，主要区别见表 2-1。

表 2-1　湿热和干热灭菌法的主要区别

内容	湿热消毒灭菌法	干热消毒灭菌法
消毒灭菌因子	水或蒸汽	热空气
消毒灭菌方式	穿透	传导
作用温度	60～134 ℃	160～180 ℃
消毒灭菌对象	耐高温、耐湿	耐高温
作用时间	3～60 min	1～5 h
灭菌效果	好	较差

1.干热灭菌法

适用范围：常用的方法有干烤、烧灼、焚烧等。

（1）干烤：一般将器械放入烤箱内进行灭菌。适用于高温下不损坏、不变质、不蒸发的物品。

（2）焚烧：焚烧是将污物等用火焰燃烧，变为无害的灰烬，用于处理污染的医院或疫源地垃圾。

适用于污染的废弃物、病理标本、带脓性分泌物或特殊感染的敷料等处理，如破伤风杆菌、铜绿假单胞菌、气性坏疽感染的敷料等。

（3）烧灼：是直接用火焰加热。常用于培养用的器皿开启和瓶口处的消毒。

2.湿热灭菌法

主要是通过凝固病原体的蛋白质而达到杀死微生物的目的。临床上主要用于耐湿、耐高温物品的处理。

（1）压力蒸汽灭菌法。压力蒸汽灭菌法是目前为止最安全、最便宜、最有效、最方便和最广泛使用的一种灭菌方法。压力蒸汽灭菌法是医院首选的灭菌方法。

压力蒸汽灭菌器可分为下排气式压力蒸汽灭菌器和预真空压力蒸汽灭菌器两大类。

1）下排气式压力蒸汽灭菌器。常用压力为 1.05 kg/cm²（102.9 kPa），温度为 121 ℃，消毒时间为 20～30 min。

下排气式压力蒸汽灭菌器又分为手提式和卧式两种。

2)预真空压力蒸汽灭菌法。预真空压力蒸汽灭菌法是利用机械抽真空的方法,使灭菌柜室内形成负压,蒸汽得以迅速穿透到物品内部进行灭菌。其工作参数为:温度 132 ℃,压力 205.8 kPa,时间 5～10 min。

3)压力蒸汽灭菌的注意事项:①灭菌前应将物品彻底清洗干净并干燥。②选用的包装材料应允许空气排出和蒸汽透入。③无菌包不宜过大。④物品捆扎不宜过紧,外用化学指示胶带贴封,内放化学指示物。⑤灭菌包放置合理,各包之间留有空隙,布类物品放于金属、搪瓷类物品之上。⑥灭菌后的物品干燥后才能取出。

(2)煮沸消毒法。煮沸消毒是最古老、最有效的消毒方法,具有经济、快速、方便、实用、有效等诸多优点,但不能达到灭菌要求,且消毒后易再次污染。

煮沸消毒主要用于对热、湿耐受的玻璃、金属物品的消毒,一般不能用于外科器械的灭菌。煮沸消毒法常用于食具、食物、棉织品、金属及玻璃器皿等消毒。煮沸消毒的时间,在水温达到 100 ℃后再煮 5～15 min,即可达到消毒目的。煮沸消毒时应注意下列事项:①物品应先清洗后煮沸。②消毒时间从水煮沸后算起。煮沸过程中不能任意添加新物品,必须加入时应从再次水沸开始计时。③物品不宜放置太多。④根据物品性质决定放入水中的时间。玻璃物品在冷水或温水时放入,橡胶物品在水沸后放入,有空腔的物品需往空腔内注入水后再放入水中,较小的物品用纱布包好后使其沉入水中,较轻的物品要压住。⑤加入碳酸氢钠配制成浓度为 2%溶液或加入氢氧化钠配制成浓度为 0.1%溶液,可以提高沸点到 105 ℃。可增强杀菌作用,还可去污防锈。⑥消毒后应及时取出,放入无菌容器内。

(四)辐射消毒灭菌法

1.紫外线消毒法

杀菌作用最强的紫外线波段是 250～270 nm。

主要用于空气消毒和物品消毒

(1)空气消毒:有效距离不超过 2 m,照射时间不少于 30 min。

(2)水及液体的消毒:被消毒的水层厚度不应超过 2 cm。

(3)物体表面消毒:有效距离不超过 1 m,消毒时间为 20～30 min。

注意事项:

(1)紫外线灯表面应保持清洁,每两周用酒精棉球擦拭一次,发现灯管表面有灰尘、油污时,应随时擦拭。

(2)紫外线消毒的适宜温度为 20～40 ℃,适宜湿度是 40%～60%。

(3)使用紫外线灯时注意保护眼睛和皮肤。

(4)紫外线的消毒时间须从灯亮 5～7 min 开始计时。

(5)紫外线灯管应定期测定其输出强度,累计使用时间超过 1 000 h,需更换灯管。

2.电离辐射灭菌法

电离辐射灭菌法是利用γ射线、伦琴射线和其他电子辐射的穿透性来杀死有害微生物的低温灭菌法。适用于不耐高温的物品。但投资较大,多在大规模的医疗企业使用。

(五)化学消毒灭菌法

1.理想的化学消毒剂应具备的条件

(1)广谱性。

(2)作用迅速。

(3)不受环境因素影响。

(4)无毒。

(5)物品匹配性。

(6)残留活性。

(7)容易使用。

(8)无气味。

(9)经济。

(10)可溶性。

(11)清洁。

(12)稳定。

(13)环境友好性。

实际上几乎没有一种消毒剂能完全符合上述特性,临床使用时,必须尽可能选择合理的消毒剂,以达到安全、有效使用的目的。

2.影响化学消毒灭菌效果的因素

(1)消毒和灭菌物品的特性。

(2)微生物数量和部位。微生物污染量越大,所需的消毒或灭菌时间越长。

(3)微生物本身的抵抗力。

(4)消毒剂的浓度、类型和活性。除碘伏、酒精外,消毒剂浓度越高,杀灭微生物的活性越强,时间越短。

(5)物理和化学因素。一些物理和化学因素如温度、pH、相对湿度和水的硬度也会影响消毒剂的处理过程。除次氯酸钠外,大多数消毒剂随温度升高而活性增加;pH 增加可提高某些消毒剂的活力。

(6)有机物和无机物。有机物包括血清、血、脓、排泄物或润滑剂。

(7)暴露时间。一般物品在消毒剂中暴露时间越长,杀灭微生物的效果越好。

(8)生物膜。生物膜可阻止消毒或灭菌成功,并持续作为微生物污染的来源。生物膜可出现在治疗用旋流温水浴缸、口腔科的水管、内镜、起搏器、导尿管和中心静脉导管等处,必须用含酶的制剂来降解生物膜。

3.化学消毒剂的使用方法

(1)擦拭法。

(2)浸泡法。是目前临床上最常使用的方法。

(3)熏蒸法。临床上一般用于消毒污染房间的空气和表面。

(4)喷雾法。将化学消毒剂喷洒在空间进性消毒。目前一般不主张用化学消毒剂进行喷洒消毒。

4.化学消毒剂的使用原则和注意事项

(1)凡是能用干热或湿热消毒或灭菌的物品,一般不主张用化学消毒剂消毒或灭菌。

(2)根据物品的性能和病原微生物的种类选择化学消毒剂。

(3)严格掌握药物的浓度、浸泡时间、使用方法。浓度不足或时间不够都会降低杀菌活力,不能真正达到消毒或灭菌的目的。

(4)被消毒或灭菌的物品必须先经过清洁处理。

(5)浸泡时将物品完全浸没在溶液中,关节部位要打开。

(6)挥发性消毒液要加盖,以免降低有效浓度和影响周围人群的健康。

(7)应定期测定消毒剂浓度,及时调整或更换过期或低于最低有效浓度的消毒剂。

(8)浸泡过的物品必须用无菌蒸馏水将消毒剂完全冲洗干净,以免药液刺激组织。

5.常用的化学消毒剂

消毒剂是指用于杀灭传播媒介上病原微生物,使其达到无害化要求的制剂,它不同于抗生素,它在防病中的主要作用是将病原微生物消灭于人体之外,切断传染病的传播途径,达到控制传染病的目的。人们常称消毒剂为"化学消毒剂"。

消毒剂按照其作用的水平可分为灭菌剂、高效消毒剂、中效消毒剂、低效消毒剂。灭菌剂可杀灭一切微生物使其达到灭菌要求,包括甲醛、戊二醛、环氧乙烷、过氧乙酸、过氧化氢、二氧化氯等。高效消毒剂可杀灭一切细菌繁殖体(包括分枝杆菌)、病毒、真菌及其孢子等,对细菌芽胞也有一定杀灭作用,达到高水平消毒要求,包括含氯消毒剂、臭氧、甲基乙内酰脲类化合物、双链季铵盐等。中效消毒剂仅可杀灭分枝杆菌、真菌、病毒及细菌繁殖体等微生物,达到消毒要求,包括含碘消毒剂、醇类消毒剂、酚类消毒剂等。低效消毒剂仅可杀灭细菌繁殖体和亲酯病毒,达到消毒剂要求,包括苯扎溴铵等季铵盐类消毒剂、氯己定(洗必泰)等双胍类消毒剂、汞、银、铜等金属离子类消毒剂及中草药消毒剂。常用的消毒剂产品以成分分类主要有 9 种:含氯消毒剂、过氧化物类消毒剂、醛类消毒剂、醇类消毒剂、含碘消毒剂、酚类消毒剂、环氧乙烷、双胍类消毒剂和季铵盐类消毒剂。

(1)高效类消毒剂:能杀灭一切微生物,包括芽胞。

1)过氧乙酸:0.2%溶液用于手的消毒,浸泡 2 min;0.5%溶液用于餐具消毒,浸泡 30～60 min;1%～2%溶液用于室内空气消毒;1%溶液用于体温表消毒,浸泡 30 min。过氧乙酸对金属有腐蚀性,不能浸泡金属类物品。应现配现用并放于阴凉处,以防高温引起爆炸。

2)戊二醛:2%戊二醛常用于浸泡金属器械及内镜等,消毒时间需 30～60 min,灭菌时间需 10 h。应现配现用。

3)甲醛:40%甲醛熏蒸消毒空气和某些物品;4%～10%甲醛用于浸泡器械及内镜。甲醛蒸汽穿透力弱,消毒的物品须悬挂或抖散。熏蒸消毒要求室温在 18 ℃ 以上,相对湿度在 70%～90%。

4)含氯消毒剂:常用的有氯胺、漂白粉、二氯异氰脲酸钠(优氯净)。0.5%漂白粉溶液或 0.5%～1%氯胺溶液用于消毒餐具、便器等,浸泡 30 min。1%～3%漂白粉、溶液或 0.5%～3%氯胺溶液用于喷洒或擦拭地面、墙壁及物品表面。干粉用于消毒排泄物。漂白粉与粪便以 1∶5 用量搅拌后,放置 2 h,尿液每 100 mL 加漂白粉 1 g,放置 1 h。消毒剂应现配现用,保存在密闭容器内,置于干燥、阴凉、通风处。因有褪色和腐蚀作用,不宜用于金属制品、有色衣物及油漆家具的消毒。

5)过氧化氢:特点是广谱、高效、速效、无毒,对金属及织物有腐蚀性,受有机物影响大,适用于丙烯酸树脂制成的外科埋植物、隐形眼镜、不耐热的塑料制品、餐具、服装、饮水等消毒和口腔含漱。使用方法:可用3%过氧化氢溶液浸泡、擦拭待消毒物品,作用时间30 min。注意:应储存于阴凉通风处,稀释液现用现配。溶液有刺激性,防止溅入眼内或沾染皮肤。

6)碘酊:2%碘酊用于皮肤消毒和一般皮肤感染,涂擦后20秒,再用75%乙醇脱碘。碘酊不能用于黏膜消毒。皮肤过敏者禁用。碘对金属有腐蚀作用,不能浸泡金属器械。用后需加盖保存。

(2)中效类消毒剂:杀灭细菌繁殖体、病毒,不能杀灭芽胞。

1)乙醇:75%乙醇用于皮肤消毒,也可用于浸泡锐利金属器械及体温计。95%乙醇可用于燃烧灭菌。乙醇易挥发,故应加盖保存并定期测试,以保持有效浓度。乙醇有刺激性,不宜用于黏膜及创面消毒。应存放于阴凉、避火处。

2)碘伏:5%碘伏溶液用于皮肤消毒;20%溶液用于消毒体温计,应连续浸泡2次,每次30 min。碘伏稀释后稳定性差,故宜现配现用,还应密闭、避光,置阴凉处保存。

3)苯扎溴铵酊:0.1%溶液用于皮肤、黏膜消毒。

(3)低效类消毒剂:不能杀灭结核杆菌、亲水性病毒和芽胞。

如苯扎溴铵(新洁尔灭),其0.05%溶液用于黏膜消毒,0.1%溶液用于皮肤消毒,0.1%溶液浸泡金属器械时加入0.5%亚硝酸钠可防锈。苯扎溴铵有吸附作用,溶液内勿投入纱布、毛巾等。是阳离子表面活性剂,对阴离子表面活性剂(如肥皂)有拮抗作用;对铝制品有破坏作用,勿用铝制容器盛装。

洗必泰:0.02%溶液用于手的消毒,浸泡3 min;0.05%溶液用于黏膜消毒;0.1%溶液用于器械消毒,浸泡30 min。

三、病区中常用清洁、消毒、灭菌方法的选择

在医疗卫生机构中,医护人员应掌握选择消毒、灭菌方法的原则。

1.应使用经卫生行政部门批准的消毒剂、消毒设备,并按批准使用范围和方法在医疗卫生机构和疫源地等消毒中使用

2.根据污染微生物的种类、数量和危害性选择消毒、灭菌方法

(1)对受到致病性芽胞菌、真菌孢子和抵抗力强、危险程度大的病毒污染的物品,可选用高水平消毒法或灭菌法。

(2)被致病性细菌和真菌、亲水性病毒、螺旋体、支原体、衣原体污染的物品,可选用中水平以上的消毒法。

(3)受到一般细菌和亲脂性病毒污染的物品,可采用中水平或低水平消毒法。

(4)杀灭被有机物保护的微生物时,应增加消毒剂的使用量。

(5)当微生物污染特别严重时,应增加消毒剂的使用量和延长消毒时间。

3.根据消毒物品的性质选择消毒、灭菌方法

(1)耐高温、耐湿物品和器械,应首选压力蒸汽灭菌法或干热灭菌法。

（2）怕热、忌湿和贵重物品，应选择甲醛或环氧乙烷气体消毒、灭菌。

（3）器械的浸泡灭菌，应选择对金属基本无腐蚀性的灭菌剂。

（4）选择表面消毒方法，应考虑表面的性质，光滑表面应选择紫外线消毒器近距离照射，或液体消毒剂擦拭。多孔材料表面应采用喷雾消毒法。

4.根据物品污染后的危害程度选择消毒、灭菌的方法

Spaulding 将医疗物品在使用过程中感染的危险度分为 3 类，即高度危险性物品、中度危险性物品、低度危险性物品。

（1）高度危险性物品：高度危险性物品是指穿过皮肤或黏膜进入人体无菌组织或血流系统的物品，或与破损的组织、皮肤黏膜密切接触的物品。该类物品原则上必须灭菌；如能耐热、耐湿应首选压力蒸汽灭菌；不能耐热可采用环氧乙烷等方法；最好不采用化学消毒剂浸泡灭菌，除非无其他可选择方法。

（2）中度危险性物品：中度危险性物品是指仅与黏膜或非完整皮肤接触，而不进入无菌组织内的物品，该类物品应去除所有微生物但不包括细菌芽胞。中度危险性物品至少需要高水平消毒，在使用化学消毒剂时必须考虑与物品的匹配性。有些中度危险性物品如治疗盆（碗、盘）和温度计其表面比较光滑，并对患者的危险性相对较小可以采用高水平消毒如 1000 ppm，或使用中水平消毒剂如酚、碘伏、酒精等。

（3）低度危险性物品：低度危险性物品是指与完整皮肤接触但不接触黏膜。一般情况下低度危险性物品不会引起患者感染，对使用过的物品可以就地清洁和消毒，不需要送至中心供应室进行集中清洁消毒。

第三节　手消毒

一、手消毒的意义

洗手与手消毒是最基本、最简便易行的预防和控制病原体传播的手段之一。

二、手消毒的种类与方法

（一）手消毒的种类

临床工作中手的清洁、消毒分为普通洗手、卫生手消毒和外科手消毒。

（1）普通洗手是将手涂满肥皂泡沫，并对其所有表面进行强而有力的短时揉搓，然后用流动水冲洗的过程。

（2）卫生手消毒一般应在普通洗手的基础上再用消毒剂 2～5 mL 涂擦双手。

（3）外科手消毒是指用机械刷洗及消毒液清除或杀灭手上暂驻菌群并减少手上常驻菌群以防止手术过程手套破裂而引起的感染。

（二）医务人员手消毒的方法

1.医务人员手消毒的标准

2000 年我国卫生部修改并颁布的《医院感染管理规范（试行）》（以下简称"规范"），其中规定不同工作环境中医务人员手消毒的标准，见附 1。

2.洗手的指征

我国卫生部在"规范"中明确规定了医务人员在临床工作中洗手的指征,其主要包括:

(1)接触患者前后,特别是在接触有破损的皮肤、黏膜,侵入性操作前后。

(2)进行无菌操作前,进入和离开隔离病房、ICU、母婴同室、新生儿病房、烧伤病房、传染病房等重点部门时,带口罩和穿脱隔离衣前后。

(3)在同一患者身上,当从污染操作转为清洁操作时。

(4)接触血液、体液和被污染的物品后。

(5)脱去手套后。

这里的"洗手"包括普通洗手和卫生手消毒。除此之外,还有一些要求洗手的情况,如饭前、便后或准备分发饮食等情况下也应洗手。

3.洗手方法

洗手的方法较多,这里只介绍普通洗手法和卫生手消毒的方法,有关外科手消毒可以参考有关教科书和《卫生部消毒技术规范(第四版)》3.6.2中的相关内容。

(1)普通洗手法:具体步骤见图 2-1。

六 步 洗 手 法

1.掌心相对,手指并拢,相互搓揉,时间(20~30秒)

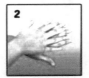

2.手心对手背沿指缝相互搓揉,交换进行,时间(20~30秒)

3.掌心相对,双手交叉指缝相互搓揉,时间(20~30秒)

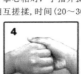

4.弯曲手指使关节在另一手掌心旋转搓揉,交换进行,时间(20~30秒)

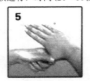

5.左手握住右手大拇指旋转搓揉,交换进行,时间(20~30滴)

6.将五个手指尖并拢,放在另一手掌心旋转搓揉,交换进行,时间(20~30秒)

图 2-1　六步洗手法

六步洗手步骤:

第一步,五指并拢,掌心擦掌心。

第二步,手指交错,掌心擦手背。

第三步,手指交错,掌心擦掌心。

第四步,两手互握,互擦指背。

第五步,拇指在掌中旋转。

第六步,指尖摩擦掌心。

(2)手消毒的方法:在普通洗手后用 2~5 mL 消毒液涂擦双手及手腕至少 15 秒,并待双手自然干燥。常用于卫生手消毒的消毒剂包括:醇类和胍类(醋酸氯己定,通常称洗必泰)复合的手消毒液;75%乙醇或 70%异丙醇溶液;0.1%～0.5%洗必泰溶液;0.2%过氧乙酸水溶液;0.05%～0.1%次氯酸钠水溶液及含有效碘 5 000 mg/L 的碘伏等。

第四节　无菌技术

无菌技术操作是为防止微生物污染和接触的操作,是护理基本技术操作之一,被广泛地应用于医疗护理实践中。

一、相关概念

1.无菌技术

指在执行医疗护理操作过程中防止一切微生物侵入机体和保持无菌物品及无菌区域不被污染的操作和管理办法。

2.无菌物品

经过物理或化学方法灭菌后未被污染的物品。

3.无菌区域

经过灭菌处理后未被污染的区域。

4.有菌区域

未经灭菌处理或经灭菌处理后被污染的区域称为有菌区域或非无菌区。

二、无菌技术操作的原则

1.环境清洁

在进行无菌操作的过程中,要保证关好门窗,尽量减少人员流动,手术室内需保持窗户遮蔽或关闭。医护人员不要向无菌区打喷嚏或咳嗽,操作时尽量少讲话。

2.护士准备

医护人员在进行无菌操作前要戴好口罩,并保持衣帽整洁。认真彻底洗手,如可能的话,用杀菌液体刷手,必要时穿无菌衣,戴无菌手套。

3.无菌物品的保管

无菌物品与有菌物品分开放置。无菌物品必须存放于无菌包或无菌容器内;无菌包外应注明物品名称、消毒灭菌的日期,按照无菌物品有效期使用。无菌包在未污染的情况下,保存期一般为 7 d,过期或包布受潮均应重新灭菌。

4.保持无菌

进行无菌操作过程中护士应面向无菌区,手臂保持在腰以上,不得跨越无菌区,不可面对无菌区讲话、咳嗽、打喷嚏,用无菌持物钳取无菌物品,无菌物品一旦从无菌容器内取出即使未被使用也不能再放回无菌容器内。

5.一物一人

一套无菌物品只能用于一个患者,以防交叉感染。

三、无菌技术基本操作方法

(一)无菌持物钳的使用方法

无菌持物钳是用于夹取和传递无菌物品的器械。临床上常用的持物钳有三叉钳、卵圆钳、长短镊子等(图 2-2)。

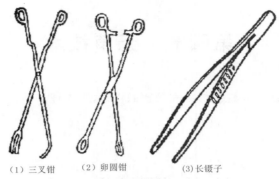

(1) 三叉钳　　　(2) 卵圆钳　　　　　(3) 长镊子

图 2-2　无菌持物钳（镊）

（1）无菌持物钳（镊）应打开关节，浸泡在盛有消毒液的广口镊子罐或其他容器中，消毒液面在持物钳轴关节上 2～3 cm 或镊子的 1/2 处。每个容器内只能放一把无菌持物钳（镊）。

（2）取放无菌持物钳（镊）时，钳（镊）尖端部应闭合，垂直向下。无菌持物钳（镊）不得触及液面以上的容器内壁或容器口。

（3）用毕应立即将无菌持物钳（镊）放回容器内（图 2-3）。

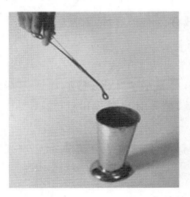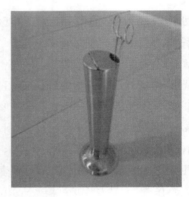

图 2-3　取放无菌持物钳法

（4）无菌持物钳（镊）应就地使用。需要到远处夹取无菌物品时应同时搬移无菌持物钳（镊）和浸泡容器。

（5）无菌持物钳（镊）只能用于夹取无菌物品，不能触及非无菌物品，更不能用于换药或替代消毒钳（镊）。如有污染或可疑污染时应重新消毒。

（6）无菌持物钳（镊）和浸泡容器应定期消毒，并更换消毒液。

（二）无菌容器的使用方法

无菌容器用于存放无菌物品，应保持其无菌。

（1）打开无菌容器时应将盖子的无菌面朝上，置于稳妥处。不可触及容器的无菌面。用毕立即将容器盖严，避免容器内的无菌物品暴露过久（图 2-4）。

（2）从无菌容器内夹取无菌物品时不得触及容器的边缘。

（3）手持无菌容器时应托住底部，手指不得触及容器的边缘和内面，

（4）无菌容器应定期消毒灭菌。

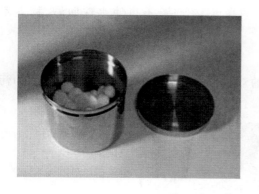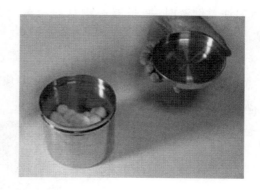

图 2-4　无菌容器的使用

（三）取用无菌溶液

1.取用无菌溶液的基本要求

（1）核对溶液的名称、浓度和有效日期。

（2）检查容器是否密封完好，溶液有无沉淀、浑浊、絮状物、变色等，核对无误后用湿布清洁容器外部。

（3）不可将敷料直接放入无菌溶液瓶内蘸取溶液，以防污染。

（4）已倒出的液体，虽未用也不得再倒回瓶内。

（5）已打开过的溶液瓶如未污染最多可保存 24 h。

2.取用无菌溶液的方法（图 2-5）

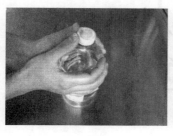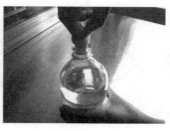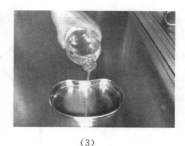

|　（1）　|　（2）　|　（3）　|

图 2-5　取用无菌溶液法

（1）取用无菌溶液时，认真核对瓶签上的药名、浓度、剂量、有效期、使用方法，并检查瓶体有无裂缝，瓶盖有无松动，药液有无沉淀、浑浊、变质等。

（2）擦净瓶外灰尘，启开铝盖，用拇指与食指或双手拇指将瓶塞边缘向上翻起，捏住瓶塞边缘，拉出瓶塞。注意手不可触及瓶口和瓶塞内面。

（3）一手食指和中指套住橡胶塞，另一手拿起瓶子，标签面朝向掌心，先倒出少量溶液冲洗瓶口，再由原处倒出所需溶液量至无菌容器中。

（4）立即将瓶塞塞入瓶中，消毒污染的瓶塞，盖好，注明开瓶日期及时间。已打开未使用完的溶液有效期为 24 h。

（5）注意倒液时，瓶子离污物盘和无菌容器的高度要合适，不可使水珠回溅，标签不可浸湿。

（四）无菌包的使用

无菌包应选用质厚、致密、未脱脂棉布制成的双层包布。包布内面为无菌面，外面为污染面。灭菌后的无菌包（图 2-6）。

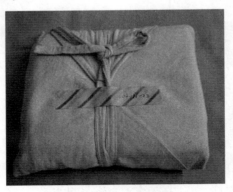

图 2-6　灭菌后的无菌包

1.无菌包包扎法

将物品放置于双层包布中央，先把包布的下角盖在物品上并将角尖端反折；然后盖好左右两角，同法将角尖端反折；最后将上角包好后扎紧（图 2-7）。

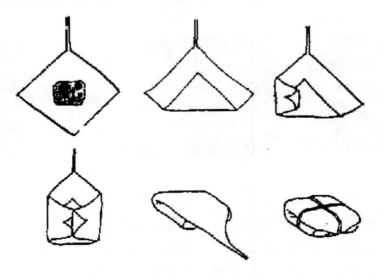

图 2-7　无菌包的包扎法

2.无菌包打开法（图 2-8）

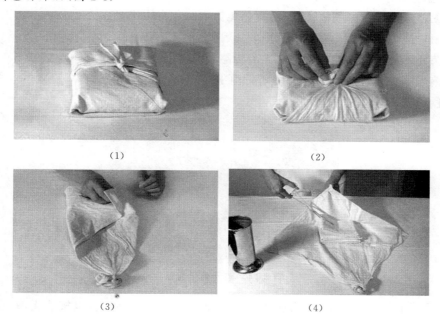

（1）　　　　　　　　　　　　（2）

（3）　　　　　　　　　　　　（4）

图 2-8　无菌包的打开法

已打开的无菌包有效期为 24 h。按照原折痕包好，注明打开日期和时间。

（五）铺无菌盘

在进行无菌操作前可将无菌治疗巾铺在治疗盘内，形成一个无菌区域，供短时间内存放无菌物品，以便进行无菌技术操作。

1.铺无菌盘的方法

有单层底无菌盘（图 2-9），一次性取出无菌包内物品（图 2-10）两种。

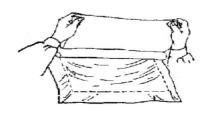

图 2-9　单层底铺法

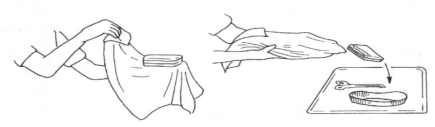

图 2-10　一次性取出无菌包内物品

2.无菌盘使用时的注意事项

(1)铺无菌盘的区域必须清洁干燥,覆盖无菌巾时注意边缘对齐。

(2)无菌巾避免潮湿。

(3)无菌面不可触及衣袖和其他非无菌物品。

(4)无菌盘不宜放置过久,有效期不超过 4 h。

(六)戴、脱无菌手套法(图 2-11)

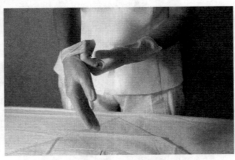

图 2-11　戴无菌手套法

在进行手术和某些操作时,需要医务人员保持手的无菌,因此,可以按照无菌技术操作的原则,戴及脱无菌手套(图 2-12～图 2-14)。

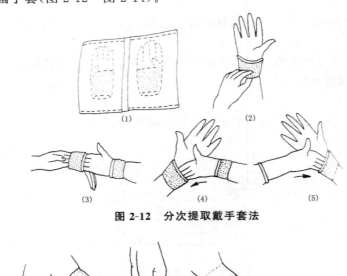

图 2-12　分次提取戴手套法

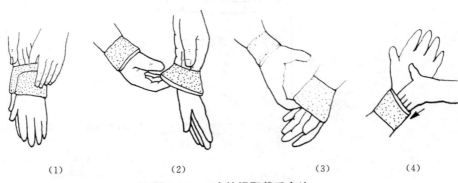

图 2-13　一次性提取戴手套法

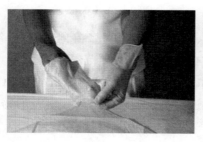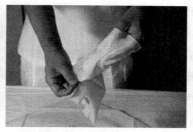

图 2-14 脱无菌手套的方法

第五节 隔离技术

一、隔离的概念

隔离就是将传染源(传染病患者及带菌者)在传染期间安置在指定的地方与一般人分开管理,以便消毒污染物,缩小污染范围,减少传染病传播机会的方法。

医院环境中易感人群包括:

(1)年纪太小或太大,因为其免疫系统不成熟或功能衰退所致。

(2)免疫系统的功能不正常,如白血病所致的白细胞不成熟或肾功能异常导致的低蛋白血症。

(3)重病患者或受到严重外伤者,以及具有侵入性的治疗器械进入或存留在体内者,如留置导尿管的患者。

(4)面临较大压力者。

二、隔离病区的管理

(一)明确划分清洁区、污染区与半污染区

(1)清洁区:未被病原微生物污染的地区,如配膳室、库房、值班室,病区以外的地区

(2)污染区:被患者直接或间接接触的区域,如患者的病室,厕所。

(3)半污染区:有可能被病原微生物污染的地区,如出院处、医生和护士办公室等。

(二)明确划分隔离单位

(1)以患者为隔离单位:每一患者有独立的环境与用具,与其他患者进行隔离,称床边隔离。

(2)以病室为为隔离单位:同种传染病患者安排在同一病室,但应与其他病种的传染患者相隔离。

(3)单独隔离室:凡未确诊或发生混合感染及重、危患者有强烈传染性者,应住单间隔离室。

三、隔离原则与隔离种类

(一)隔离原则

(1)病室门口和病床要悬挂隔离标志。门口备有泡手的消毒液及洒有消毒液的擦鞋垫和

挂隔离衣用的立柜或壁橱。

(2)工作人员进入隔离区按规定戴工作帽、口罩及穿隔离衣。穿隔离衣前,备齐所用物品,不易消毒的物品应放入塑料袋内避污,穿隔离衣后,只能在规定范围内活动。

(3)隔离单位中备有加醒目标记、由不透水材料制成的袋子,以盛放待消毒或焚烧的物品。

(4)病室内污染物品必须先经过消毒后再进行清洁处理。患者接触过的物品或落地的物品视为污染物,消毒后方能给他人使用。

(5)病室内的空气及用物应每日消毒。须每日用紫外线进行空气消毒一次,或用消毒液喷洒消毒。每日晨起后用1‰氯胺溶液或其他消毒液擦试病床及床旁桌椅。

(6)传染性分泌物三次培养结果均为阴性或已度过隔离期,医生开出医嘱后,方可解除隔离。

(7)终末消毒处理,是指对住院、转科或死亡患者及其所住病室、用物、医疗器械等进行的消毒处理。

(8)做好住院患者的心理护理。

(二)隔离种类

传染病除严格执行以上隔离制度外,还应在隔离期间按其病原体排出和传播的途径,采取不同的隔离措施。

1.严密隔离

适用于经飞沫、分泌物与排泄物直接或间接传染的烈性传染病,如白喉、鼠疫、霍乱等。

(1)严密隔离的患者应住单间(或与同种疾病患者合住一室),患者不得离开病室,应禁止探视,病室通向走廊的门窗应关闭以防飞沫向外播散传染他人。

(2)病室的用具应尽可能简单,并使用耐消毒的用品,室外要挂严密隔离标志。

(3)接触此类患者,必须戴好口罩和帽子,穿隔离衣和隔离鞋,必要时戴手套。

(4)患者的分泌物、呕吐物、排泄物及一切用过的物品均应严格消毒。

(5)病室应每日消毒一次。

(6)对实行严密隔离的患者要注意对其进行情感上的支持,以防患者产生恐惧及孤独感。并向患者及其家人解释限制或禁止探视的原因,以取得他们的信任与合作。

2.呼吸道隔离

适用于经呼吸道分泌物引起感染的传染性疾病,如流行性感冒、肺炎、肺结核、百日咳等。

(1)患同种疾病的患者可安置在同一病室。如有可能,应使此种患者远离其他病区。同居一室的患者床位间距1 m以上。病室通向走廊的门窗须关闭,出入应随手关门。

(2)接触患者时要戴口罩,口罩须干燥,潮湿时应立即更换,且口罩的内面为清洁面,外面为污染面。

(3)患者口鼻及呼吸道分泌物需用等量的20%漂白粉溶液或生石灰混合搅拌后静置2 h后方可倒掉,也可将痰液煮沸30 min或焚烧。

(4)与患者口、鼻或呼吸道分泌物接触过的用物,如痰盂、饮食用具等用后必须消毒。

(5)患者外出进行会诊或治疗时要戴口罩。

3.消化道隔离

适用于由患者的粪便传染的疾病,如伤寒、细菌性痢疾、甲型病毒性肝炎等。

(1)不同病种最好能分室居住,如条件有限时,也可同室而居,但需做好床边隔离;患者的活动范围限床边周围,不互相接触或互用物品等以防交叉感染。

(2)每一患者应有专用餐具及便器,用后消毒(餐具消毒时应先冲洗干净,然后煮沸消毒30 min;便器可用2‰～3‰漂白粉澄清液浸泡2 h)。

(3)接触患者前,须按病种分别穿隔离衣,并在接触每个患者后消毒双手。

(4)室内或隔离单位内的墙、窗台、暖气、地面以及患者的一切用物包括床、桌、椅等都是污染的。但为了工作方便,门的外面要保持清洁。病室应有防蝇设备,保持无蝇、无蟑螂。

4.接触隔离

适用于病原微生物经体表或患处排出(如伤口分泌物,皮肤脱屑等),通过直接或间接接触皮肤或黏膜破损处而引起的传染病如破伤风、气性坏疽、炭疽及铜绿假单胞菌感染等。

(1)患者应住单间或间隔单位内。

(2)密切接触患者时,需穿隔离衣,换药时要先换干净伤口,再换污染伤口。换药后刷手2 min,冲净后再在消毒液中泡手2 min。工作人员的手或皮肤有破损时应避免接触患者或进行伤口换药,必要时应带手套等进行保护。

(3)接触伤口的一切用具均应包好后,进行高压蒸气灭菌。破伤风、炭疽等均为带芽胞的杆菌,此类杆菌芽胞不易被杀灭,故污染的敷料应予焚烧,不可回收。

(4)凡患者接触过的一切污染品如被单、衣物等,应严格灭菌后才可清洁处理。

5.昆虫隔离

适用于由昆虫传播的疾病如乙型脑炎、疟疾、流行性出血热、斑疹伤寒、回归热等。

(1)病室应设有防蚊设备,如纱门、纱窗、蚊帐等。室内每日喷洒灭蚊药物。主要用于乙型脑炎、疟疾患者隔离。

(2)斑疹伤寒的患者在入院时要灭虱,流行性出血热的患者入院需沐浴更衣,并将其衣服煮沸或经高压消毒灭螨。

6.血液隔离

适用于由血液传播的疾病如乙型肝炎、丙型肝炎、艾滋病、疟疾等。此类患者用过的针头、注射器及各类导管等应先在病房内进行消毒,然后到供应室交换。

7.保护性隔离

适用于抵抗力低或易感染的患者,如大面积烧伤患者、早产婴儿、白血病患者及脏器移植患者等。

(1)保护性隔离的患者应住单间病室。病室内的空气及用物应每日消毒一次。

(2)接触此类患者时,医护人员须先清洗双手,戴口罩、帽子,穿隔离衣(外面接触患者为清洁面,内面为污染面)。工作人员患呼吸道疾病或咽部带菌者应避免接触患者。

8.其他隔离种类

略。

四、隔离技术基本操作方法

(一)手的清洁与消毒

1.洗手

洗手是切断传播途径、预防感染的最重要、最简单的方法,具体方法可参见本章第二节的相关内容。

2.泡手

一般用 5 000 mg/L 洗必泰乙醇(70%)溶液、5 000 mg/L 葡萄糖酸盐洗必泰水溶液、碘伏或 75% 酒精浸泡双手,一般泡手时间为 1～2 min。

3.手消毒

首先进行卫生洗手并擦干。其次用消毒液依次涂擦双手,方法:手掌对手掌、手背对手背、指尖对手掌、两手指缝相对互擦,重复三遍,涂擦约 2 min。任其自干。

(二)口罩、帽子

口罩应遮住口鼻部,并且应保持清洁、干燥,一般 4 h 更换一次,潮湿后应立即更换。医务人员所选戴的帽子应完全遮盖住头发,并且应勤洗换,保持清洁。

(三)护目镜

戴护目镜可以减少患者的体液、血液等传染性物质溅到医护人员眼睛内的机会。护目镜每次使用后均应进行清洗消毒。

(四)穿、脱隔离衣(图 2-15,图 2-16)

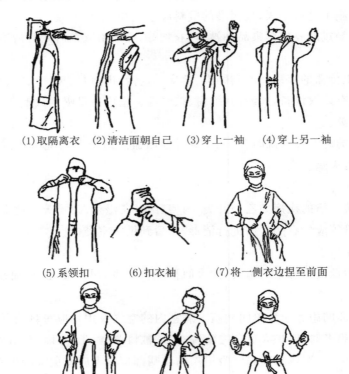

(1)取隔离衣　(2)清洁面朝自己　(3)穿上一袖　(4)穿上另一袖

(5)系领扣　(6)扣衣袖　(7)将一侧衣边捏至前面

(8)同法捏另一边　(9)将两侧衣边对齐　(10)扎起腰带

图 2-15　穿隔离衣法

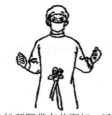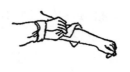

(1)松开腰带在前面打一活结　　(2)将衣袖向上拉，塞在上臂衣袖下

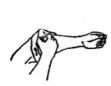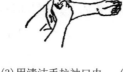

(3)用清洁手拉袖口内　　(4)将一只手放在袖内，　　(5)提起衣领，对齐
　　的清洁面　　　　　　　拉另一袖的污染面　　　　衣边持在衣钩上

图 2-16　脱隔离衣法

　　穿隔离衣前应先备好工作中一切用物,避免穿着隔离衣到清洁区取物。穿隔离衣后只限在规定区域内进行活动,不可进入清洁区。隔离衣应每天更换,如有潮湿或内面污染时应立即更换。

　　如为不再穿用的隔离衣则将隔离衣的清洁面向外翻,卷好投入污衣袋中。处理原则为先灭菌、后清洗。

第六节　供应室

一、供应室回收工作制度

(1)负责回收全院科室各种经供应室调换的物品,认真检查用品的数量有无损坏及包布的清洁程度。

(2)将不同回收物品,分别浸泡消毒液中,作初步处理及送交清洗室。

(3)负责清点回收临床科室的一次性注射器和输液器,按规定登记和集中处理。

(4)每日擦洗台面.水池和地面,保持室内整洁。

二、供应室洗涤工作制度

(1)物品洗涤由专人负责,回收后在固定专用房间进行洗涤。

(2)各类物品分别采用适宜、有效的方法浸泡消毒后送入洗涤间。

(3)选取含氯消毒剂应先测有效氯含量,以确保消毒剂的功能。

(4)注射器和输液器洗涤必须采用去污、去热原、去洗涤剂和清洗四个步骤。

(5)工作人员从污染区到清洁区必须换鞋及更衣。

(6)接触酸类物质要穿胶鞋,戴橡胶手套及围裙,避免烧伤。

(7)所有包布、治疗巾和孔巾必须清洁无损,做到每次用后一律送洗衣房清洗。

(8)室内清洁干燥定期消毒。

三、供应室包装制度

（1）室内工作人员操作时，穿专用工作服，必须戴手套。

（2）工作台及地面应保持清洁，包装前半小时工作室应进行清洁及空气消毒。

（3）包布保持清洁、干燥、无破损。

（4）包装捆扎以不松动散开为度，不宜过紧，体积不超过 30 cm×30 cm×50 cm，重量器械包不超过 7 kg，料包不超过 5 kg。

（5）各种器械包内物品数量、品种准确，每次擦油，以免生锈损坏，锐利剪刀应单独包裹，包外应有质量负责人、灭菌日期、有效期标志，包内有 3M 指示卡。

（6）严格执行查对制度，包装时对照标准进行核对，包装后 2 h 须及时灭菌。

四、供应室敷料制作工作制度

（1）负责全院科室所需的敷料制作，保证供应。

（2）每日按科室需用纱布、棉球分装入贮槽，送消毒室高压消毒。

（3）负责作好科室所需的特殊敷料供应工作。

（4）每周检查敷料成品备用数和非成品数，作好交接班，每日擦洗水池和地面，保持敷料制作室清洁。

五、供应室灭菌制度

（1）根据物品性质采用适当的灭菌方法，严格掌握灭菌程序和时间。

（2）灭菌前须检查包布是否破损，物品是否清洁，包扎是否严密，玻璃器皿不得放置于纺织品之上，以利蒸气的穿透和空气的排出。

（3）高压蒸汽消毒锅装入物品总量勿超过柜室容积 3/4，预真空压力蒸汽灭菌器可加到 4/5，物品留有空隙。

（4）高压蒸气灭菌时，消毒员不得擅自离开，应严格掌握压力、温度和时间，以保证灭菌效果。

（5）严格区分有菌区、无菌区，已灭菌与未灭菌物品要严格分开放置，以免混淆。

（6）取无菌物品时必须洗净双手，灭菌时戴口罩帽子，穿工作服。

（7）不能高压灭菌的物品，用煮沸法消毒，如临时使用器械，待水开后再煮 10 min。

（8）定期鉴定高压灭菌效果，预真空压力蒸气每日做 B−D 试验，每锅用 3M 指标卡监测灭菌效果，每月抽样做细菌培养监测，每季度做生物学试剂监测。

（9）不适用以上方法者可用化学药物消毒，如刀剪、膀胱镜肠线等，浸泡前必须洗刷干净，所用容器及消毒液应定期更换。

（10）做好高压灭菌器的保养维修，以保证灭菌性能良好，如出现问题应及时报告检修。

六、供应室物品存放制度

（1）无菌室工作人员必须有严格的无菌观念和严肃认真的工作态度。

（2）本室工作人员进入室内必须洗手，戴口罩、帽子，换鞋，外来人员一律不得入内。

（3）进入存放间的无菌物品必须干燥，贮槽及有孔器皿应封闭，有灭菌合格标记和符合规范的标签。

（4）各种框架不得放置任何未灭菌物品，无菌物品分类放置，依序发放，不得有过期物品。

每日查对失效期。严禁发放失效物品。

(5)所有物品一律存放在高出地面 20 cm 的位置,定期清扫,每日空气消毒,保持室内洁净度。

(6)室内必须干燥、阴凉、通风良好,无腐蚀性气体。

(7)每日清点基数,如有不符及时追究并报告护士长。

(8)病区临时需用的消毒包,要及时通知包装室准备,以便灭菌供应。

(9)按领用单发放物品应准确无误,并及时登记领用数。

七、供应室质量监控制度

(1)消毒供应室应配备质量监督员,负责供应室质量监控检查。

(2)高压灭菌效果监测。

1)每锅监测:观察各层各点灭菌效果温度时间压力 3M 指示带和 SCD 菌管的变化,并登记结果。

2)定期采用嗜热脂肪芽胞杆菌做生物监测,并登记结果。

(3)高压灭菌物品的监测。

1)各类物品消毒灭菌后,存放于无菌室柜内,灭菌有效期为 7 d,霉季为 5 d。

2)每批消毒灭菌物品抽检 2% 作细菌培养,并登记结果。

(4)一次性输液器、注射器、输液针头监测。

1)供货渠道要"三证"齐全。

2)使用前做无菌试验,试验后登记结果。

(5)紫外线灯管使用累计时间登记,照射强度每半年或一年监测一次,并登记结果。

(6)蒸馏水监测:每项周监测蒸馏水酸碱度、氯离子、钙离子、镁离子及重金属离子各一次,并登记结果。

(7)房间物品及工作人员的手监测每月一次,并登记结果。

八、供应室药品、物品及器材管理制度

(1)护士长全面负责药品、物品、器材的领取、保管、报损工作。

(2)各类物品指定专人分工负责保管,定位放置。

(3)供应室根据各科室需要,发给一定基数的消毒物品,每日定时送各科室,采取收旧补新的方法,主动供应。

(4)必须建立物品账目和请领、分发、报销等制度,并做到定时清点账物相符。

(5)对所有物品、器材定期检查保养,防止霉烂生锈及损坏丢失,并坚持修旧利废和再生使用。

(6)凡不在供应器材范围内,临时或急诊之用物,则由科室自借和归还。

(7)各科室如需特殊器材,应预先通知,以便及时了解纠正和补换。

(8)供应物品如有错误和损坏,应立即通知供应室,以便及时了解纠正和补换。

(9)凡沾有脓血的器械,须由科室立即洗涤清洁,以免凝固损坏器械。传染病患者用过之物品,由科室先行消毒后方可退还。

(10)凡灭菌日期超过 7 d 或封口已被拆开者,一律不得再用,操作中要轻拿轻放,避免损坏减少浪费。

附1 医院感染的监测

一、医院感染发病率的监测

一、二、三级医院医院感染发病率应分别低于7%、8%、10%,漏报率不超过20%,各医院可开展下列监测:

(1)全院医院感染发病率的监测。

(2)医院感染各科室发病率的监测。

(3)医院感染部位发病率的监测。

(4)医院感染高危科室、高危人群的监测。

(5)医院感染危险因素的监测。

(6)漏报率的监测。

(7)医院感染爆发流行的监测。

(8)其他监测。

二、医院感染卫生学的监测

严格区分清洁区、半清洁区、污染区。医院建筑布局要合理,应符合卫生学标准,设施要有利于隔离消毒,医疗与生活区严格分开;门诊与病区相对隔离;传染病区与一般病区应有一定距离的绿化带,并应有单独出入路线。住院患者应着住院服装,在指定范围内活动,禁止外出。工作人员工作时应按卫生部职业服装要求着装,定期更换。医院重点部门的空气、物表、医护人员手的卫生学监测应在清洁后或消毒后、操作前进行,如遇有医院感染流行或疑似环境污染时,则需要立即进行监测。

医院的卫生学监测项目如下。

1.消毒灭菌效果监测

(1)下排气压力蒸汽灭菌的监测。

1)工艺监测:应每锅监测,并详细记录(锅号、压力、温度、时间、灭菌物品、灭菌操作者签名)等项目。

2)化学监测:应每包监测,大手术包除包表面监测外,尚需进行中心部位的化学监测,每晨灭菌前进行一次B-D试验。

3)生物监测:对新的包装容器、摆放方式、排气方式、特殊灭菌工艺的确定;新灭菌器效果测定;对日常使用的灭菌器应定期监测,300张床位以上的医院应每季度监测一次。

(2)预真空压力灭菌的监测。

1)工艺监测:同下排气压力蒸汽灭菌的工艺监测。

2)化学监测:同下排气压力蒸汽灭菌的化学监测。

3)生物监测:同下排气压力蒸汽灭菌的生物监测。

监测方法参照《消毒技术规范》。

(3)环氧乙烷气体灭菌的效果监测。

1)化学监测:每件物品均应监测。

2)生物监测:应每月定期进行监测。

监测方法参照《消毒技术规范》。

(4)紫外线消毒效果监测。

1)日常监测:对灯管应用时间、照射累计时间 2 及物理化学监测结果记录并签名。

2)物理监测:用于紫外线灯管安置后及使用前、使用中的灯管照射强度监测,应每 3~6 个月监测 1 次。

参考值:照射强度不低于 70 μw/cm^2,新购进的灯管不低于 100 μw/cm^2。

3)生物监测:消毒后,照射的物品或空气中的自然菌减少 90% 以上;人工染菌杀灭率应达到 99.9% 以上。

监测方法参照《消毒技术规范》

(5)使用中的消毒监测。

1)消毒液采集:参照《消毒技术规范》

2)测定时间:每月抽查或根据需要随时监测。

参考值参照《消毒技术规范》

2.空气、物体表面及医务人员手的细菌学监测

(1)采样方法:参照《消毒技术规范》及《医院消毒卫生标准》。

(2)监测时间:根据不同的特殊重点部门,每 1~3 个月监测一次。当发生医院感染流行,高度怀疑或确定与空气、物体表面、医务人员手的污染有关时,可随时进行监测。

(3)参考值:各类环境空气、物体表面、医务人员手细菌菌落总数卫生学标准如下表 2-2。

表 2-2　各类环境空气、物体表面、医务人员手细菌菌落总数卫生学标准

环境	范围	标准		
		空气	物体表面	医护人员手
类别		(cfu/m^3)	(cfu/cm^2)	(cfu/cm^2)
Ⅰ	类层流洁净手术室、层流洁净病房	≤10	≤5	≤5
Ⅱ	类普通手术室、产房、婴儿室、早产儿室、普通保护性隔离室、供应室无菌区,烧伤病房,重症监护病房	≤200	≤5	≤5
Ⅲ	类儿科病房、妇产科检查室、注射室、换药室、治疗室、供应室清洁区、急诊抢救室、化验室、各类普通病房	≤500	≤10	≤10
Ⅳ	类传染科及病房		≤15	≤15

以上不得检出致病性微生物,如乙型溶血性链球菌、金黄色葡萄球菌、沙门菌等。可疑污染情况下进行相应指标的检测。

3.血液透析系统监测

(1)标本采集。单一透析系统:采样点为透析液进口及出口。疑有透析液污染或严重感染病例时,应增加采样点,如原水口、软化水出口、反渗水出口、透析液配液口。

（2）测定时间：每月 1 次。检查结果超过参考标准时，须再复查。怀疑或确定患者在治疗中有热原反应或菌血症时，应随时检测。

（3）参考值：透析液进水口，细菌总数＜200 cfu/mL。离开透析器的透析液，细菌总数＜2 000 cfu/mL。

附 2　医院感染管理措施

一、消毒、灭菌原则

（1）进入人体组织或无菌器官的医疗用品必须灭菌；接触皮肤、黏膜的器械和用品必须消毒。

（2）根据物品性能可使用物理或化学方法消毒灭菌。灭菌首选压力蒸汽、干热、环氧乙烷气体；消毒首选煮沸、流通蒸气；化学消毒根据不同情况可选高效、中效、低效消毒剂。

（3）污染医疗器材和物品，均应先消毒后清洗，再消毒或灭菌。

（4）使用中的消毒剂必须保持其有效浓度，并定期检测。

（5）医务人员要了解消毒剂的性能、作用以及使用方法。配制时，应注意有效浓度、作用时间及影响因素。

（6）连续使用中的氧气湿化瓶、雾化器、呼吸机及其管道等，应定期消毒；湿化液应每日更换灭菌水；用毕需终末消毒，干燥保存。

（7）消毒灭菌后，应进行效果监测。

（8）手部皮肤清洁和消毒。医务人员上班时，严禁留长指甲、戴戒指。

1）下列情况应进行手的清洁或消毒：①接触患者前后。②进行无菌操作前。③进入和离开隔离病房、重症监护病房、母婴同室、新生儿病房、烧伤病房、传染病房等重点部门时。④带口罩和穿隔离衣前后。⑤接触可能污染的物品之后。⑥处理污物之后。

2）洗手的基本方法和要求：①一般性洗手：用肥皂认真揉搓双手及腕部，特别注意指尖、指缝、指关节等部位，整个揉搓时间不应少于 15 秒钟，然后用流动水冲净。②刷手：按外科手术要求进行。③手的皮肤消毒：在进行介入性操作前及接触传染性的患者及其物品后，应注意手的清洗和消毒（常用的消毒剂有洗必泰、碘伏或含氯消毒剂等）。

3）洗手设备应齐全：①流动水：最好装置肘部开关、脚踏式开关或其他自动开关。②清洁剂：肥皂应保持干燥，盛有消毒剂的容器应保持密闭。③毛巾：应保持清洁、干燥，每日消毒，最好用一次性纸巾。④洗手刷：应一用一灭菌。

二、合理使用抗生素

1.使用原则

（1）有效控制感染，争取最佳疗效。

（2）预防和减少抗生素的不良反应。

（3）注意剂量、疗程和给药方法，避免产生耐药菌株。

（4）密切注意患者体内正常菌群失调。

（5）根据药敏试验结果及药代动力学特性，严格选药和给药途径，防止浪费。

2.抗生素的管理

（1）各医院应结合本院情况，制订抗生素使用规则。

（2）医生应掌握合理使用抗生素的各种知识，根据药物的适应证、药代动力学、药敏试验，合理选用。

（3）护士应了解各种抗生素的药理作用和配制要求，准确执行医嘱，并观察患者用药后的反应。

（4）药房应建立抗生素管理的规章制度，并具体落实；定期为临床医务人员提供有关抗生素的信息。

（5）定期公布临床标本分离的主要病原菌及其药敏试验，以供临床选药参考。

3.合理使用抗生素的几点建议

（1）病毒性感染一般不使用抗生素。

（2）对发热原因不明，且无可疑细菌感染征象者，不宜使用抗生素。对病情严重或细菌性感染不能排除者，可针对性地选用抗生素。

（3）力争在使用抗生素前留取临床标本。

（4）联合使用抗生素，应严格掌握临床指征。

（5）严格掌握抗生素的局部用药。

（6）严格掌握抗生素的预防用药。

（7）强调综合治疗，提高机体免疫能力，不要过分依赖抗菌药物。

三、重点部门医院感染管理要求

1.门急诊

（1）急诊科（室）、儿科门诊应与普通门诊分开，自成体系，相对独立，设单独出入口和隔离诊室，并建立预检分诊制度，发现传染病患者或疑似传染病者，应到所指定的隔离诊室诊治。

（2）肝炎、肠道门诊应做到诊室、人员、时间、器械固定；挂号、候诊、取药、病历、采血及化验、注射与普通门诊分开。

（3）候诊室、诊室坚持湿式清扫，定期通风换气，并建立每日、每周清洁消毒制度。

（4）各科诊室要有专用洗手设备。

2.病房

（1）医护人员接触患者前后要洗手。

（2）病床应湿式清扫，并坚持一床一套，用后消毒。

（3）患者小桌要求一桌一抹布，用后消毒。

（4）病房地面应湿式清扫，垃圾置塑料袋内，封闭运送；感染性垃圾必须焚烧。

（5）餐具、便器应固定使用，定期消毒。

（6）患者出院、转科或死亡后，病床单元必须进行终末消毒处理。床垫、枕芯、棉絮曝晒或紫外线消毒；床单元用消毒液擦洗；餐具、脸盆等用物可用蒸气或煮沸消毒，也可用消毒液浸泡。传染病患者床单元按相应的终末消毒原则处理。

（7）患者衣服、床单、被套、枕套每周至少更换一次，遇有特殊情况，即时更换。

(8)发现传染患者,按相应的消毒隔离原则处理。

(9)治疗室、配餐室、病室、厕所应有专用拖布,应标记明确;分开清洗,悬挂晾干,并定期消毒。

(10)病室应定时通风换气,必要时进行紫外线消毒。

3.治疗室、处置室、换药室、注射室

(1)医护人员进入室内,应衣帽整洁,严格无菌操作。

(2)无菌物品放置专柜。

(3)注射、针灸应采用一人一针一管,一用一灭菌。

(4)注射、治疗时,应铺无菌盘,抽出的药液不得超过两小时。

(5)开启的无菌溶液须在 4 h 内使用,各种溶酶不得超过 24 h,并注明启用时间。最好采用小包装一次性使用溶酶。

(6)碘酒、酒精瓶应保持密闭,每周更换及灭菌 1～2 次。

(7)置于容器中的灭菌物品(棉球、纱布等)一经打开,保存时间不应超过 24 h。

(8)治疗车物品摆放:上层为清洁区,下层为污染区。

(9)换药操作应按无菌伤口、感染伤口、隔离伤口进行。感染性敷料应放在指定容器内,并焚烧处理。

(10)坚持定期清洁、消毒制度,地面进行湿式清扫。

4.产房、母婴同室、婴儿室

严格执行无菌技术及有关操作规程,特别要注意每次操作前后医务人员手的清洗;护理婴儿有关用品,要专婴专用,并且一用一消毒。

产房:

(1)布局合理,严格划分非限制区、半限制区、限制区。非限制区设于产房最外侧,包括换鞋及平车入室区、更衣洗澡区、厕所、值班室、休息室等;半限制区包括办公室(桌)、待产室、敷料准备间、器械室、洗涤间;限制区在内侧,包括分娩室、刷手间及无菌物品存放室等。各区之间应用门隔开或有明显标志。

(2)使用专用工作服及拖鞋,外出时更换,并定期刷洗消毒。

(3)非本室工作人员未经允许不得入内。

(4)产房中,应设置隔离待产室和隔离分娩室。隔离产妇和婴儿严格按照有关传染病的管理规定消毒隔离。

(5)产妇产前应做 HBV、HCV 的有关化验检查,阳性者按消毒隔离原则处理。

母婴同室:

(1)病房每床净使用面积应为 5.5～6.5 m²,每个婴儿应有独立床位。

(2)设母乳库,应有操作台、冰箱、加热消毒装置。母乳在 4 ℃冰箱内存放时间不得超过 24 h。

(3)严格探视制度。

(4)母婴一方有感染性疾病时,应及时与正常母婴隔离。

(5)产妇喂奶前,要洗手、清洁乳头;产妇在传染病急性期时,应暂停哺乳。

婴儿室：

（1）每婴一床，每床应保持一定间隔，以 0.5～1 m 为宜。

（2）应设隔离婴儿室（床）、高危重症监护婴儿室、配奶间、淋浴室、治疗室及出院处置室。

（3）配奶间应有操作台、冰箱、加热消毒装置；婴儿奶瓶应一婴一用一消毒；隔离婴儿用品应双消毒。

（4）婴儿用的眼药瓶、扑粉及粉扑、油膏均应消毒后单独使用，一婴一份。

（5）工作人员应定期进行体检，凡有皮肤化脓、各型肝炎，以及其他感染性疾病者，应暂时调离本岗位。

5.手术室

（1）布局合理：建筑要符合功能流程和洁污分区要求。

（2）手术室应设一般手术间、感染手术间、无菌手术间，每一手术间应置一手术台。

（3）感染手术用品单独处理，用后进行双消毒。

（4）手术器械应用压力蒸汽灭菌，尽量不用化学消毒剂浸泡处理。

（5）严格执行消毒隔离和卫生制度，坚持湿式清扫，每周有固定卫生日。

（6）严格限制手术室内人数，尽量避免非手术人员进入。

（7）正确执行无菌技术及有关操作规程，严格进行质量管理。

6.检验科

（1）严格执行无菌操作和有关操作规程，随时注意手的清洁消毒。

（2）采集血标本应坚持一人一巾一针一管，注意严格消毒灭菌。

（3）各种废弃标本，应灭菌处理。

（4）化验报告单，应消毒后发出。

7.口腔科

（1）医务人员治疗操作时，必须戴口罩、帽子，操作前后要洗手，必要时戴一次性手套。

（2）诊疗及手术器械、注射器、针头、漱口杯及镶复模具一人一份，一用一消毒或灭菌。

（3）治疗用的棉球、敷料必须高压灭菌，用后集中焚烧处理。

（4）牙钻、钻头应采取有效消毒措施。

8.内镜室

（1）内镜室应设检查区和清洁区。

（2）患者进行内镜检查前，必须先做肝功能、HBV、HCV 标志物检查，异常者应作好消毒隔离工作，有条件的使用专用窥镜。

（3）内镜在每天使用前及每例使用后，应用高效消毒剂进行消毒处理。每日工作结束后，要严格进行终末消毒。

（4）冲洗容器应每天消毒清洗；每天工作结束后，台面及地面等应严格消毒。

（5）弯盘、咬口等器具一人一用一消毒。

9.供应室

应按照(88)卫医字第 6 号《医院消毒供应室验收标准》进行管理。

10.洗衣房

(1)布局合理,符合功能流程和洁、污分区要求。路线由污到洁顺行通过,不得逆行。

(2)运送车辆应洁、污分开。

(3)不得在病房内清点污、脏被服,应直接放置污衣袋内运送洗衣房统一处理。浸有血液或体液的布类应置于防水袋内封闭运送。

(4)各类衣物应分类清洗。

(5)感染患者与普通患者的衣物应分开洗涤。对感染患者的衣物尽量少翻动,减少污染。被血液、体液污染的衣物应视同感染患者的衣物等同处理。

(6)洗衣房应有定期清洁消毒制度。

四、其他

1.一次性使用医用器具的管理

医院感染管理科或专职人员负责对本单位一次性使用医用器具的采购、使用管理及回收处理进行监督,并对购入产品的质量进行监测。

(1)医院所购一次性使用医用器具的生产厂家,应具有医药部门和省级以上卫生行政部门颁发的"生产许可证"和"卫生许可证";推销员应具有省、市卫生行政部门核发的"推销员"证件。

(2)每次购置,必须进行质量验收,做到推销员证件、定货合同、发货地点及货款汇寄账号与生产企业相一致;并查验每一批号产品的检验合格证、消毒日期、出厂日期和有效期。

(3)建立登记账册,记录每次订货与到货的产品名称、数量、规格、单价、产品批号、消毒日期、出厂日期、卫生许可证号、有效期限及供需双方经办人姓名等。

(4)严格保管,不得将包装破损、超过"灭菌有效期",以及包装上未注明出厂日期和有效期的一次性医用器具应用于临床。

(5)使用时若发生热原反应、感染或有关医疗事件,必须按规定登记:发生时间、种类;受害者临床表现、结局;所涉一次性器具的生产单位、生产日期、批号及供货单位、供货日期等。并及时上报。

(6)一次性医用器具用后,必须毁形和无害化处理严禁重复使用和回流市场。

2.消毒药械的管理

(1)医院使用的消毒药械必须是获得省级以上卫生行政部门《卫生许可证》的合格产品。

(2)根据消毒目的选择适宜的消毒药械和处理方法。

(3)保证消毒药品的有效质量(浓度)。

(4)注意影响消毒效果的因素。

(5)加强消毒效果监测。

(6)防止消毒液的再次污染。

3.污水处理

(1)医院必须对污水、污泥严加管理。未经消毒或无害化处理不得排放、清掏或作农肥。

(2)二级以上医院必须设置污水处理装置,并有专人负责。无污水处理设施的基层医疗机构,对有传染性的血液、体液、粪便及污水应在科室内先消毒后排放。

（3）污水处理人员必须经过岗前培训,正确掌握有关卫生知识及设备操作技术。

（4）处理后的污水、污泥应符合国家《医院污水排放标准》,并定期检测。

4.污物处理

（1）二级以上医院必须设置焚烧炉,由专人负责,并有相应的管理制度。无焚烧炉设施的基层医院,其污物可采用化学消毒剂等无害化处理。

（2）以下污物必须焚烧：各种废弃的标本、锐利器具、感染性敷料及手术切除的组织器官等,尚未采取有效回收处理措施的一次性医疗器具也可焚烧。

（3）污物必须置于密闭容器内运送,并及时焚烧。

（4）焚烧炉排放的烟尘,应符合国家环境保护部门的有关标准。

实训项目

一、手卫生

（一）目的

去除手部皮肤污垢、碎屑和部分致病菌。

（二）实施要点

1.洗手指征

（1）直接接触患者前后。

（2）无菌操作前后。

（3）处理清洁或者无菌物品之前。

（4）穿脱隔离衣前后,摘手套后。

（5）接触不同患者之间或者从患者身体的污染部位移动到清洁部位时。

（6）处理污染物品后。

（7）接触患者的血液、体液、分泌物、排泄物、黏膜皮肤或伤口敷料后。

2.洗手要点

六步洗手步骤：

第一步,五指并拢,掌心擦掌心。

第二步,手指交错,掌心擦手背。

第三步,手指交错,掌心擦掌心。

第四步,两手互握,互擦指背。

第五步,拇指在掌中旋转。

第六步,指尖摩擦掌心。

（1）正确应用六步洗手法,清洗双手,也可以将洗手分为七步,即增加清洗手腕。

（2）流动水下彻底冲洗,然后用一次性纸巾（毛巾）彻底擦干,或者用干手机干燥双手。

（3）如水龙头为手拧式开关,则应采用防止手部再污染的方法关闭水龙头。

（三）注意事项

（1）认真清洗指甲、指尖、指缝和指关节等易污染的部位。

（2）手部不佩带戒指等饰物。

（3）应当使用一次性纸巾或者干净的小毛巾擦干双手,毛巾应当一用一消毒。

（4）手未受到患者血液、体液等物质明显污染时，可以使用速干手消毒剂消毒双手代替洗手。

二、无菌技术操作法

（一）无菌持物钳的使用法

1.目的

用于取用和传递无菌物品。

2.评估

（1）根据夹取物品的种类选择合适的持物钳。

（2）操作环境整洁、宽敞。

（3）需夹取的无菌物品放置合理。

3.计划

（1）用物准备：常用持物钳有三叉钳、卵圆钳和长、短镊子4种。无菌持物钳应浸泡在大口有盖容器内，容器深度与钳长度比例适合，消毒液面浸没轴节以上2～3 cm或镊子长度的1/2，每个容器只能放置一把持物钳。

（2）环境准备：符合无菌操作原则第一条。

（3）护士准备：着装整齐，戴口罩，洗手，备齐用物。

4.实施

（1）操作步骤：检查有效日期→取放无菌持物钳钳端闭合，不可触及容器口缘及液面以上容器内壁→使用时保持钳端向下，不可倒转向上→用后闭合钳端→垂直放回容器内→轴节松开→取远处物品，应连容器一并转移，就地取用。

（2）注意事项：无菌持物钳不可夹取油纱或用于换药及消毒皮肤；污染或可疑污染应重新灭菌；无菌持物钳及容器每周灭菌1～2次，并更换消毒液；使用频率高的科室应每日灭菌一次（如门诊换药室、注射室、手术室等）。

（二）无菌容器的使用

1.目的

用于盛放无菌物品并保持无菌状态。

2.评估

操作目的、操作环境、无菌容器的种类。

3.计划

（1）用物准备：无菌持物钳、无菌容器（常用的无菌容器有无菌盒、罐、盘及储槽等，无菌容器内盛放治疗碗、棉球、纱布等）。

（2）环境准备：符合无菌技术操作原则第一条。

（3）护士准备：着装整齐，戴口罩，洗手，备齐用物。

4.实施

（1）操作步骤：检查无菌容器标记、灭菌日期→打开无菌容器盖、无菌面朝上置于稳妥处或拿在手中→用无菌持物钳夹取无菌物品→取物后立即将盖反转，使内面向下，移至容器口上盖严。

（2）注意事项:手不可触及容器的内面及边缘;手持无菌容器时,应托住底部;打开容器时,避免手臂跨越容器上方;从储槽中取物时,应将盖子完全打开,避免物品触碰边缘而污染;无菌容器应定期消毒。

（三）无菌包的使用

1.目的

保持无菌包内物品的无菌状态,供无菌操作使用。

2.评估

操作目的、操作环境、无菌包名称。

3.计划

（1）用物准备:无菌持物钳、盛放无菌包内物品的容器或区域、无菌包(内放无菌治疗巾、敷料、器械等)、治疗盘、小纸条、签字笔。

（2）环境准备:符合无菌技术操作原则第一条。

（3）护士准备:着装整齐,戴口罩,洗手,备齐用物。

4.实施

（1）操作步骤。

1）包扎无菌包:备齐用物→需灭菌的物品放于包布中央→用包布一角盖住物品→左右两角先后盖上并将角尖向外翻折→盖上最后一角后以"十"字形扎妥(或用化学指示胶带贴妥)→贴上注明物品名称及灭菌日期的标签。

2）打开无菌包:准备用物和环境→核对无菌包的名称、灭菌日期、化学指示胶带颜色变化情况→检查是否包布干燥、完整,系带严紧→无菌包平放在操作处→解开系带放在包布边下→自包布外角、右角、左角、近侧角的顺序打开→若双层包裹的无菌包,内层无菌巾使用无菌持物钳打开→用无菌持物钳夹取物品,放在准备好的无菌区内→包内有剩余物品时,按原折痕包起扎好→注明开包日期、时间,超过24 h不能使用。

（2）注意事项:包内物品一次全部取出时,可将包托在手中打开,另一手将包布四角抓住,使包内物品妥善置于无菌区域内;打开无菌包时系带妥善处理,不可到处拖扫;开包、关包时手不可触及包布内面;准确注明开包日期及时间;关包时系带横向缠绕。

（四）铺无菌盘

1.目的

为了短期存放无菌物品和便于无菌操作,将无菌治疗巾铺在洁净、干燥的治疗盘内,设立无菌区域,放置无菌物品。

2.评估

操作目的、操作环境,治疗盘是否清洁干燥,无菌治疗巾是否在有效期内。

3.计划

（1）用物准备:无菌持物钳、盛放治疗巾的无菌包、无菌物品、治疗盘、小纸条、签字笔。

（2）环境准备:符合无菌技术操作原则第一条。

（3）护士准备:着装整齐,戴口罩,洗手,备齐用物。

4.实施

(1)操作步骤:准备用物及环境→取无菌治疗巾包,检查无菌包标记、灭菌日期、有无潮湿或破损→铺盘

单层底铺盘:打开无菌包,用无菌持物钳取一块治疗巾放在治疗盘内→双手捏住无菌巾一边外面两角,轻轻抖开→双折铺于治疗盘上,将上层折成扇形,边缘向外,治疗巾内面构成无菌区→放入无菌物品后,拉开扇形折叠层遮盖于物品上,上下层边缘对齐→将开口处向上折两次,两侧边缘分别向下折一次,叠出治疗盘边缘,注明铺盘时间,4 h内有效。

双层底铺盘:取出无菌巾→双手捏住无菌巾一边外面两角,轻轻抖开,从远到近,三折成双层底,上层呈扇形折叠,开口边向外→放入无菌物品,拉平扇形折叠层,盖于物品上,边缘对齐→保持盘内无菌,注明铺盘时间,4 h内有效。

(2)注意事项:无菌巾的位置恰当,放入无菌物品后上下两层的边缘能对齐;无菌巾上物品放置有序,取用方便;夹取放置无菌物品时,手臂未跨越无菌区;操作中无菌巾内面未被污染。

(五)取用无菌溶液法

1.目的

保持无菌溶液的无菌状态。

2.评估

操作目的,操作环境,无菌溶液的名称、有效期。

3.计划

(1)用物准备:无菌溶液、启瓶器、弯盘、盛装无菌溶液的容器、治疗盘内盛棉签、消毒溶液、签字笔。

(2)环境准备:符合无菌技术操作原则第一条。

(3)护士准备:着装整齐,戴口罩,洗手,备齐用物。

4.实施

(1)操作步骤:准备用物及环境→取盛有无菌溶液的密封瓶,擦净瓶口,核对标签,检查瓶盖是否松动,溶液有无变质、浑浊→启开铝盖,用拇指、食指或用双手拇指于标签侧翻起瓶塞,食指、中指套住橡胶塞将其拉出→瓶签朝向掌心,倒出少量溶液冲洗瓶口,再由原处倒出适量溶液→倒毕塞紧瓶塞,消毒后盖好→注明开瓶日期及时间,放回原处,24 h内有效。如取烧瓶内无菌溶液,解开系带,手拿瓶口盖布外面,取出瓶塞,倾倒溶液的方法同上。

(2)注意事项:手未触及瓶口及瓶内面;倾倒溶液时,瓶签未浸湿,液体未溅至桌面。

(六)戴、脱无菌手套法

1.目的

执行某些无菌操作或接触无菌物品时须戴无菌手套,以保护患者免受感染,确保无菌效果。

2.评估

操作目的,操作环境,无菌手套的尺寸、有效期。

3.计划

(1)用物准备:无菌手套、弯盘。

（2）环境准备：符合无菌技术操作原则第一条。

（3）护士准备：着装整齐，戴口罩，修剪指甲，取下手表，洗手，备齐用物。

4.实施

（1）操作步骤。

1）戴手套：核对手套号码、灭菌日期→手套袋平放打开→取出滑石粉包，涂擦双手→一手掀开手套袋开口处，另一手捏住一只手套上的翻折部分（手套内面）取出手套，对准五指戴上→掀起另一只袋口，再以戴好手套的手指插入另一只手套的翻折内面（手套外面），取出手套，同法戴好→调整手套位置，将手套的翻边扣套在工作服衣袖外面。

2）脱手套：一手捏住另一手套腕部外面→翻转脱下→再以脱下手套的手插入另一手套内，将其往下翻转脱下→将手套浸泡在消毒液内，洗手。

（2）注意事项：滑石粉涂抹时位置低于操作台，粉末不能撒落于手套及无菌区内；戴、脱手套时不能强行拉扯手套边缘，未戴手套的手不可触及手套外面，戴手套的手不能触及未戴手套的手及手套的里面；手套破裂或污染，立即更换；脱手套时手套上有污迹先冲洗后再脱下浸泡。

5.评价

（1）操作中严格遵守无菌操作原则，动作轻稳、准确、规范。

（2）保持无菌区域或无菌物品不被污染。

三、隔离技术操作

穿脱隔离衣

（一）目的

防止病原菌在工作人员和患者间的传播，切断传播途径，防止医院内感染。

（二）评估

（1）着装整洁（衣、帽、鞋），洗手，戴口罩，更换圆帽。

（2）病室的环境是否符合隔离原则。

（3）目前患者采取的隔离种类、隔离措施。

（4）隔离衣的大小是否合适、有无破损及漏洞。

（三）计划

（1）用物准备：治疗盘内盛已消毒的手刷、10％皂液、清洁干燥小毛巾、避污纸、盛放容器3个（包括用过的刷子、小毛巾、避污纸）。无洗手池设备时，另备消毒液和清水各1盆，隔离衣1件。

（2）环境准备：清洁区、污染区、半污染区划分明确。

（3）护士准备：着装整齐，戴口罩、洗手并擦干，取下手表，卷袖过肘。

（四）实施

（1）操作步骤。

1）穿隔离衣：备齐用物→戴好帽子、口罩，取下手表→卷袖过肘→持衣领取下隔离衣，清洁面向操作者→先穿左手再穿右手→系衣领→系袖带→距边2～3 cm分别将两侧衣边捏至前面→对齐两侧衣边在身后对齐叠紧→腰带在背后交叉回到前面打活结→穿好隔离衣。

2）脱隔离衣：松开腰带在前面打一活结→解袖带翻起袖口并塞好→消毒手→解领口→右

手伸入左袖的清洁面拉下→左手在袖内拉右袖的污染面→脱下衣袖→提起衣领折衣→挂好备用。

（2）注意事项。

1）隔离衣长短合适,需全部遮盖工作服,有破洞不可使用。

2）保持衣领清洁,系领带时衣袖未污染脸或颈部。

3）隔离衣应每日更换一次,污染或沾湿随时更换。

4）清洁的手不能接触隔离衣的污染面,污染的手不能接触隔离衣的清洁面。

（五）评价

（1）操作中动作轻巧、准确、规范。

（2）保持清洁面未被污染。

第三章　患者入院的护理

第一节　患者入院的护理

入院护理是指患者入院时,护士对其进行的一系列护理工作。

一、入院程序

(一)办理入院手续

患者或其亲属持医生签发的住院证,到住院处办理入院手续,如填写登记表格、缴纳住院保证金等。住院处接收患者后,立即通知病区值班护士。病区值班护士将根据病情做好接纳新患者的准备。

(二)实施卫生处置

评估患者并根据患者的病情及身体状况,在卫生处置室对其进行卫生处置,如给患者理发、沐浴、更衣、修剪指甲等。急诊、危重的患者可酌情免浴;对有头虱或体虱者,先行灭虱,再沐浴、更衣;对传染病患者或疑似传染病的患者应送隔离室特殊处置。患者换下的衣服和不需用的衣物可交由家属带回,或由住院处按手续存放。

(三)护送患者入病区

由住院处护士携病历护送患者入病区。根据患者病情可选用步行、轮椅、平车或担架等方式,安置合适的卧位。护送时应注意保暖和安全,并且不能停止必要的治疗和护理(如输液、给氧等)。护送患者入病区后,应与病区值班护士就患者的病情、个人卫生及物品等进行详细的交接。

二、入病区后的初步护理工作

(一)一般患者的护理

1.准备床单位

病区护士接到住院处通知后,立即根据病情需要准备患者床单位,将备用床改为暂空床。备齐患者所需用物,如面盆、漱口杯、水杯、热水瓶等。

2.迎接新患者

主动向患者做自我及床位医生的介绍,说明自己将为患者提供的服务内容及职责。介绍患者床单位的设备及其使用方法,介绍同室病友以及病区的环境和设置。以热情的态度、亲切的语言接待患者,并做好患者的入院指导,使患者尽快地适应医院环境,给患者留下良好的印象。

3.测量生命体征

测量患者的体温、脉搏、呼吸、血压,对能站立的患者测量体重,必要时测量身高,并将测量结果按要求记录于体温单上。

4.通知医生,协助体检

通知医生诊察患者,必要时协助体检,并按医嘱进行各项治疗和护理。

5.填写住院病历和有关护理表格

(1)用蓝笔逐页填写住院病历眉栏及有关表格。

(2)用红笔在体温单40～42 ℃的相应时间栏内纵行填写入院时间。

(3)填写入院登记本、诊断卡(插在患者住院一览表上)、床尾卡(置于床尾牌夹内)。

(4)排列住院病历的顺序。

6.进行入院护理评估

评估患者入院时的健康状况,了解其基本情况和身心需要,填写患者入院护理评估单,确定护理诊断,拟订初步护理计划。尤其是患者的安全评估应加以重视,如患者意识、年龄及自主活动能力等。

7.做好膳食准备

根据医嘱确定饮食的种类,在不违反饮食原则的情况下,尽量准备可口的食物,通知营养室准备膳食。

8.实施健康教育

根据患者的病情、心理变化,以及医院的规章制度,如生活制度、探视制度、卫生制度等对患者进行健康教育,以帮助患者及其家属尽快熟悉住院环境,遵守住院制度,配合治疗及护理。指导患者留取常规标本(如粪、尿、痰),使患者明确留取标本的意义、方法、时间及注意事项等。

(二)急诊、危重患者的护理

病区接收的急诊、危重患者多从急诊室直接送入或由急诊室经手术室手术后转入,护士接到通知后应立即做好以下工作。

1.准备床单位

危重患者应置于抢救室或危重病室,床上加铺橡胶中单和中单,对急诊手术后的患者,应备好麻醉床。

2.备好急救药品和物品

如氧气、输液器具、吸引器、急救车等,并通知医生做好抢救准备。

3.观察病情,协助抢救

患者入病室后,应密切观察病情变化,积极配合医生进行抢救,做好护理记录。

4.防止意外事故发生

尤其是老年人、婴幼儿、意识不清或躁动不安的患者,需安置床挡加以保护,以防发生坠床等意外事故。

5.酌情暂留陪护人员

如昏迷患者、精神障碍者或婴幼儿,须暂留陪送人员,以便询问病史等有关情况,协助医生尽快作出诊断。

第二节　卧位的安置

一、卧位的性质

（一）主动卧位

患者身体活动自如,体位可随意改变,称主动卧位。

（二）被动卧位

患者自身无改变卧位的能力,躺在被安置的卧位,称被动卧位,如极度衰弱或意识丧失者。

（三）被迫卧位

患者意识存在,也有变换卧位的能力,由于疾病的影响被迫采取的卧位,称被迫卧位,如支气管哮喘发作时,由于呼吸极度困难而采取端坐位。

二、常用卧位

（一）仰卧位

1.去枕仰卧位

（1）适用范围:适用于昏迷或全身麻醉未清醒的患者,可防止呕吐物流入气管而引起窒息或肺部并发症。用于椎管内麻醉脊髓腔穿刺后的患者,以预防脑压减低而引起的头痛。

（2）方法:去枕仰卧,昏迷或全身麻醉未清醒的患者头部应转向一侧,两臂放于身体两侧,将枕头横置于床头(图3-1)。

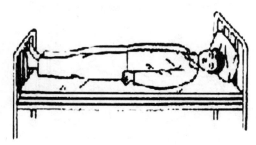

图 3-1　去枕仰卧位

2.屈膝仰卧位

（1）适用范围:适用于腹部检查或做导尿术等。

（2）方法:如图3-2所示。

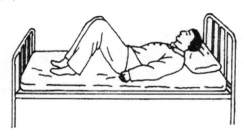

图 3-2　屈膝仰卧位

3.中凹卧位

(1)适用范围:适用于休克患者。抬高头胸部,有利于呼吸;抬高下肢,有利于静脉回流,增加心输出量。

(2)方法:抬高患者头胸部约20°,抬高下肢约30°(图3-3)。

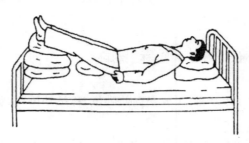

图3-3 中凹卧位

(二)侧卧位

1.适用范围

(1)灌肠、肛门检查、臀部肌内注射。

(2)配合胃镜检查。

(3)侧卧位与平卧位交替,预防压疮发生。

2.方法

患者侧卧,两臂屈肘,一手放于胸前,另一手放于枕旁,下腿稍伸直,上腿弯曲(臀部肌内注射时,应下腿弯曲,上腿伸直,使臀部肌肉放松),必要时两膝之间、后背和胸腹前放置软枕(图3-4)。

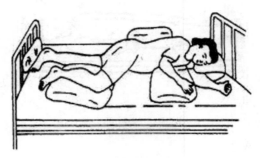

图3-4 侧卧位

(三)半坐卧位

1.适用范围

(1)心肺疾患所引起呼吸困难的患者,采取半坐卧位,由于重力作用膈肌下降,胸腔容积扩大,同时腹内脏器对心、肺的压力减轻,使呼吸困难得到改善;急性左心衰竭患者采取半坐卧位,可使部分血液滞留在下肢和盆腔脏器内而使静脉回流减少,从而减轻肺部瘀血和心脏负担。

(2)腹腔、盆腔手术后或有炎症的患者,采取半坐卧位,可使腹腔渗出物流入盆腔,使感染局限化,减轻中毒反应,同时又可防止感染向上蔓延而引起膈下脓肿。

（3）腹部手术后患者，采取半坐卧位，可减轻腹部切口缝合处的张力，避免疼痛，有利于切口愈合。

（4）某些面部及颈部手术后的患者，采取半坐卧位可减少局部出血。

（5）恢复期体质虚弱的患者采取半坐卧位，有利于向站立位过渡。

2.方法

摇床：先摇起床头支架成30°～50°，再摇起膝下支架，放平时，先摇平膝下支架，再摇平床头支架（图3-5）。

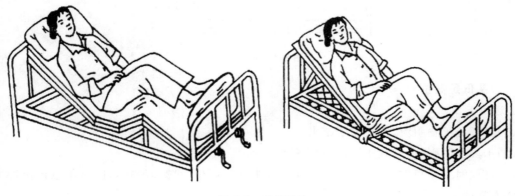

图 3-5　半坐卧位

（四）端坐位

1.适用范围

急性肺水肿、心包积液及支气管哮喘发作时，由于极度呼吸困难，患者被迫端坐。

2.方法

患者坐在床上身体稍前倾，床上放一小桌，桌上放软枕，患者可伏桌休息。并将床头摇高，使患者背部也能向后依靠（图3-6）。

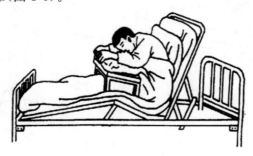

图 3-6　端坐位

（五）俯卧位

1.适用范围

（1）腰、背部手术或检查，胰胆管造影检查等。

（2）腰、背、臀部有伤口，不能平卧或侧卧的患者。

（3）俯卧时腹腔容积相对增大，可用于缓解胃肠胀气所致的腹痛。

2.方法

患者俯卧,两臂屈曲放于头部两侧,两腿伸直,在胸下和髋部及踝部各放一软枕,头转向一侧,使患者舒适,又不影响呼吸(图 3-7)。

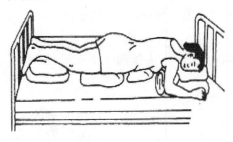

图 3-7　俯卧位

(六)头低足高位

1.适用范围

(1)肺部分泌物引流,使痰易于咳出。

(2)十二指肠引流,有利于胆汁引流。

(3)妊娠时胎膜早破,防止脐带脱垂(采取头低足高位,可减轻腹压,降低羊水流出冲力,避免并发症的发生)。

(4)跟骨牵引或胫骨牵引时,利用人体重力做反牵引力,防止下滑。

2.方法

患者仰卧,枕头横立于床头,以防碰伤头部,床尾用木墩或其他支托物垫高 15～30 cm(图3-8)。

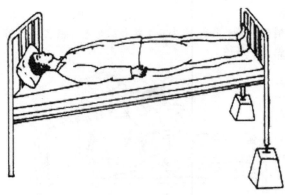

图 3-8　头低足高位

(七)头高足低位

1.适用范围

(1)颈椎骨折进行颅骨牵引时做反牵引力。

(2)预防脑水肿,减轻颅内压。

(3)开颅手术后,也常取此卧位。

2.方法

患者仰卧,床头用木墩图或其他支托物垫高 15～30 cm,视病情而定,枕头横立于床尾,以防足部触及床挡(图 3-9)。

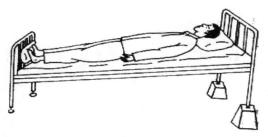

图 3-9　头高足低位

(八)膝胸位

1.适用范围

(1)用于肛门、直肠、乙状结肠的检查及治疗。

(2)用于矫正子宫后倾及胎位不正,如臀先露。

2.方法

患者跪卧,两小腿放床上,稍分开,大腿和床面垂直,胸贴床面,腹部悬空,臀部抬起,头转向一侧,两臂屈肘,放于头的两侧(图 3-10)。

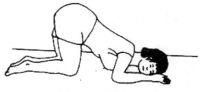

图 3-10　膝胸位

(九)截石位

1.适用范围

会阴、肛门部位的检查、治疗或手术,如膀胱镜、妇科检查和产妇分娩等。

2.方法

患者仰卧于检查台上,两腿分开,放于支腿架上,臀部齐床边,两手放在胸部或身体两侧(图 3-11)。应注意保暖和遮挡。

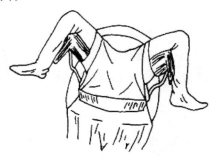

图 3-11　截石位

实训项目

一、入院病历的排列和填写

（一）目的

(1)熟悉入院病历排列顺序。

(2)了解表格填写的项目。

(3)学会及填写排列入院病历顺序。

（二）病历排列次序

1.住院期间病案排列次序

体温单(按页数次序倒排)→长期医嘱单(按页数次序倒排)→临时医嘱单(按页数次序倒排)→住院病案或入院记录→病程记录(手术、分娩记录单及特殊治疗记录单)、各项检查报告单、护理病历、住院病历首页、门诊病历。

2.转科后病案排列次序

(1)转入记录、转入病程记录排于入院记录或住院病案之前。出院记录排于转出记录之后。

(2)其他各项按住院期间病案排列次序规定排列。

（三）填写方法

(1)用蓝笔逐页填写住院病历眉栏及有关表格。

(2)用红笔在体温单40～42 ℃的相应时间栏内纵行填写入院时间。

(3)填写入院登记本、诊断卡(插在患者住院一览表上)、床尾卡(置于床尾牌夹内)。

二、运送患者的方法

（一）轮椅运送法

1.目的

(1)护送不能行走但能坐起的患者入院、出院、检查、治疗或室外活动。

(2)帮助患者活动,促进血液循环和体力恢复。

2.评估

(1)患者的体重、意识状态、病情与躯体活动能力。

(2)患者损伤的部位和合作程度。

(3)轮椅各部件的性能是否完好。

3.计划

(1)用物准备:轮椅,根据季节备毛毯、别针、软枕。

(2)环境准备:移开障碍物,保证环境宽敞。

(3)患者准备:患者了解轮椅运送的方法和目的,能够主动配合操作。

(4)护士准备:人数及用物。

4.实施

(1)操作步骤流程:检查轮椅性能,推至床旁→向患者解释→轮椅椅背与床尾平齐,面向床头→翻起脚踏板,闸制动→铺毛毯(视需要而定)→扶患者下床→护士一手固定轮椅,另一手扶患者上轮椅→患者坐好→翻下脚踏板,脚置于其上→毛毯上端向外折,围住颈部,固定→两袖筒固定→包好下肢、脚→整理床单元→患者无不适,松闸→推至目的地。

下车时将轮椅推至床尾,闸制动,翻起脚踏板→协助患者站立,坐上床缘→取舒适体位→整理床单元→轮椅归位。

(2)注意事项:①使用前,检查轮椅性能,保持其完好。②嘱患者头和肩向后靠,并抓紧扶手;推轮椅时,速度要慢,随时观察患者的反应。

5.评价

(1)患者感觉舒适、安全。

(2)操作时动作轻稳、节力、协调。

(3)患者及其家属理解操作的目的并配合。

(二)平车运送法

1.目的

运送不能起床的患者入院,做各种特殊检查、治疗、手术或转运。

2.评估

(1)患者的体重、病情与躯体活动能力。如病情许可,能在床上配合动作者,可用挪动法;儿科患者或体重较轻者,可用单人搬运法;不能自行活动或体重较重者,可用两人或三人搬运法;病情危重或颈腰椎骨折等患者,采用四人搬运法。

(2)患者的病损部位与合作程度。

(3)平车性能是否良好。

3.计划

(1)用物准备:平车及车上用物。

(2)环境准备:宽敞,便于操作。

(3)患者准备:了解搬运步骤及配合方法。

(4)护士准备:人数及用物。

4.实施

(1)操作流程:平车推置床旁→向患者解释、说明→具体操作→

1)挪动法:移桌、椅,松盖被→平车与床平行→患者依次挪动上身、臀部、下肢→协助躺好,盖好被→整理床单位(下车时先挪动下肢,再移动上半身)。

2)一人搬运法:移椅至对侧→平车推置床尾,车头端与床尾成钝角→松盖被,穿衣服→将患者移至近床边→护士一手自患者腋下伸至对侧肩部,另一手伸入大腿下→患者双臂搂住护士脖子→抱起放置平车上→盖好被→整理床单位(图3-12)。

3)两人搬运法:移椅至对侧→平车推置床尾,车头端与床尾成钝角→松盖被,穿衣服→护士两人站同侧,患者上肢交叉于胸前→将患者移至床边→护士甲托患者颈肩部、腰部,乙托患者臀、腘窝→同时抬起→患者身体倾斜向护士→两人同时移步将患者移至车上→盖好被→整理床单位(图3-13)。

4)三人搬运法:移椅至对侧→平车推置床尾,车头端与床尾成钝角→松盖被,穿衣服→将患者移至近床边→护士三人站同侧→护士甲托患者头、肩胛部,乙托患者背、臀部,丙托患者腘窝、腿部→同时抬起→患者身体倾斜向护士放于平车上→盖好被→整理床单位(图3-14)。

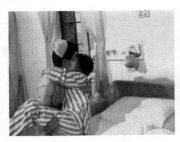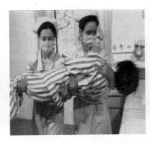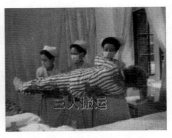

图 3-12　一人搬运患者　　　图 3-13　二人搬运患者　　　图 3-14　三人搬运患者

5)四人搬运法:移桌、椅→松盖被,穿衣服→患者腰、臀下铺中单→平车与床平行→将患者移至近床边→患者上肢交叉于胸前→护士甲在床头,托患者头、颈肩部;乙在床尾,托患者两腿;丙、丁在平车与床对侧,紧握中单四角→同时抬起患者放于平车上→盖好被→整理床单位。

(2)注意事项:①搬运时注意保持平衡与稳定。②推车时,护士站在患者头侧,便于观察病情。③平车上下坡时,患者头部应在高处一端;有大小轮时,头在大轮侧较平稳,小轮灵活便于转弯;车速适宜,保证安全、舒适;搬运骨折患者时车上垫木板,固定骨折部位;有输液、引流者保持通畅;进出门时不能用车撞门。

5.评价

(1)搬运是否轻、稳、准确、协调、节力,患者是否安全、舒适。

(2)搬运过程有无病情变化,是否造成损伤等并发症。

(3)患者的持续治疗是否受到影响。

三、协助患者更换卧位法

(一)一般患者更换卧位法

1.目的

(1)协助不能起床的患者更换卧位,使患者舒适。

(2)预防并发症,如压疮、坠积性肺炎等。

(3)适应治疗和护理的需要。

2.评估

(1)患者的心理状况,配合翻身的情况。

(2)患者的病情、治疗的需要、体重、肢体活动情况,有无创伤、手术、骨折固定、牵引、留置引流管等。

3.计划

(1)用物准备:根据卧位准备枕头等。

(2)患者准备:理解所取卧位的目的并配合。

(3)护士准备:根据患者病情确定护士人数和配合方法。

4.实施

(1)操作步骤。

1)协助患者翻身侧卧法:①一人协助法:助患者仰卧→患者双手放于腹部→双腿屈膝→将患者移向床边(护士同侧)→护士另一手扶肩、另一手扶膝→轻推患者翻向对侧侧卧→整理患者衣服→在背部、膝下垫软枕→整理床铺(图3-15)。②二人协助法：助患者仰卧→患者双手放于腹部→双腿屈膝→护士两人站在病床同一侧→一护士双手托住患者肩、背部，另一护士托住患者腰、臀部→同时抬起患者移向自己→患者翻向对侧侧卧→整理患者衣服→在背部、膝下垫软枕→整理床铺(图3-16)。

2)协助患者移向床头法：①一人协助法：放平床头支架(根据病情)→枕头横立床头→患者仰卧屈膝→护士一手臂伸入患者肩下→另一手臂托住患者臀部→患者双手握住床头栏杆，双脚蹬床面→护士助力使患者上移→放回枕头→支起床头支架→整理床铺(图3-17)。②二人协助法：放平床头支架(根据病情)→枕头横立床头→患者仰卧屈膝→两护士分别站在床的两侧，分别托住患者一侧肩、臀部→同时抬起患者移向床头→放回枕头→支起床头支架→整理床铺。

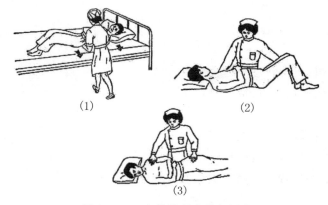

(1)　　　　　(2)

(3)

图 3-15　一人扶助患者翻身侧卧

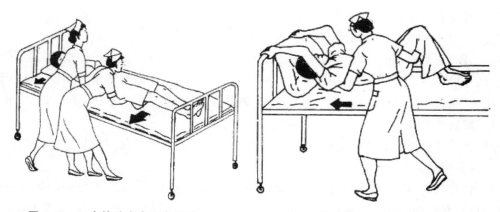

图 3-16　二人扶助患者翻身侧卧　　　　图 3-17　一人协助移向床头法

(2)注意事项。

1)翻身时不可拖拉，两人操作时注意协调配合，注意节力。

2)根据患者病情和皮肤受压情况，确定翻身的间隔时间。

3)有管道时注意安置，保持通畅。

4)为手术患者翻身时，先检查敷料是否脱落或有无分泌物，如分泌物浸湿敷料应先更换后再翻身；颅脑手术后，头部翻动过剧可引起脑移位形成脑疝，压迫脑干而致突然死亡，因此头部只能卧于健侧或平卧;颈椎和颅骨牵引的患者翻身时不可放松牵引;石膏固定或伤口较大的患者翻身后注意将该伤处放于适当位置,防止受压。

5)翻身时注意保护患者安全。

5.评价

(1)患者舒适、安全,皮肤受压情况得到改善。

(2)操作轻稳、节力、安全,无并发症的发生。

（二）轴线翻身法

1.目的

(1)协助颅骨牵引、脊椎损伤、脊椎手术、髋关节术后的患者在床上翻身。

(2)预防脊椎再损伤及关节脱位。

(3)预防压疮,增加患者舒适感。

2.评估

(1)了解患者病情、意识状态及配合能力。

(2)观察患者损伤部位、伤口情况和管路情况。

3.计划

(1)用物准备:根据卧位准备枕头等。

(2)患者准备:理解所取卧位的目的并配合。

(3)护士准备:根据患者病情确定护士人数和配合方法。

4.实施

(1)操作步骤。

1)核对患者,帮助患者移去枕头,松开被尾。

2)三位操作者站于患者同侧,将患者平移至操作者同侧床旁。

3)患者有颈椎损伤时,一操作者固定患者头部,沿纵轴向上略加牵引,使头、颈随躯干一起缓慢移动,第二操作者将双手分别置于患者肩部、腰部,第三操作者将双手分别置于患者腰部、臀部,使头、颈、肩、腰、髋保持在同一水平线上,翻转至侧卧位。患者无颈椎损伤时,可由两位操作者完成轴线翻身。

4)将一软枕放于患者背部支持身体,另一软枕放于两膝之间并使双膝呈自然弯曲状。

(2)注意事项。

1)翻转患者时,应注意保持脊椎平直,以维持脊柱的正确生理弯度,避免由于躯干扭曲,加重脊柱骨折、脊髓损伤和关节脱位。翻身角度不可超过60°,避免由于脊柱负重增大而引起关节突骨折。

2)患者有颈椎损伤时,勿扭曲或者旋转患者的头部,以免加重神经损伤引起呼吸机麻痹而死亡。

3)翻身时注意为患者保暖并防止坠床。

4)准确记录翻身时间。

5.评价

(1)患者安全,舒适、无损伤等并发症,持续性治疗不受影响。

(2)护患沟通有效,达到预期效果。

(3)护士运用人体力学原理,节力、安全,配合协调。

四、保护具的应用

保护具是用来限制患者身体或机体某部位的活动,以达到维护患者安全与治疗效果的各种器具。

(一)目的

为了防止小儿、高热、谵妄、昏迷、躁动及危重患者因虚弱、意识不清或其他原因而发生坠床、撞伤、抓伤等意外,确保患者安全。

(二)评估

(1)患者的病情、年龄、意识状态、肢体活动情况,是否存在意外损伤的可能。

(2)患者及其家属对保护具使用的目的及方法的了解程度、配合程度。

(3)需用保护具的种类及时间。

(三)计划

(1)用物准备:根据需要选择床挡、约束带、棉垫、支被架、纸、笔等。

(2)环境准备:环境安静、舒适、安全。

(3)患者准备:患者或家属对使用保护具理解并配合使用。

(4)护士准备:洗手,准备用物。

(四)实施

1.操作步骤

(1)床挡:主要预防患者坠床,按需要安装。

(2)约束带:是一种保护患者安全的装置,用于躁动患者有自伤或坠床的危险,或治疗需要固定身体某一部位时,限制其身体及肢体的活动。

1)宽绷带约束(固定手腕,踝部):用棉垫包裹手腕或踝部→宽绷带打成双套结→将双套结套于手腕或踝部棉垫外→稍拉紧(以不脱出,不影响血液循环为宜)→带子系于床缘上(图 3-18、图 3-19)。

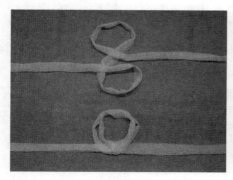
图 3-18 双套结

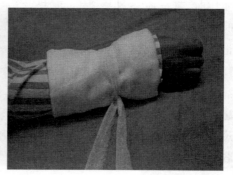
图 3-19 宽绷带约束

2)肩部约束带(固定肩部,限制患者坐起):将肩部约束带袖筒套在患者两肩上→腋下衬棉垫→两细带在胸前打结→两头带系于床头(必要时枕头横立于床头)(图 3-20、图 3-21)。

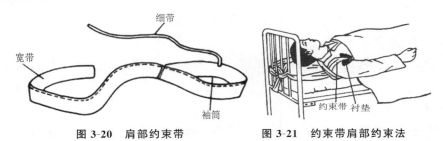

图 3-20　肩部约束带　　　　　图 3-21　约束带肩部约束法

3)膝部约束带(固定膝部,限制患者下肢活动):患者两膝衬棉垫→膝部约束带横放于两膝上→宽带下两头带各固定一侧膝关节→宽带两端系于床缘上(图 3-22)。

(3)支被架:用于肢体瘫痪患者,以防盖被压迫肢体,也可用于烧伤患者暴露疗法时保暖(图 3-23)。

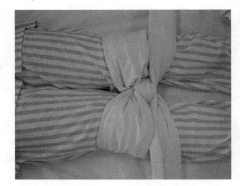

图 3-22　约束带膝部约束法

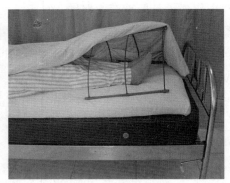

图 3-23　支被架

2.注意事项

(1)严格掌握应用适应证,注意维护患者自尊。

(2)保护具只能短期使用,使用时使肢体处于功能位,并协助患者翻身,保证患者舒适、安全。

(3)使用时,带下应垫衬垫,固定时松紧适宜。注意观察受约束部位的血液循环,定时松解,必要时进行局部按摩,促进血液循环。

(4)记录使用保护具的原因、时间,每次观察的结果,相应的护理措施,解除约束的时间。

(五)评价

(1)满足使用保护具患者的身体基本需要,并保证患者安全和舒适。

(2)患者无血液循环不良、皮肤破损、骨折等意外发生。

(3)患者及其家属了解使用保护具的原因和目的,能配合并接受使用。

(4)各项检查、治疗和护理能顺利进行。

第四章　饮食护理

第一节　医院饮食

一、基本饮食

医院中常用的普通饮食、软质饮食、半流质饮食、流质饮食统称为基本饮食，它是根据食物的质地改变划分的。基本饮食适合于一般患者的营养需要（表 4-1）。

表 4-1　医院基本饮食

饮食种类	适用范围	饮食原则	用法
普通饮食	消化功能正常、体温基本正常、病情较轻或疾病恢复期、不需限制饮食者	营养均衡，易消化、无刺激性的食物均可采用	每日进餐 3 次，蛋白质 70～90 g/d，总热量 9.5～11 MJ/d
软质饮食	老、幼患者，口腔疾患、手术后和消化道疾患恢复期的患者	营养均衡，软烂、易于咀嚼消化的食物，如面条、软饭、切碎煮烂的菜和肉	每日进餐 3～4 次，蛋白质 60～80 g/d，总热量 8.5～9.5 MJ/d
半流质饮食	发热、体弱、消化道疾患、口腔疾患、咀嚼不便、手术后患者	食物呈半流质状，少食多餐，无刺激性，易于咀嚼及吞咽；膳食纤维含量少；如粥、烂面条、馄饨、鸡蛋羹、肉沫、豆腐等	进餐 5～6 次/日，300 mL/次；蛋白质 50～70 g/d，总热量 6.5～8.5 MJ/d
流质饮食	急性消化道疾患、口腔疾患、咀嚼及吞咽困难、高热、各种大手术后及其他重症或全身衰竭等患者	食物呈流体，如乳类、豆浆、米汤、稀藕粉、肉汁、菜汁、果汁等。因含热能和营养素不足，故只能短期使用	每日进餐 6～7 次，2～3 h/次，200～300 mL/次，蛋白质 40～50 g/d，总热量 3.5～5.0 MJ/d

二、治疗饮食

治疗饮食是在基本饮食的基础上，根据病情的需要，适当调整总热量和某些营养素，以适应病情需要，从而达到辅助治疗目的的一类饮食。它属成分改变的饮食（表 4-2）。

表 4-2　治疗饮食

饮食种类	适用范围	饮食原则及用法
高热能饮食	热能消耗较高的患者，如甲状腺功能亢进、大面积烧伤、结核病、胆道疾患、体重不足及产妇等	在基本饮食的基础上加餐 2 次，可进食牛奶、豆浆、鸡蛋、蛋糕、巧克力及甜食等。总热能约为 12.5 MJ/d

饮食种类	适用范围	饮食原则及用法
高蛋白饮食	高代谢性疾病,如结核、恶性肿瘤、甲状腺功能亢进、营养不良、贫血、大面积烧伤、肾病综合征、低蛋白血症、孕妇、乳母等	在基本饮食的基础上增加富含蛋白质的食物,如肉类、鱼类、蛋类、乳类、豆类等。蛋白质供给量为 1.5～2 g/(kg·d),每日总量不超过 120 g,总热量为 10.5～12.5 MJ/d
低蛋白饮食	限制蛋白质摄入者,如急性肾炎、尿毒症、肝性昏迷等患者	成人饮食中的蛋白质不超过 40 g/d,视病情可酌情减少至 20～30 g/d;肾功能不全的患者应摄入动物性蛋白,忌用豆制品;而肝性昏迷的患者应以植物性蛋白为主
低脂肪饮食	肝、胆、胰疾病,高脂血症,动脉硬化,冠心病,肥胖症及腹泻等患者	食物清淡、少油,禁食肥肉、蛋黄、动物脑。高脂血症及动脉硬化患者不必限制植物油(椰子油除外)。成人脂肪量＜50 g/d,肝胆胰疾病患者＜40 g/d,尤其限制动物脂肪的摄入
低胆固醇饮食	高胆固醇血症、高脂血症、动脉硬化、冠心病、高血压等患者	胆固醇的摄入量＜300 mg/d,禁用或少用含胆固醇高的食物,如动物内脏和脑、鱼籽、蛋黄、肥肉及动物油等
低盐饮食	心脏病、急慢性肾炎、肝硬化腹水、重度高血压但水肿较轻的患者	成人进食盐＜2 g/d(含钠 0.8 g)或酱油＜10 mL/d,但不包括食物内自然存在的氯化钠。禁食腌制品,如咸菜、皮蛋、火腿、香肠、咸肉、虾米等
无盐低钠饮食	同低盐饮食,但水肿较重者	无盐饮食,除食物内自然含钠量外,烹调时不放食盐。低钠饮食,除无盐外,还需控制摄入食物中自然存在的含钠量(＜0.5 g/d)。两者均禁用腌制食物。对需无盐及低钠饮食者,还应禁用含钠多的食物和药物,如含碱食品(油条、挂面、苏打饼干等)、汽水和碳酸氢钠药物等,严格控制食用高钠调味品(如味精、酱油等)
高纤维素饮食	便秘、肥胖、高脂血症、糖尿病等患者	选择含纤维素多的食物,如韭菜、芹菜、竹笋、菠菜、香蕉、粗粮等,成人食物纤维量 >30g/d
少渣饮食	伤寒、痢疾、肛门疾病、腹泻、肠炎,食管胃底静脉曲张、咽喉部及消化道手术后的患者等	少食用含纤维素多的食物,如粗粮、竹笋、韭菜、芹菜等;不用刺激性强的调味品和坚硬的食物;肠道疾患的患者少用油

此外,临床上根据患者治疗的需要,还设有其他特殊的治疗饮食,如糖尿病饮食、溃疡病饮食、低嘌呤饮食等。

三、试验饮食

试验饮食是在特定的时间内,通过对饮食内容的调整,协助疾病诊断和提高实验室检查结果正确性的一种饮食,又称诊断饮食(表 4-3)。

表 4-3 试验饮食

饮食种类	适用范围	食用方法及注意事项
潜血试验饮食	用于大便潜血试验的准备,以协助诊断有无消化道出血	①试验前3天禁食肉类、肝脏、血类食品、含铁剂药物及大量绿色蔬菜等,以免产生假阳性结果。可食牛奶,豆制品、白菜、冬瓜、土豆、白萝卜、菜花、山药等非绿色蔬菜及米饭、面条、馒头等。②第4天开始留取粪便做潜血检查
胆囊造影饮食	用于需要行造影检查有无胆囊、胆管、肝胆管疾病的患者	①检查前一日中午进食高脂肪饮食,以刺激胆囊收缩和排空,有助于显影剂进入胆囊。晚餐进无脂肪、低蛋白、高碳水化合物饮食,晚餐后口服造影剂,禁食、禁水、禁烟至次日上午。②检查当日早晨禁食,第一次摄X线片后,如胆囊显影良好,可进食高脂肪餐(如油煎荷包蛋2只或奶油巧克力40～50 g,脂肪量为25～50 g),服后30～60 min,第二次摄X线片观察胆囊收缩情况
肌酐试验饮食	用于协助检查、测定肾小球的滤过功能	①试验期为3天。前2天为预备期,第3天开始为试验期。②试验期间禁食肉类、禽类、鱼类,忌饮茶和咖啡,全日主食在300 g以内,蛋白质供给量<40 g/d,以排除外源性肌酐的影响。蔬菜、水果、植物油不限,热量不足可添加藕粉和含糖的点心等。③第3天测尿肌酐清除率及血浆肌酐含量
尿浓缩功能试验饮食(也称干食)	用于做尿浓缩功能试验的患者	试验期为1天。控制全天饮食中水分总量在500～600 mL,可进食含水少的食物,如米饭、馒头、面包、炒鸡蛋、土豆等,烹调时尽量不加水或少加水;避免食用过甜或过咸的食物;蛋白质供给量为1 g/(kg·d);禁饮水及食用含水量高的食物,如汤类、粥、水果、白菜、冬瓜等
甲状腺[131]I试验饮食	用于协助检查患者的甲状腺功能,明确诊断	①试验期为2周,在试验期间禁食含碘食物,如海产品(海带、紫菜、海蜇、海参、虾、鱼等),含碘食盐等,禁用含碘消毒剂做局部消毒。②2周后做甲状腺[131]I功能测定

第二节 患者一般饮食护理

对患者进行科学合理的饮食护理,是满足患者最基本的生理需要的重要护理措施之一,是实施整体护理的重要环节。护士应在全面评估患者营养与饮食状况的基础上,确定存在的健康问题,制订护理计划、并采取相应的护理措施,帮助维持或恢复患者良好的营养状态,以促进患者早日康复。

一、评估

(一)影响营养与饮食因素的评估

1.生理因素

(1)年龄:年龄不同,对食物的选择和需求不同,饮食自理能力也不同。如处在生长发育期的儿童、青少年所需热能及营养素量明显增多,而老年人由于新陈代谢减慢,其热能及营养素的需要量却逐渐减少。婴幼儿及老年人的饮食自理能力也较一般人低。另外,年龄还可影响对食物质地的选择,在进行饮食调配时应加以注意,如老年人咀嚼及消化功能减退,应供给一些质地柔软、易于消化的食物。

(2)身高和体重:一般情况下,体格高大强壮的人所需的热能及营养素量较高。

(3)活动量:人的活动量不同,对营养的需求也不同。一般活动量大的人所需的热能及营养素高于活动量小的人。

(4)特殊生理状况:如女性在妊娠期和哺乳期对营养素的需求量明显增加,并有饮食习惯的改变。

2.病理因素

(1)疾病影响:如疼痛可使患者食欲减退;消化系统疾病可影响食物的摄入、消化与吸收;危重患者可因饮食能力下降而导致摄食困难;某些高代谢性疾病,如发热等,由于代谢增加,所需的营养也高于日常所需;有些疾病还可引起机体营养素的大量流失,如蛋白尿、积液的引流、出血等可流失大量的蛋白质、体液、电解质及血液成分等造成机体营养不良,抵抗力下降。

(2)食物过敏和不耐受:某些患者对某种特定的食物会发生过敏反应或不耐受,如对虾、蟹等海产品过敏,可引起腹泻、哮喘、荨麻疹等;由于体内乳糖酶缺乏,机体对乳制品不耐受而致腹泻等不良反应。

3.心理社会文化因素

(1)精神因素:愉快的情绪、优美的环境对人的食欲和营养素的消化吸收格外重要。不良情绪如焦虑、恐惧、忧郁等将引起交感神经兴奋,抑制胃肠蠕动和消化液的分泌,使人食欲下降,甚至厌食。光线充足、温度适宜、空气清新、环境整洁、餐具餐桌卫生等进食环境,以及食物的色、香、味、形等美观可口,都将促进人的食欲,利于人体对食物营养素的消化和吸收。

(2)饮食习惯:人的饮食嗜好多受地域环境、家庭经济、文化背景、民族、宗教等影响。任何饮食习惯的改变或食物选择不当,都易使人不适应,从而影响食欲和食物的消化和吸收,导致营养失衡,影响健康而产生疾病。

(3)营养知识:具备一定的营养知识,有助于人们正确获取平衡饮食和营养。不同的个人饮食体验、社会或家庭的饮食传统等都可影响人们对食物的选择和摄入。

4.药物与饮酒

(1)药物:药物对饮食的影响是多方面的。有的药物可增加食欲和胃纳,如盐酸塞庚啶等;有的药物可降低食欲,如非肠溶性红霉素等;有的药物则可影响营养素的吸收,如苯妥英钠可干扰维生素 D 的吸收和代谢;某些药物还可引起恶心、呕吐等不良反应。

(2)饮酒:少量饮酒可活血通脉、助药力、增进食欲、消除疲劳,使人轻快,有助于吸收和利用营养素。若长期大量饮酒则可导致食欲减退,对营养素的摄入造成不利的影响。如长期过量饮酒能引起慢性酒精中毒,对身体有很多危害。例如,使心肌变性,增加心脏负担;降低呼吸道的防御功能;破坏肝细胞的正常结构,导致肝硬化等。

(二)患者营养和饮食状况的评估

1.营养状况

营养状况良好:表现为体重适宜,精神饱满,黏膜红润,皮肤有弹性,皮下脂肪丰满,肌肉结实,指甲毛发润泽等;营养不良:表现为体重减轻,表情淡漠,皮肤黏膜干燥、弹性降低,皮下脂肪菲薄,肌肉松弛无力,指甲无光泽,毛发干燥、稀疏等。

2.饮食状况

患者食欲变化与进餐情况,包括每日进餐次数、用餐时间、进食方式、摄入食物与液体的种类及量等;同时评估其热量及各种营养素是否能满足机体的需要,有无特殊喜好与厌恶的食物,有无食物过敏及烟酒嗜好等。

二、饮食护理

住院患者由于病因各异,病情轻重不同,其消化吸收功能有别于正常人。所以必须根据不同病情和治疗的需要给予不同的饮食,以符合病情治疗和机体康复对营养的需求,以达到患者饮食管理的目标。

(一)入院后饮食管理

1.饮食标记

患者入院后,由医生据病情开出饮食医嘱,确定饮食种类,护士按医嘱填写入院饮食通知单,送交营养室(如患者有特殊饮食习惯或食物禁忌者应注明)。同时将饮食种类填写在患者床头(尾)卡上,便于饮食分发。

2.更改饮食

因病情需要更改患者饮食,或因手术要求禁食者,由医生开出医嘱,护士按医嘱填写"饮食更改通知单"或"饮食停止通知单",送交营养室,由营养室及时变更处理。

3.治疗饮食

应用治疗饮食的患者,原则上不得食用自备食物。

4.健康教育

护士应根据患者入院确定的饮食种类,对患者进行健康教育,说明进食此类饮食的意义,介绍医院饮食管理方法与要求,以取得患者的配合,保证饮食计划顺利执行。

(二)进食前的护理

1.提供整洁、愉悦的进食环境

(1)进食前半小时通知患者,作必要的准备,开窗通风,移去便器;收拾床旁桌椅及床上不需要的物品。

(2)如同病室有危重患者应以屏风遮挡;病情允许可安排在餐厅进餐,因集体进餐病友间可相互交流,使患者在和谐的环境中愉快进食,提高食欲。

(3)进食前暂停非紧急治疗、检查和护理操作。

2.维持患者身心良好状态

(1)对焦虑、忧郁的患者给予心理疏导,去除不良情绪的影响;疼痛者于进食前半小时遵医嘱给止痛剂;高热者适时降温等。

(2)督促并协助患者洗手、漱口,病情严重者给予口腔护理,以促进食欲。

(3)协助患者采取舒适的进食体位,如不能下床者,协助取坐位或半坐位,放好床上小桌;或协助卧床患者取侧卧位或仰卧位(头偏向一侧),并给予适当支托等。

(4)经患者同意,将餐巾纸(或代用品)围于患者胸前,以保持衣服与被单清洁,嘱患者做好进餐准备。

3.检查自备食物

对家属或访客带来的食物,护士应检查是否适合患者食用。

(三)进食时的护理

1.正确分发

护士应掌握当日当餐的特殊饮食要求,督促并协助配餐员及时将热饭菜正确无误地分送给每一位患者。

2.观察检查

观察患者进餐情况,检查治疗饮食、试验饮食的实施情况,鼓励患者进食。

3.给予帮助

根据病情,采取相应的护理方法

(1)对能自行进食但需协助的患者,护士应将食物、餐具等放在患者易取放的位置,给予必要的帮助,协助进食。

(2)对不能自行进食的患者,护士应给予(或指导家属)喂食,并应根据患者的进食习惯、进食次序与方法等耐心喂食,每次喂食适量(食物约汤匙 1/3 满)、速度适中、温度适宜,以便咀嚼和吞咽。饭和菜、固体和液体食物应轮流喂食。

(3)对双目失明或双眼被遮盖的患者,除遵守上述喂食要求外,还应在喂食前告之食物名称以增加兴趣,促进消化液分泌。如患者要求自己进食,可设置时钟平面图放置食物,告知方法及食物名称,以利于顺序摄取。如 6 点处放饭,12 点处放汤,9 点处和 3 点处放菜等(图 4-1)。

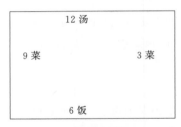

图 4-1　饭菜放置位置示意图

4.健康教育

护士应创造轻松愉快的进餐环境,在协助患者进餐的同时,选择适当的时机,有目的地向患者进行有关营养与饮食知识的健康宣教。帮助患者纠正不良饮食习惯及违反医疗原则的饮食行为,让患者理解并自觉遵从饮食医嘱。

(四)进食后的护理

(1)及时撤去餐具,督促协助患者洗手、漱口或做口腔护理,整理床单位。

(2)根据需要,做好护理记录,如进食种类、量、患者进食时和进食后的反应等。

(3)对暂禁食或延迟进食的患者做好交接班。

(4)经常征求患者对医院饮食管理的意见,并及时反馈给相关部门,以便改进工作。最大程度地满足患者住院期间的饮食要求。

第三节　患者特殊饮食护理

一、管饲法

管饲法是通过导管将营养丰富的流质饮食或营养液、水分和药物注入胃肠道内的方法。根据导管插入的途径可分为：①口胃管，导管由口腔插入胃内。②鼻胃管，导管经鼻腔插入胃内。③鼻肠管，导管由鼻腔插入小肠。④胃造瘘管，导管经胃造瘘口插入胃内。⑤空肠造瘘管，导管经空肠造瘘口插至空肠内。本节主要以鼻胃管为例，讲解管饲饮食的方法，也称为鼻饲法。

操作见实训鼻饲法。

二、完全胃肠外营养

当患者完全不能从胃肠道进食而由静脉途径获得每日所需的全部营养物质称为完全胃肠外营养，简称 TPN，或称全静脉营养。其方法是：从中心静脉或周围静脉以浓缩的形式输入患者所需的热量及营养素。

完全胃肠外营养普遍应用于临床，其基本适应证是胃肠道功能障碍或衰竭的患者。凡是营养不良或潜在的营养不良且胃肠道无功能的患者都可接受完全胃肠外营养的支持治疗。

（一）适用范围

（1）肠梗阻、消化道大手术等患者的术前营养支持。

（2）肠道的广泛炎症性疾病。

（3）大面积烧伤、肿瘤患者，接受放疗、化疗胃肠道反应严重的患者。

（4）肝、肾功能衰竭晚期的患者，保证营养需要等。

（二）应用途径

常用的有周围静脉、颈内静脉、锁骨下静脉等。

（三）配置方法

全营养混合液，简称 TNA，需按严格的配制程序，尽量现配现用，如配好后暂不输注可放置于 4～10 ℃冷藏箱内，保存时间不超过 48 h。

（1）根据 TPN 医嘱准备所需药物及用物并认真检查。

（2）电解质（钾、钠、氯等）、微量元素加入氨基酸中。

（3）磷制剂、胰岛素加入葡萄糖中。

（4）用与三升袋配套的三头式充袋管先将葡萄糖液及氨基酸液注入三升袋混合后，肉眼检查确定无浑浊、沉淀，再加入脂肪乳剂，混合过程中应注意轻微震荡使其混合均匀。配制应不间断地一次完成。

（四）护理

（1）操作前向患者及其家属做好解释工作，以取得合作。

（2）严格无菌操作。

（3）做好穿刺部位的护理，观察有无渗出、感染，每天消毒穿刺点部位皮肤，及时更换敷料。

（4）控制输液速度，保持液体 24 h 内均匀滴入，有条件可使用输液泵控制。

（5）输液过程中加强病情观察，如生命体征、尿量等。同时做好相应的生活护理。

附　常用的管饲饮食

1.均浆饮食

采用天然食物经捣碎并搅拌后制成。其成分需经肠道消化后才能被人体吸收利用,且残渣量较大,故适用于肠道功能正常的患者。

2.混合奶

是由牛奶、豆浆、鸡蛋、糖、盐等物质加工混合制成。依所含各种物质的比例不同又分为普通混合奶和高蛋白混合奶。适用于脑血管疾患意识不清者、需高蛋白而不能经口进食者。

3.要素饮食

是一种化学精制的食物,含有全部人体所需且易于吸收的营养成分,由无渣小分子物质组成的水溶性营养合成剂,包括游离氨基酸、单糖、主要脂肪酸、维生素、无机盐类和微量元素等。其主要特点是不含纤维素,无须经过消化过程就可直接被肠道吸收,且营养价值高,营养全面。干制粉剂还具有携带方便,易于保存的优点。常用于临床营养治疗,可提高危重患者的能量及氨基酸等营养素的摄入,促进伤口愈合,改善营养状况,以达到辅助治疗的目的。

另外,现在临床上常用一些肠内营养混悬液,如"能全力(纤维型)""能全素(标准型)"等成品,其应用方便,可满足不同患者的需要。

实训项目
鼻饲法

1.目的

对不能由口进食者,可通过胃管供给营养丰富的流质饮食,以保证患者能摄取足够的蛋白质和热量,适用于昏迷、口腔疾患、某些手术后或肿瘤、食管狭窄、食管气管瘘、拒绝进食、早产儿和病情危重的婴幼儿等。

2.评估

(1)患者的病情、意识状态、鼻腔状况(如有无鼻中隔偏曲、鼻腔炎症、阻塞等)。

(2)对鼻饲的心理反应及合作程度。

3.计划

(1)用物准备:鼻饲包(治疗碗、压舌板、镊子、胃管、30～50 mL 的注射器、纱布、治疗巾)。治疗盘内盛液体石蜡、棉签、胶布、夹子或橡胶圈、别针、弯盘、听诊器、适量温开水、流质饮食200 mL(38～40 ℃)。

拔管时:治疗盘内备治疗碗(内有纱布)、弯盘、乙醇、松节油、棉签等。

(2)环境准备:环境整洁、安静。

(3)患者准备:取舒适的坐位或仰卧位(抬高床头)。

(4)护士准备:着装整齐,戴口罩,洗手,备齐用物。

4.实施

(1)操作步骤流程。

1)插胃管:护士携物至床旁→核对解释→取体位→颌下铺治疗巾→清洁并检查鼻腔→戴

手套→测量(图 4-2)并润滑胃管(成人为鼻尖至耳垂到剑突或前额发际到剑突的距离为 45～55 cm)→插入胃管[昏迷患者插管时去枕平卧,头后仰,当胃管插入 15 cm 时,托起患者头部,使下颌靠近胸骨柄(图 4-3)]→确定胃管入胃(方法有三:接注射器抽取胃液;将听诊器放于胃部,用注射器快速注入 10 mL 空气;将胃管末端放入水中)→固定胃管。

2)鼻饲:回抽胃液检查胃管位置→注入少量温开水(不少于 10 mL)→注入食物或药物→注入少量温开水→处理管端→整理床单位,处理用物,使患者舒适。

3)拔管:核对解释→戴手套→置弯盘→去胶布→纱布包裹胃管→指导患者深呼吸→呼气时拔管→清洁面部→漱口→患者取舒适卧位→整理床单位,整理用物。

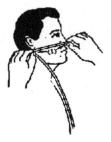

鼻尖至耳垂

图 4-2　测量胃管插入长度

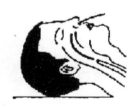 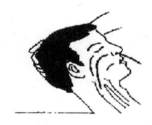

图 4-3　昏迷患者的鼻饲法

(2)注意事项。

1)插胃管前,应进行有效的护患沟通,解释鼻饲的目的及配合方法,以争取患者的理解与合作。

2)操作动作应轻稳,以防损伤鼻腔及食管黏膜。

3)鼻饲者须用药物时,应将药片研碎,溶解后再灌入。

4)每次鼻饲量不超过 200 mL,间隔时间不少于 2 h。

5)长期鼻饲者应每天进行口腔护理,每周更换胃管一次(晚间末次喂食后拔出,次日晨从另侧鼻孔插入)。

5.评价

(1)操作方法正确,动作轻稳,无黏膜损伤及其他并发症。

(2)患者获得基本热能、营养及药物。

(3)护患沟通有效,清醒患者有身心准备并配合操作。

第五章 病情观察

第一节 病情观察的概述

一、病情观察的意义

病情观察是护士在护理工作中积极启动感觉器官及辅助工具来了解患者的生理、病理变化及心理反应的知觉过程。病情观察是护理危重患者的先决条件,也是护理工作的一项重要内容,护士和患者接触最密切,容易观察到患者本身不一定感受到的许多客观的病理征兆。患者的生命体征、瞳孔、意识的变化,排泄物的异常等都能提示动态信息。因此,病情观察是护士必须掌握的一种专业技巧和能力。要掌握病情观察的技巧,必须具备必要的医学知识、丰富的护理专业理论和技能、高度的责任心和训练有素的观察能力。通过细致入微的观察,及时准确地掌握或预见病情变化,为危重患者的抢救赢得时间;为患者的诊断、治疗、护理和预防并发症提供重要依据。

二、病情观察的方式

(一)直接观察法

1.视诊

利用视觉观察患者局部和全身表现,以及患者的分泌物和排泄物色、质、量等变化的观察方法。视诊时光线要充足,避开有色光线;充分暴露受检部位;配合触、听、嗅觉及借助于辅助仪器,以提高观察的准确性。正确的视诊能清楚地观察到患者的外观、行为、意识等生理和病理的改变,如面色潮红、呼吸费力、强迫体位等。

2.听诊

利用耳或听诊器来分辨由患者身体不同部位所发出的声音及其临床意义的观察方法。听诊时要求环境安静;协助患者取适当的体位,以利听诊的进行。通过听诊可观察患者的语调、呼吸音、心音、肠鸣音、咳嗽、痰鸣音等变化。

3.触诊

利用手直接触摸或按压患者的某些部位,了解局部变化情况及其临床意义的观察方法。触诊时要求室温适宜,有遮挡设备。通过触诊可观察患者的体表温度和湿度,脉搏的频率、节律和强弱,脏器的形状和大小,肿块位置和性质等。

4.叩诊

利用手指叩击或手掌拍击患者身体某部,使之震动产生音响,以此来确定病变的性质和程度的观察方法。通过叩诊可观察及确定脏器的大小、形状、位置和密度,确定腹水及腹水量等。其环境要求同触诊。

5.嗅诊

利用嗅觉来辨别患者的各种气味,了解其临床意义的观察方法。通过嗅诊可观察患者的呼吸气味、分泌物和排泄物的特殊气味等。

6.询问

通过提出各种问题与患者交谈,了解患者的各种感受与需要,以便掌握患者的生理、心理的动态变化。

(二)间接观察法

(1)通过与患者有关人员,如亲属、朋友、同事、医务人员的交流,查阅病历、检验报告、会诊报告及其相关资料,获取有关病情的信息。

(2)借助于医疗仪器检查而获得患者有关的症状和体征。

三、病情观察的内容

(一)一般情况的观察

1.发育

通常以年龄、身高、体重、智力及第二性征之间的关系来判断发育是否正常。正常发育与遗传、营养代谢、内分泌、生活条件、体育锻炼等内外因素密切相关。

2.营养

饮食与营养在疾病治疗中占重要地位。应注意观察患者的食欲、食量、饮食习惯、进食前后反应、有无特殊嗜好或偏食等情况。营养状况可根据毛发、皮肤、皮下脂肪、肌肉的发育情况进行综合判断。体重是判断营养状况的指标之一,成人标准体重估算参考公式为:身高(cm)－105＝体重(kg)。超过标准体重10％时称为超重;超过标准体重20％以上称为肥胖;体重低于标准体重的10％时,称为消瘦。

3.面容与表情

健康人表情自然,神态安怡。疾病可使患者出现特征性的面容与表情。患者面色潮红、烦躁不安、呼吸急促、痛苦呻吟为急性病面容,见于急性感染性疾病,如大叶性肺炎和急腹症等;患者面容憔悴、肤色苍黄或灰黯、精神萎靡、消瘦无力为慢性病面容,见于恶性肿瘤、结核等慢性消耗性疾病;患者面容枯槁、肤色苍白或发绀、表情淡漠、眼窝下陷、目光无神、反应迟钝、出冷汗为病危面容,见于严重休克、大出血等危重患者。

4.体位

体位是指患者在卧位时所处的姿态,它对某些疾病的诊断具有一定的意义。体位可分为自主体位、被动体位和强迫体位3种。如极度衰竭、昏迷、瘫痪的患者常呈被动体位;胸膜炎患者采取强迫患侧卧位,以减轻胸痛。

5.步态

指患者走路时所表现的姿态。某些疾病可表现为特征性的步态改变。如小脑疾病、乙醇中毒或巴比妥中毒患者走路时躯干重心不稳,步态紊乱,呈醉酒步态。突然出现步态改变,可能是病情变化的征兆之一,如高血压患者突然出现跛行,则提示有发生脑血管意外、偏瘫的可能。

6.皮肤与黏膜

皮肤、黏膜常可反映某些全身疾病。主要应观察其颜色、弹性、温度、湿度以及有无皮疹、出血、水肿等情况。如休克患者皮肤常苍白湿冷;贫血患者皮肤、结膜苍白;肝胆疾病患者常有巩膜和皮肤黄染;脱水患者皮肤干燥且弹性减弱;严重缺氧患者口唇、面颊、趾端发绀;造血系统疾病患者常出现皮肤、黏膜的出血点、紫癜、瘀斑等现象;心性水肿多见下肢水肿;肾性水肿患者则表现为晨起眼睑、颜面水肿。

7.睡眠

睡眠是休息的一种形式。应观察睡眠的深度、时间、有无失眠及睡醒后的反应。睡眠紊乱可出现入睡困难、睡眠浅、早醒、多梦易醒、睡眠过多、梦游等异常现象。

8.排泄物及引流物

排泄物包括尿、粪、痰液、汗液等。应观察排泄物的量、颜色、次数、气味,必要时收集标本送验。引流液包括胸腔引流液、腹腔引流液、肝胆引流液、胃肠减压吸出液等,应注意观察各种引流液的量、性质以及引流管是否通畅。

9.呕吐物

呕吐是由于胃肠逆蠕动增加,使胃内容物经口腔排出体外的现象。呕吐可将胃内有害物质排出,因而是一种防御性反射,但剧烈频繁呕吐,会影响营养物质的吸收,引起水、电解质紊乱及酸碱平衡失调。患者呕吐时应注意观察发生的时间、次数、方式及呕吐物的性状、颜色、量、气味。

(二)生命体征的观察

详见本章第二节。

(三)意识状态的观察

意识是大脑功能活动的综合表现。正常人意识清楚,反应敏锐、精确,思维合理,定向力(对人物、时间、地点的判断力)正常。个体对外界环境刺激缺乏正常反应的精神状态称为意识障碍。任何原因引起大脑功能损害时,都可出现意识障碍。意识障碍据程度可分为以下几种。

1.嗜睡

是程度最轻的意识障碍。患者持续处于睡眠状态,但能被轻度刺激或言语唤醒,醒后能正确、简单而缓慢地回答问题,但是反应迟钝,去除刺激后又很快入睡。

2.谵妄

为中枢神经系统功能急性失调的一种表现。是意识模糊伴知觉障碍和注意力丧失,表现为语无伦次、幻想、幻听、躁动不安,对刺激反应增强,但多为不正确。

3.昏睡

患者处于熟睡状态,不易被唤醒。虽经压迫眶上神经、摇动身体等强刺激可被唤醒,但醒后答话含糊或答非所问,停止刺激后又很快入睡。

4.昏迷

是最严重的一种意识障碍,按其程度可分为两种。

(1)浅昏迷:意识大部分丧失,无自主运动,对声、光刺激无反应,对疼痛刺激(如压迫眶上缘)可有痛苦表情或肢体退缩等防御反应。瞳孔对光反射、角膜反射、眼球运动、咳嗽反射、吞咽反射等可存在。呼吸、心跳、血压无明显改变,可有大小便潴留或失禁。

(2)深昏迷:意识完全丧失,对各种刺激均无反应。深浅反射均消失,偶有深反射亢进及病理反射出现。全身肌肉松弛,呼吸不规则,血压可下降,大小便失禁或潴留,机体仅能维持循环与呼吸的最基本功能。

(四)瞳孔的观察

瞳孔变化是许多疾病尤其是颅内疾病、药物中毒等病情变化的一个重要指征。认真、仔细、准确地观察瞳孔的变化,对疾病的诊断、治疗及危重患者的抢救具有极其重要的意义。

瞳孔观察包括以下三个方面。

1.形状

正常瞳孔呈圆形,边缘整齐,两侧等大等圆。

2.大小

正常瞳孔在自然光线下直径为 $2\sim5$ mm。

(1)瞳孔直径大于 5 mm,称为瞳孔散大。常见于颅内压增高、颠茄类药物中毒、枕骨大孔疝及濒死状态。

(2)瞳孔直径小于 2 mm,称为瞳孔缩小。常见于有机磷农药、吗啡、氯丙嗪、巴比妥类等药物中毒。

(3)一侧瞳孔扩大,常见于同侧硬脑膜外血肿、硬脑膜下血肿或钩回疝的发生。瞳孔双侧不等大或忽大忽小,常是脑疝的早期征象。

3.瞳孔对光反应

正常人对光反应灵敏:用光线照射瞳孔时,瞳孔立即缩小;移去光线或闭合眼睑后又可增大。当手电筒直接照射瞳孔时,其大小不随光线刺激而变化,称瞳孔对光反应消失。常见于昏迷或危重患者。

(五)心理状态的观察

在密切观察患者症状、体征的同时,应积极、主动了解其心理状态。心理状态的观察应从患者对健康和疾病的认识、价值观、人际关系、处理问题的能力等方面来观察其语言和非语言行为、认知能力、思维能力、情绪状态等是否正常。异常情况可出现思维混乱、记忆力减退、反应迟钝、语言行为怪异等情况以及忧郁、焦虑、恐惧、绝望等情绪状态。护士应具备良好的心理素质、和蔼可亲的态度,取得患者的信任,让患者将自己的心理活动通过语言和非语言交流的方式表露出来,从而根据病情实施针对性的心理护理。

(六)特殊情况的观察

1.特殊检查后的观察

临床上有一些协助诊断的特殊检查,如各种造影、内镜、穿刺检查均会对患者产生不同程度的创伤,护士应重点熟悉其注意事项及观察重点,认真倾听患者的主诉,防止并发症的发生。如纤维支气管镜检查后,应密切观察患者的生命体征及有无发热、声嘶或咽喉疼痛、胸痛及呼吸道出血情况;腰椎穿刺检查后,应注意观察患者的生命体征、意识状态、瞳孔变化、颅内低压及脑疝前驱症状。

2.特殊药物治疗后的观察

药物治疗是临床最常用的治疗方法,护士应注意观察药物的疗效、副作用及其毒性反应。如高热患者给予退热药,应及时观察其用药后出汗、体温变化的情况,有无虚脱或休克的发生;应用利尿剂的患者,应观察其尿量增多及有无电解质紊乱的现象;使用胰岛素治疗时,应观察有无心慌、出冷汗、神志不清等低血糖反应;使用易过敏药物时,应注意观察有无过敏反应等。

3.特殊操作后的观察

临床上常需要对患者进行一些特殊技术治疗,如吸氧、吸痰、输血、引流及手术。无论给予何种特殊技术治疗,都必须认真仔细观察。如吸氧后要观察患者缺氧程度有无改善;吸痰后要观察其呼吸及缺氧的变化情况;锁骨下静脉穿刺后的患者要注意观察有无胸闷或呼吸困难情况;放置引流管要观察引流液的性质、颜色、量及引流管是否通畅等情况;输血时要观察患者有无出现输血反应;手术后要注意观察患者的生命体征、伤口、出血及疼痛情况。

第二节　生命体征的观察及护理

体温、脉搏、呼吸和血压是机体内在活动的客观反映,是判断机体健康状态的基本指征,临床称为生命体征。人的生命体征相互间有内在联系,并且成比例,相对稳定在一定范围之内。当机体患病时,体温、脉搏、呼吸和血压可出现不同程度的异常,反映出疾病发生、发展的动态变化。护士通过监测并及时正确地记录生命体征,为临床正确诊断、及时治疗及护理提供第一手资料和依据。因此,生命体征的观察是护士应掌握的最基本技能之一。

一、体温的观察与护理

人体内部的温度(指身体胸腔、腹腔和中枢神经的温度)称体温,也称体核温度。其特点是相对稳定并且较皮肤温度高。皮肤温度也称体表温度,可受环境温度的影响。恒定的体温,是保证新陈代谢和生命活动正常进行的必要条件。正常人的体温是相对恒定的,它通过大脑和下丘脑体温调节中枢的调节和神经体液的作用,使产热和散热保持动态平衡。

(一)正常体温及生理性变化

1.成人正常体温范围

临床上所指的体温是指平均体核温度。一般以口腔、直肠和腋窝的体温为代表,其中直肠体温最接近体核温度。成人体温平均值及正常范围:口腔舌下温度为 37 ℃(范围 36.3～37.2 ℃);腋下温度为 36.5 ℃(范围 36.0～37.0 ℃);直肠温度 37.5 ℃(范围 36.5～37.7 ℃)。所谓正常体温不是一个具体的温度点,而是一个温度范围。

2.生理性变化

体温可随性别、年龄、昼夜、运动和情绪的变化等因素而有所波动,此波动在一定范围内。

(1)性别因素:一般女性较男性稍高,女性在月经前期和妊娠早期轻度升高,排卵期较低,这种波动主要与孕激素(黄体酮)分泌周期有关。

(2)年龄因素:新生儿体温易受外界温度的影响而发生变化,因为新生儿中枢神经系统发育不完善,皮肤汗腺发育尚不完全,从而体温调节功能较差,容易波动;儿童代谢率高,体温可略高于成人;老年人由于代谢率低,故体温偏低。

(3)昼夜因素:一天中 2～6 时体温最低,14～20 时体温最高,其变动范围在 0.5～1 ℃之间。这种昼夜有规律的波动,是由于人们长期的生活方式如活动、代谢、血液循环等相应的周期性变化所形成的。而长期从事夜间工作者,周期性波动则出现夜间体温升高,日间体温下降的情况。

(4)情绪与运动:情绪激动时交感神经兴奋,运动时骨骼肌收缩,均可使体温略有升高。

此外,环境气温的变化、紧张、进食等均可使体温产生波动,在测量体温时应予以考虑。

(二)异常体温观察与护理

1.体温过高

由于致热原作用于体温调节中枢或体温调节中枢功能障碍等原因引起体温超出正常范围,称为体温过高,又称发热。发热分为感染性和非感染性两大类,以前者为多见。临床上常见的是疾病、药物与其他因素(高热或寒冷环境),使体温调节中枢功能受损,产热和散热的平衡关系发生变化,出现体温过高或过低的异常现象。

(1)发热的种类(以口腔温度为例)。

1)低热:体温 37.3～38 ℃,如结核病、风湿热等患者。

2)中等热:体温 38.1～39 ℃,如一般性感染性疾病患者。

3)高热:体温 39.1～41 ℃,如急性感染疾患者。

4)超高热:体温 41 ℃以上,如中暑患者。

(2)发热的过程及临床表现。

1)体温上升期:其特点为产热大于散热。患者表现自感畏寒、皮肤苍白、无汗,有时可出现寒颤。体温上升的方式有骤升和渐升两种,如肺炎双球菌性肺炎、疟疾等患者,其体温在几小时内即可上升到最高点;而伤寒等患者体温则在数日内才能到达最高点。

2)高热持续期:其特点为产热和散热在较高水平趋于平衡,体温维持在较高状态。患者表现出颜面潮红,皮肤灼热,口唇干燥,呼吸和脉搏加快,此期可持续数小时、数天甚至数周,可因疾病种类和治疗效果而异。

3)体温下降期(退热期):其特点为散热增加而产热减少,体温恢复至正常调节水平。患者表现为大量出汗和皮肤温度下降。退热的方式有骤退和渐退两种。骤退型为体温急剧下降;渐退型为体温逐渐下降。体温下降时,由于大量出汗体液丧失,老年体弱及心血管病患者,易出现血压下降、脉搏细速、四肢厥冷等虚脱休克现象,特别是体温骤退型患者应密切观察,及时给予处理。

(3)常见热型:热型是根据患者体温变化的特点进行的分类。某些疾病的热型具有特征性,观察热型有助于疾病的诊断。常见的热型有以下几种(图 5-1～图 5-4)。

1)稽留热:体温升高达 39 ℃以上,持续数天或数周,日差不超过 1 ℃。常见于大叶性肺炎、伤寒、副伤寒等患者。

2)弛张热:体温在 39 ℃以上,24 h 内体温差达 1 ℃以上,最低体温仍超过正常。常见于败血症、风湿热、肝脓肿等患者。

3)间歇热:发热期与无热期交替出现,发热时体温骤然上升达 39 ℃以上,且伴畏寒,持续数小时或更长时间后下降至正常,经数小时或数日后又再次发热。常见于疟疾等患者。

4)不规则热:体温在一日内变化无规则,持续时间不定。常见于流行性感冒、肿瘤性发热等患者。

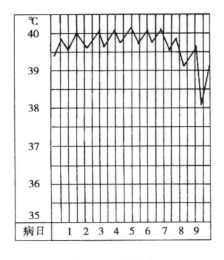

图 5-1　稽留热

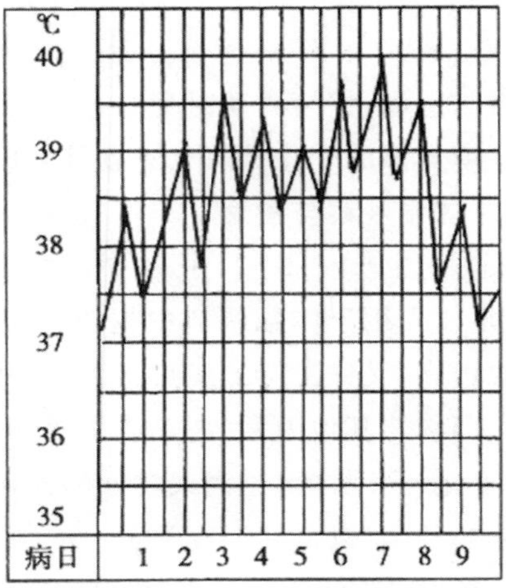

图 5-2　驰张热

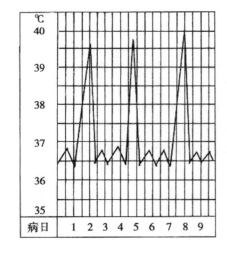

图 5-3　间歇热

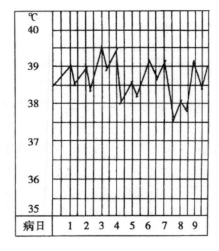

图 5-4　不规则热

(4)高热患者护理。

1)病情观察:体温在 39 ℃(口腔温度)以上者,每 4 h 测量一次;体温在 38.9～38 ℃者,每日测量 4 次;体温在 37.9～37.5 ℃者,每日测量 3 次至正常,并注意观察患者的面色、脉博、呼吸、血压及出汗等体征。小儿高热易出现惊厥,如有异常应及时报告医生。体温恢复正常 3 d 后,可改为每日测一次体温。

2)降温:临床常用的降温措施有物理降温和药物降温。体温超过 39 ℃时,可用冰袋冷敷头部;体温达到或超过 39.5 ℃时,可用温水擦浴或作大动脉通过的体表处冷敷。物理降温半小时后应测量体温,并做好记录及交班。药物降温遵医嘱进行。

3)卧床休息:高热时,代谢增快,进食减少,消耗加大,患者体质较虚弱,故应卧床休息,减少活动。

4)营养和水分的补充:给予患者高热量、高蛋白、高维生素、营养丰富易消化的流质或半流质饮食,鼓励少量多餐,多饮水;对不能进食者,遵医嘱以静脉输液或鼻饲途径补充水分、电解质和营养物质。

5)口腔护理:高热患者唾液分泌减少,口腔黏膜干燥,当机体抵抗力下降时,极易引起口腔炎、舌炎和黏膜溃疡。应在晨起、睡前或饭后协助患者漱口或用生理盐水棉球清洁口腔,防止口腔感染;口唇干裂者应涂油保护,使患者舒适。

6)皮肤清洁:在退热过程中患者大量出汗,应及时擦干汗液,更换衣服、床单及被套,保持皮肤清洁;同时防止着凉。

7)心理护理:患者高热时易产生焦虑和恐惧心理。护士应体贴、安慰患者,及时有效地解除躯体痛苦,以消除其紧张情绪。

2.体温过低(体温不升)

体温在 35 ℃及其以下称体温过低。临床可分三度。轻度:32～35 ℃;中度 30～32 ℃;重度:30 ℃以下。常见于早产儿、重度营养不良及全身衰竭的危重患者。

(1)临床表现:体温过低时患者常出现躁动不安、嗜睡甚至昏迷,呼吸、心跳频率减慢,血压下降,皮肤苍白,四肢冰冷等。

(2)护理措施。

1)密切观察患者生命体征的变化,至少每小时测量一次体温,直至体温恢复正常并稳定,同时注意观察脉搏、呼吸和血压的变化。

2)采取适当的保暖措施,首先应提高室温(以 24.0～26.0 ℃为宜);其次可采取相应的保暖措施,如加盖被、脚部放置热水袋、给予热饮料等。

3)积极进行病因治疗,以去除引起体温过低的原因,并随时做好抢救的准备。

(三)体温测量方法

1.体温计的种类

(1)玻璃体温计:又称水银体温计,是最常用的一种体温计。分口表、肛表和腋表三种。临床上口表可代替腋表使用(图 5-5)。

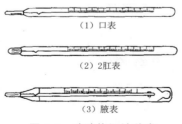

(1) 口表

(2)2肛表

(3) 腋表

图 5-5 玻璃体温计种类

(2)电子体温计:采用电子感温探头来测量温度,测得的温度直接由数字显示,读数直观,具有使用方便、测温准确、灵敏度高等特点。使用时只需将探头放入外套内,外套使用后丢弃。

注意探头须插入外套顶端,置探头于患者的测量部位,如舌下热窝处维持 60 秒,即可读数字(图 5-6)。

(3)红外线测温仪:红外测温仪是通过接收目标物体发射、反射和传导的能量来测量其表面温度。测温仪内的探测元件将采集的能量信息输送到微处理器中进行处理,然后转换成温度读数显示。将红外线发射口对准患者额头(不接触),轻按板机启动,在读数显示屏上读取体温数据。具有测量的精确性、携带的便捷性、使用的安全性特点(图 5-7)。

(4)可弃式体温计:化学点状体温计,此体温计内有若干化学单位,在 45 秒内能按特定的温度来改变体温表上点状的颜色。当颜色点从白色变成绿色或蓝色时,即为所测的体温。该体温表用后即丢弃,可避免交叉感染。

(5)奶嘴式体温计:美国发明了一种能测体温的奶嘴,适合婴儿使用。奶嘴里灌满甘油,甘油里漂浮着一个用天然胆固醇制成的对温度很敏感的小圆盘。平时小圆盘是绿色的,当婴儿用嘴吮吸奶嘴时,只要婴儿的体温超过 37.7℃,小圆盘就变成黑色(图 5-8)。这样,医生就能很快知道小儿有无发热。

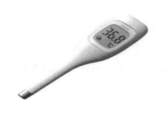
图 5-6　电子体温计

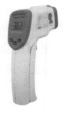
图 5-7　红外线测温仪

图 5-8　奶嘴式体温计

2.玻璃体温计的构造

它是一种外标刻度的真空毛细玻璃管,口表和肛表的玻璃管呈三棱状,腋表的玻璃管呈扁平状,玻璃管的一端为储银槽,内盛水银。口表和腋表的储银槽较细长,肛表的储银槽较粗短。毛细管和储银槽之间有一凹陷处,可使水银遇冷不致下降。当水银槽受热后,水银膨胀沿毛细管上行,其上行高度与受热程度成正比。

摄氏体温计的刻度为 35.0～42.0 ℃,每度之间分 10 小格,每小格为 0.1 ℃,0.5 ℃和 1.0 ℃处用较粗长的线标记,在 37.0 ℃刻度处用红线标记以示醒目(图 5-9)。

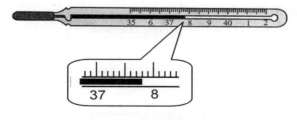
图 5-9　玻璃体温计构造

3.体温计的消毒

为了防止交叉感染,对使用过的体温计要进行必要的消毒。常用的消毒液有 70％乙醇、1％过氧乙酸溶液、0.5％碘伏溶液等。

（1）口表、腋表消毒法：使用后即放于消毒液中浸泡 30 min，取出再放于另一消毒液容器中浸泡 30 min 后取出，用清水冲洗干净，擦干后存放于清洁盒内备用。

（2）肛表消毒法：测温后先用消毒液纱布擦净肛表，再同上消毒。

4.体温计的检测

体温计应定期检查其准确性。方法：将所有体温计的水银柱甩至 35 ℃ 以下，于同一时间放入测试过的 40 ℃ 温水内，3 min 后取出检视。若读数相差 0.2 ℃ 以上或玻璃管有裂隙的体温计不能再使用，合格体温计用纱布擦干后，放入容器内备用。

（四）体温的测量与记录方法

1.护理评估

（1）患者的病情，配合的程度。

（2）心理状况，接受健康教育的能力。

2.护理准备

（1）护士：衣帽整洁，洗手，戴口罩。

（2）用物：测量盘内备一清洁干燥容器放置清洁体温计，另备一盛有消毒液的容器（用于放置使用后的体温计）以及消毒液纱布、记录本、笔及有秒针的表，如测肛温需另备润滑剂、棉签、卫生纸。

（3）患者：体位舒适，情绪稳定。

（4）环境：病室整洁、安静，光线明亮，必要时用屏风遮挡。

3.护理实施

（1）测量方法：清点体温计总数，检查其有无破损，水银柱是否在 35 ℃ 以下。携物至病床边，对初诊或新入院患者给予解释，以取得合作。

1)口腔测量：适用于成人、清醒、合作状态下，无口鼻疾患者。将口表水银端斜放于舌下热窝（舌系带两侧），嘱患者紧闭口唇，用鼻呼气（图 5-10），勿用牙咬，3 min 后取出，用消毒纱布擦净，看清楚度数，将体温计甩至 35 ℃ 以下，浸泡于消毒液容器中，记录结果。

2)腋下测量：常用于昏迷、口鼻手术、不能合作、肛门手术、腹泻、婴幼儿等患者。解开患者胸前衣扣，轻揩干腋窝汗液，将体温计水银端放于腋窝深处紧贴皮肤，嘱患者屈臂过胸夹紧（图 5-11），缺乏自理能力的患者要有专人托扶其手臂；10 min 后取出，用消毒纱布擦净，看清楚度数，将体温计甩至 35 ℃ 以下，浸泡于消毒液容器中；记录测量结果。

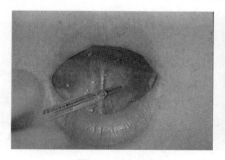

图 5-10　口腔测温法

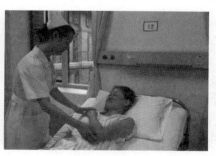

图 5-11　腋下测温法

3)直肠测量:常用于不能用口腔或腋下测温者。有心脏疾病患者不宜使用,因肛表刺激肛门后,可使迷走神经兴奋,导致心动过缓。遮挡患者据病情协助其取侧卧或屈膝仰卧或俯卧位,露出臀部;体温计水银端涂润滑油,将体温计轻轻插入肛门3～4 cm;3 min后取出,用卫生纸擦净肛表,看清楚度数,将体温计甩至35 ℃以下,浸泡于消毒液中;协助患者取舒适体位,记录结果。

(2)记录方法:用蓝笔绘制到体温单上,口腔温度以蓝点"●"表示,腋下温度以蓝叉"×"表示,直肠温度以蓝"○"表示,相邻两次符号之间以蓝线相连。物理降温后半小时测得的体温,画在物理降温前体温的同一纵格内,以红圈表示,再以红虚线与降温前的体温连接,下一次体温应与物理降温前体温相连;当脉搏与体温重叠时,如为口腔体温,先画蓝点表示体温,再将红圈画于其外表示脉搏,如是腋下体温,先画蓝叉表示体温,再以红圈画于其外表示脉搏,如是直肠体温,先画蓝圈表示体温,其内画红点表示脉搏;异常高温或低温应重测一次;如体温低于35 ℃,可在35 ℃横线上用蓝笔画一蓝点,并在蓝点处向下画箭头,长度不超过两小格,并与相邻温度相连;患者如拒测或因特殊原因(请假回家、擅自离院、外地治疗等)离院时,在相应的日期、时间上用蓝笔在34～35 ℃之间顶格纵写"拒测""外出""请假",每个字占1小格,前后两次体温断开不连接。

(3)注意事项。

1)测量体温前后,应清点体温计数目,甩表时,勿触及他物,以防碰碎。

2)据不同病情、年龄选择适合的测温部位,确保患者的安全。

3)凡给婴幼儿、精神异常、昏迷及危重患者测温时,应有专人扶托体温计,防止失落或折断。患者睡眠时应唤醒后再测温。

4)患者进冷或热饮食、蒸汽吸入、面颊冷热敷等,须隔30 min后方可口腔测温;沐浴、酒精擦浴应隔30 min后方可腋下测温;灌肠、坐浴30 min后方可直肠测温。

5)腋下测温发现与病情不相符合时,应守护在患者身旁重测,必要时测口温和肛温作对照,予以复查。

6)当患者不慎咬破体温计吞下水银时,应立即清除玻璃碎屑,再口服大量牛奶或蛋清液,使水银和蛋白结合,以延缓水银的吸收;在不影响病情的情况下,可服用富含膳食纤维的食物(如韭菜),使水银被包裹而减少吸收,并增进肠蠕动,加速水银的排出。

7)患者体温过高或过低时,应及时报告医生,严密观察,及时处理。

4.效果评价

(1)患者安全、舒适,无不良反应发生。

(2)护患沟通有效,患者和家属主动配合测量

(3)患者及其家属对护士的技术和态度满意。

二、脉搏的观察与护理

随着心脏节律性的收缩和舒张,在表浅动脉上可触到搏动,称为脉搏。由于心脏周期性活动,使动脉内压和容积发生节律变化,这种变化以波浪形式沿动脉壁向外周传播形成脉搏。

(一)成人正常脉搏及生理性变化

1.正常脉搏

(1)脉率:即每分钟脉搏搏动的次数。成人在安静时,脉搏为60～100次/分。正常情况

下,脉率和心率是一致的,当脉率微弱难以测得时,应测心率。

(2)脉律:即脉搏的节律性。正常脉搏的节律是有规则、均匀的搏动,间隔时间相等,在一定程度上反映了心脏的功能。

(3)脉搏的强弱:它取决于动脉的充盈程度、动脉管壁的弹性和脉压大小。正常时脉搏强弱一致。

(4)动脉管壁的弹性:正常的动脉管壁光滑柔软,有一定的弹性。

2.生理变化

脉搏可随性别、年龄、情绪、运动等因素而变动。一般女性比男性稍快。幼儿比成人快,运动和情绪变化时可暂时增快,休息和睡眠时较慢。

(二)异常脉搏的观察及护理

1.脉率异常

(1)速脉:成人脉率超过100次/分,称为速脉。常见于发热、休克、大出血前期等患者。

(2)缓脉:成人脉率低于60次/分,称为缓脉。常见于颅内压增高、房室传导阻滞、洋地黄中毒等患者。

2.节律异常

(1)间歇脉:在一系列正常均匀的脉搏中,出现一次提前而较弱的搏动,其后有一较正常延长的间歇,规律的间歇脉有二联律、三联律。其发生机制:主要是由于窦房结以外的异位起搏点于下一次窦性搏动前发出冲动,使心脏搏动提早出现。间歇脉多见于心肌病、心肌梗死、洋地黄中毒的患者;偶发间歇脉可见于健康人。

(2)脉搏短绌:即在同一单位时间内,脉率少于心率。其特点为心律完全不规则,心率快慢不一,心音强弱不等。发生机制是由于心肌收缩力强弱不等,有些心输出量少的搏动只产生心音,但不能引起周围血管的搏动,因而造成脉率低于心率。见于心房纤维颤动的患者。

3.强弱异常

(1)洪脉:当心输出量增加,动脉充盈度和脉压较大时,脉搏大而有力,称洪脉。见于高热等高代谢状态的患者。

(2)丝脉:当心输出量减少,动脉充盈度降低,脉搏细弱无力,扪之如细丝,称丝脉。见于大出血、休克、主动脉瓣狭窄、心功能衰竭等患者。

(3)交替脉:节律正常而一强一弱交替改变的脉搏。由于心肌受损,心室收缩强弱交替所引起。见于高血压性心脏病、冠心病等患者。

(4)奇脉:吸气时脉搏显著减弱甚至消失,称奇脉。奇脉是心包填塞的重要体征之一,主要是由于左心室搏出量减少之故。心包填塞时,吸气时胸腔负压增大使肺循环血容量增加,但因心脏舒张受限,体循环向右心室的回流量不能相应增加,使肺循环流入左心的血量减少,左心室搏出量则减少。见于心包积液和缩窄性心包炎患者。

4.动脉管壁异常

动脉硬化时,管壁粗硬,失去弹性,且呈纡曲状,用手触摸时,有紧张条索感,如同按在琴弦上,中医称为弦脉。见于动脉硬化患者。

5.脉搏异常患者的护理

(1)相对休息:减少心肌耗氧量,必要时给氧。

(2)监测脉搏:观察脉搏有无频率、节律、强弱以及动脉壁异常的情况;同时,备好急救药物和器械,以备急用。

(3)心理护理:进行针对性的心理护理,以消除患者的紧张、恐惧情绪。

(4)遵医嘱用药:注意观察药物疗效和不良反应。

(5)健康教育:教育患者采用清淡易消化、少量多餐的饮食,戒烟限酒;排便勿用力;按时服药,并教会其自我观察和简单急救的技巧。

(三)脉搏测量与记录方法

1.护理评估

(1)患者的病情及合作程度。

(2)肢体功能及皮肤状况。

(3)接受健康教育的能力。

2.护理准备

(1)护士:衣帽整洁,洗手、戴口罩。

(2)用物:有秒针的表、记录本、笔。

(3)患者:体位舒适,情绪稳定。

(4)环境:病室整洁、安静,光线明亮,必要时用屏风遮挡。

3.护理实施

(1)常用测量部位:临床常用的测量部位多选择浅表、靠近骨骼的大动脉,如桡动脉、颞浅动脉、颈动脉、肱动脉、腘动脉、足背动脉、胫后动脉和股动脉等。

(2)操作步骤。

1)触诊法:①诊脉前,患者情绪应稳定,避免过度活动及兴奋。②患者手腕放于舒适位置。③诊脉者以食、中、无名指(三指并拢),指端轻按于桡动脉处,压力的大小以清楚触到搏动为宜,一般患者计数30秒,并将所测得数值乘以2即为每分钟的脉搏数;异常脉搏(如心血管疾病、危重患者等)应测1 min;当脉搏细弱而触不清时,可用听诊器听心率1 min代替触诊。测后记录结果。④脉搏短绌的患者,应由两人同时测量,一人听心率,另一人测脉率,两人同时开始,由听心率者发出"起""停"口令,测1 min。以分数式记录。记录方法为心率/脉率/分,如心率为100次/分,脉率为76次/分则写成100次/76次/分。

2)特殊仪器检测法:①脉搏描记仪检测法。用脉搏描记仪记录动脉搏动,称为脉搏曲线图。临床上利用其观察脉搏波形,作为心血管疾病的诊断资料。②血压、脉搏监护仪。一般用于危重患者,特别是对心脏病、手术期间与手术后患者的脉搏可起自动监护的作用。根据患者的具体情况设定脉搏的上、下限,越限时仪器会自动发出光、声报警。其测量结果较为迅速、准确、客观。脉搏数据均有数码显示。

(3)记录方法:用红笔绘制到体温单上,脉率以红点表示"●",心率以红圈表示"○",相邻两次符号之间用红线相连。脉搏短绌时,测得的心率用红圈表示,若需记录脉搏短绌图表,则于心率与脉率之间以红笔斜线涂满;使用心脏起搏器的患者心率应以"H"表示;当体温与脉搏重叠时,应先绘制蓝色体温符号,然后在体温符号外面画一红圈表示脉搏。

(4)注意事项。

1)活动或情绪激动时,应休息 20 min 后再测。

2)不可用拇指诊脉,以免拇指小动脉搏动与患者脉搏相混淆。

3)偏瘫患者测脉应选择健侧肢体。

4.效果评价

(1)患者理解测脉的重要性,主动配合;并掌握了自我测脉的方法。

(2)患者安全、舒适;对护士的态度、技术满意。

三、呼吸的观察与护理

机体在新陈代谢过程中,需要不断地从外界吸取氧气、排出二氧化碳,这种机体和环境之间的气体交换,称为呼吸。呼吸的全过程有三个组成部分,即外呼吸、气体在血液中的运输和内呼吸。呼吸运动是外呼吸的一种综合表现,包括吸气与呼气两个过程。

(一)成人正常呼吸及生理变化

1.正常呼吸

正常呼吸频率和深度均匀平稳,有节律的起伏,一吸一呼为一次呼吸。成人安静时 16～20 次/分,呼吸率与脉率之比约为 1∶4。男性及儿童以腹式呼吸为主,女性以胸式呼吸为主。

2.生理变化

呼吸可随年龄、运动、情绪等因素的影响而发生频率和深浅度的改变。年龄越小,呼吸越快;老年人稍慢;劳动和情绪激动时呼吸增快;休息和睡眠时较慢。此外,呼吸的频率和深浅度还可受意识控制。

(二)异常呼吸的观察及护理

1.频率异常

(1)呼吸增快:呼吸频率增快,成人超过 24 次/分,称呼吸增快或气促。见于缺氧、高热、疼痛等患者。缺氧患者因血中二氧化碳积聚,刺激呼吸中枢,使呼吸加快;发热时体温每升高 1 ℃,呼吸每分钟增加约 4 次。

(2)呼吸减慢:呼吸频率减少,成人少于 10 次/分,称呼吸减慢。见于颅内肿瘤、麻醉药和安眠药中毒患者等。这是由于呼吸中枢受抑制所致。

2.节律异常

(1)潮式呼吸:又称陈—施(Cheyne-Stokes)呼吸,是一种周期性的呼吸异常。其特点是开始呼吸浅慢,以后逐渐加快加深,达高潮后,又逐渐变浅变慢,而后呼吸暂停数秒(5～30 秒),再次出现上述状态的呼吸。如此周而复始,其呼吸运动呈潮水涨落般的状态,故称潮式呼吸。发生机制:当呼吸中枢兴奋性减弱时,呼吸减弱至停,造成缺氧及血中二氧化碳潴留,通过颈动脉体和主动脉弓的化学感受器反射性地刺激呼吸中枢,引起呼吸由弱到强。随着呼吸的进行,二氧化碳排出,使二氧化碳分压降低,呼吸再次减弱至停止,从而形成周期性呼吸。见于脑溢血、颅内压增高患者。

(2)间断呼吸:又称毕奥(Biot)呼吸。表现为呼吸和呼吸暂停现象交替出现。其特点是有规律的呼吸几次后,突然暂停呼吸,间断一个短时间后又开始呼吸。如此反复交替出现。发生机制:同潮式呼吸,为呼吸中枢兴奋性显著降低的表现,但比潮式呼吸更为严重,多在呼吸停止前出现。见于颅内病变、呼吸中枢衰竭患者。

3.深度异常

(1)深度呼吸:又称库斯莫(Kussmaul's)呼吸。是一种深而规则的大呼吸。见于尿毒症、糖尿病等引起的代谢性酸中毒。

(2)浮浅呼吸:是一种浅表而不规则的呼吸。见于胸壁疾病或外伤,有时呈叹息样呼吸,见于濒死患者。

4.音响异常

(1)蝉鸣样呼吸:即吸气时有一种高音调的音响,多由于声带附近不全阻塞,使空气进入发生困难所致。常见于喉头水肿、痉挛、喉头有异物等患者。

(2)鼾声呼吸:由于气管或支气管有较多的分泌物蓄积,使呼气时发出粗糙的鼾声。多见于深昏迷患者。

5.呼吸困难

患者主观上感到空气不足,呼吸费力;客观上可见呼吸用力,张口抬肩,鼻翼扇动,辅助呼吸肌也参加呼吸运动,呼吸频率、深度节律也有改变,可出现发绀。根据表现临床上可分为3种。

(1)吸气性呼吸困难:吸气费力,吸气时间明显长于呼气时间,辅助呼吸肌收缩增强,出现三凹征(胸骨上窝、锁骨上窝、肋间隙凹陷)。见于喉头水肿、喉头有异物患者。

(2)呼气性呼吸困难:呼气费力,呼气时间明显长于吸气时间。多见于支气管哮喘、肺气肿患者。

(3)混合性呼吸困难:吸气和呼气均费力,呼吸的频率增加而表浅。多见于肺部感染和肺水肿、胸膜炎、气胸、心功能不全患者。

6.呼吸困难患者的护理

(1)监测呼吸:观察呼吸速率、节律等变化,有无呼吸困难等。

(2)环境舒适:调节室内的温湿度,以使室内空气新鲜、湿润。

(3)呼吸道通畅:及时清除呼吸道分泌物,必要时给予吸痰。

(4)进行氧疗:酌情给予氧气吸入,必要时用呼吸机辅助呼吸。

(5)心理护理:针对性地做好患者的心理护理,消除其恐惧与不安。

(6)健康教育:使患者及其家属认识到监测呼吸的重要性,学会正确测量呼吸的方法及自我护理。

(三)呼吸的测量与记录方法

1.护理评估

(1)患者的呼吸形态(如频率、节律、呼吸困难等)。

(2)患者的病情、诊断、治疗及接受健康教育的能力。

2.护理准备

(1)护士:衣帽整洁,洗手、戴口罩。

(2)用物:有秒针的表、记录本、笔,必要时备少许棉花。

(3)患者:体位舒适,情绪稳定,保持自然呼吸状态。

（4）环境：病室整洁、安静，光线明亮。

3.护理实施

（1）操作方法。

1）在测量脉搏之后，护士的手仍按在患者手腕处，以转移其注意力，避免因紧张而影响检测结果。

2）观察患者胸部或腹部起伏次数，一吸一呼为一次，观察 30 秒，并将所测得数值乘以 2 即为每分钟呼吸次数。

3）危重患者呼吸节律不齐时，应测量 1 min；呼吸微弱不易观察时，用少许棉花丝置于患者鼻孔前，观察棉花丝被吹动的次数，测量 1 min，记录。

（2）记录方法：呼吸用蓝点"●"表示，相邻两次呼吸用蓝笔相连。如呼吸与脉搏相遇，先画呼吸符号，再用红笔在其外画红圈。

（3）注意事项。

1）要在环境安静、患者情绪稳定时测量呼吸。

2）在测量呼吸频率的同时，应注意观察呼吸的节律、深浅度及气味等变化。

4.效果评价

（1）患者精神放松，保持自然呼吸状态，配合良好。

（2）患者与护士沟通有效，获得病情的相关信息。

四、血压的观察与护理

血压是指在血管内流动的血液对血管壁的侧压力。临床上所谓的血压一般是指动脉血压。由于心脏交替收缩和舒张，因而动脉压也随之波动。当心脏收缩时，血液射入主动脉，此时动脉的压力最高，称为收缩压；当心脏舒张时，动脉管壁弹性回缩，压力降至最低位，称为舒张压。收缩压与舒张压之间的压力差称为脉压。

（一）成人正常血压及生理性变化

1.正常血压值

血压通常以肱动脉血压为标准。正常成人安静时收缩压为 12～18.53 kPa（90～139 mmHg）；舒张压为 8～11.87 kPa（60～89 mmHg）；脉压为 4～5.33 kPa（30～40 mmHg）。

2.生理性变化

正常人的动脉血压，经常在一个较小的范围内波动，保持相对恒定，但可因各种因素的影响而发生改变。

（1）年龄和性别：血压随年龄的增长而增高，新生儿血压最低，小儿血压比成人低。中年前女性血压比男性稍低，中年以后差别较小。

（2）昼夜和睡眠：一般傍晚血压高于清晨。过度劳累或睡眠不佳时，血压稍有升高。

（3）环境：受寒冷刺激血压可上升，在高温环境中血压可略下降。

（4）部位：一般右上肢血压高于左上肢 1.33～2.66 kPa（10～20 mmHg），下肢血压比上肢高 2.66～5.32 kPa（20～40 mmHg）（如用上肢袖带测量）。

（5）其他：紧张、恐惧、害怕、兴奋及疼痛等精神状态的改变，易致收缩压升高，而舒张压无变化。此外，饮食、吸烟、饮酒、应用药物等也会影响血压值。

（二）异常血压的观察及护理

1.高血压

成人收缩压持续≥18.67 kPa(140 mmHg)，和（或）舒张压持续≥12 kPa(90 mmHg)。

2.低血压

成人收缩压<12 kPa(90 mmHg)，舒张压<8 kPa(60 mmHg)。常见于休克、大量失血、急性心力衰竭患者等。

3.脉压差异常

（1）脉压增大：见于主动脉瓣关闭不全、主动脉硬化患者等。

（2）脉压减小：可见于心包积液、缩窄性心包炎患者等。

4.异常血压患者的护理

（1）监测血压：如发现血压异常时，应加强血压监测，与患者基础血压对照后，给予解释、安慰并严密观察，做好记录。

（2）休息与活动：患者血压过高时，应卧床休息，按医嘱给予降压药物；如血压过低，应迅速取平卧位，或休克卧位，报告医生，做相应的处理；据患者活动耐受性决定其活动量。

（3）饮食与情绪：选择易消化、低脂、低胆固醇、低盐、高纤维素、高维生素食物；保持稳定情绪，避免导致患者情绪激动的因素。

（4）健康教育：指导患者建立良好的生活方式，戒烟限酒，保持大便通畅，必要时给于通便剂；教会患者观察血压的方法。

（三）血压计的种类及构造

1.血压计种类（图 5-12）

（1）汞柱式血压计（台式、立式两种，立式血压计可任意调节高度）：其优点是测得数值准确可靠，但较笨重且玻璃管部分易破裂。

（2）表式血压计：其优点是携带方便，但准确度差。

（3）电子血压计：其优点是操作方便，不用听诊器，省略放气，可排除人为操作干扰，但有误差。

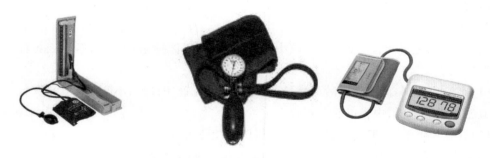

图 5-12　血压计种类

2.血压计构造

血压计由三部分组成。

（1）输气球及调节空气压力的活门。

（2）袖带：为长方形扁平的橡皮袋，长 24 cm，宽 12 cm，外层布套长 50 cm（小儿袖带宽度是上臂长度的 1/2～1/3；下肢袖带长约 135 cm，比上肢袖带宽 2 cm），袋上有 2 根橡胶管，1 根接输气球，另一根和压力表相接。

（3）血压计。

1）汞柱式血压计：在盒盖板壁上有一固定的玻璃管，管面刻度为 0～300 mmHg，每小格为 2 mmHg。玻璃管上端和大气相通，玻璃管下端和水银槽相通，内装水银。使用时，将开关打开，槽内水银可进入玻璃管，用毕，关紧开关，防止水银外溢。

2）表式血压计：外形似表，呈圆盘状，盘面标有刻度（20～300 mmHg），中央有一指针，以指示血压数值。

3）电子血压计：用探头输入，电子自动取样，取样后的讯号由模数转换器把模拟讯号转换为数字讯号，再经过数字运算后，由液晶显示板直接显示舒张压、收缩压和脉搏 3 个参数。由于袖带内有一换能器，采用自动取样、微电脑控制数字运算和自动放气形式，所以仪器省略听筒和放气系统，数字能直接显示和贮存，这样完全排除人为测量误差，精确度较高。

（四）血压测量与记录的方法

1.护理评估

（1）患者的病情、诊断、治疗及基础血压值。

（2）被测肢体功能及测量部位皮肤状况。

（3）患者的合作程度及接受健康教育的能力。

2.护理准备

（1）护士：衣帽整洁，洗手、戴口罩。

（2）用物：血压计、听诊器、记录本、笔。

（3）患者：体位舒适，情绪稳定，休息 15～30 min。

（4）环境：病室整洁、安静、光线明亮。

3.护理实施

（1）上肢肱动脉测量法。

1）备齐用物携至床前，核对解释。

2）根据病情选择合适体位，患者取坐位或仰卧位，露出上臂，将衣袖卷至肩部，袖口不可太紧，防止影响血流，必要时脱袖，伸直肘部，手掌向上。使被测肢体和心脏在同一水平位上（坐位平第四肋，卧位平腋中线）。

3）放平血压计，打开盒盖呈 90°垂直位置。取袖带，平整无折地缠于上臂，袖带下缘距肘窝 2～3 cm，松紧以能放入一指为宜。过紧致血管在袖带未充气前已受压，测得血压偏低；过松可使气袋呈气球状，导致有效测量面积变窄，测得血压偏高。打开水银槽开关。

4）戴好听诊器，在肘窝内侧处摸到肱动脉搏动点，将听诊器胸件紧贴肱动脉处，不宜塞在袖带内。护士一手固定胸件，另一手关闭气门的螺旋帽，握住输气球向袖带内打气至肱动脉搏动音消失（此时袖带内的压力大于心脏收缩压，动脉血流被阻断，无血流通过），再上升 20～30 mmHg，然后以每秒 4 mmHg 的速度缓慢松开气门，使汞柱缓慢下降，并注视汞柱所指的刻度，当袖带内压力下降和心脏收缩力相等时，血液即能在心脏收缩时通过被压迫的血管，从听诊器中听到第一声搏动音,此时汞柱上所指刻度,即为收缩压;随后搏动声继续存在并增大,当袖带内压力逐渐降至与心脏舒张压力相等时,搏动音突然变弱或消失,此时汞柱所指刻度为舒张压。

5)测量完毕,排尽袖带内余气,拧紧气门的螺旋帽,整理袖带放回盒内,将血压计向水银槽倾斜45°时关闭水银槽开关(防止水银倒流)。

(2)下肢腘动脉测量法:腘动脉处测量血压的方法与上述相同。

1)患者取平卧或俯卧位,暴露一侧下肢。

2)血压计的袖带应比用于上肢的袖带宽 2 cm ,将袖带下缘沿腘窝上 3~5 cm 处平整缠妥。若肥胖者,袖带不够缠时,可在袖带外包一宽布带,缠于肢体上,将听诊器胸件放于腘动脉搏动处。其余同上肢血压测量法。

(3)电子血压计测量法。

1)接通电源,选择测量项目,接上打气插头。

2)把换能器"⊙"放于肱动脉搏动处,扣好袖带。手动充气键至仪器发出蜂鸣声后,即为气压加足,10 秒左右显示板上数字停止跳动,可显示 3 个数字(即收缩压、舒张压、脉搏读数)。

(4)记录方法:将测得的数值记录在体温单的血压一栏内,记录方法为分数式,即收缩压/舒张压(mmmHg);当变音和消失音之间有差异时或危重患者,两个读数都应记录,即收缩压/变音/消失音(mmmHg);若口述血压数值时,应先读收缩压,后读舒张压;如测量下肢腘动脉血压,记录时应注明下肢血压。

(5)注意事项。

1)需要密切观察血压的患者,应尽量做到"四定",即定时间,定部位,定体位,定血压计,以确保所测血压的准确。

2)当发现血压异常或听不清时,应重测。先将袖带内气体驱尽,汞柱降至"0"点,稍待片刻再测量。必要时可双侧对照。

3)为偏瘫、手术或肢体外伤患者测血压,应测量健侧,以防患侧血液循环障碍,不能真实反映血压的动态变化。

4)要注意排除影响血压准确测量的因素,如袖带的宽窄及其缠绕在肢体上的松紧度、心脏与被测肢体的水平位置、汞柱内的水银量是否适当等。

4.效果评价

(1)患者主动配合测量血压,并能学会观察血压的方法。

(2)患者安全、舒适,对护士的态度和技术满意。

第三节　排泄的观察及护理

一、排尿的观察及护理

(一)排尿生理

肾脏生成尿液是一个连续不断的过程,而膀胱的排尿则是间歇进行的。只有当尿液在膀胱内储存并达到一定量时,才能引起反射性的排尿动作,使尿液经尿道排出体外。

脊髓排尿反射的初级中枢受大脑皮质的调节,而阴部神经又直接受意识支配,所以排尿可随意识控制。当无排尿环境时,脊髓的排尿中枢会受大脑皮质抑制,直到有机会排尿时,抑制才解除,完成排尿。

(二)影响排尿的因素

1.心理因素

心理因素对正常排尿有很大的影响,压力会影响会阴部肌肉和膀胱括约肌的放松或收缩,如当个人处于过度的焦虑和紧张的情形下,有时会出现尿频、尿急,有时也会抑制排尿出现尿潴留。排尿还受暗示的影响,任何听觉、视觉或其他身体感觉的刺激均可诱发排尿,如有的人听见流水声就想排尿。

2.个人习惯

大多数人在潜意识里会建立一些排尿时间的习惯,如早晨起床第一件事是排尿,晚上就寝前也要排空膀胱。而儿童期的排尿训练对成年后的排尿形态也有影响。排尿的姿势、时间是否充裕和环境是否合适也会影响排尿的完成。

3.文化教育

通过文化教育形成了一种社会规范,排尿应该在隐蔽的场所进行。当个体在缺乏隐蔽的环境中,就会产生许多压力,而影响正常的排尿。

4.液体和饮食的摄入

如果其他影响体液的因素不变,液体的摄入量将直接影响尿量和排尿的频率,摄入得多,尿量就多;摄入液体的种类也影响排尿,如咖啡、茶、酒类饮料有利尿作用;有些食物的摄入也会影响排尿,如含水量多的水果、蔬菜等可增加液体摄入量,使尿量增多。饮用含盐较高的饮料或食物则会造成水钠潴留,使尿量减少。

5.气候变化

夏季炎热,身体出汗量大,体内水分减少,血浆晶体渗透压升高,可引起抗利尿激素分泌增多,促进肾脏的重吸收功能,导致尿液浓缩和尿量减少;冬季寒冷,身体外周血管收缩,循环血量增加,体内水分相对增加,反射性地抑制抗利尿激素的分泌,而使尿量增加。

6.治疗及检查

外科手术、外伤均可导致失血、失液,若补液不足机体处于脱水状态,尿量减少。手术中使用麻醉剂可干扰排尿反射,改变患者的排尿形态,导致尿潴留。当输尿管、膀胱、尿道肌肉损伤失去功能,不能控制排尿,发生尿潴留或尿失禁。某些诊断性检查前要求患者禁食禁水,因而体液减少影响尿量。有些检查(如膀胱镜检查)可能造成尿道损伤、水肿与不适,导致排尿形态的改变。某些药物直接影响排尿,如利尿剂增加尿量,止痛剂、镇静剂影响神经传导而干扰排尿。

7.疾病

神经系统的损伤和病变,使排尿反射的神经传导和排尿的意识控制障碍,出现尿失禁;肾脏的病变使尿液的生成障碍,出现少尿或无尿;泌尿系统的肿瘤、结石或狭窄也可导致排尿障碍,出现尿潴留。

8.其他因素

妇女在妊娠时,可因子宫增大压迫膀胱致使排尿次数增多。在月经周期中排尿形态也有改变,行经前大多数妇女有液体潴留、尿量减少的现象,行经开始尿量增加。老年人因膀胱肌肉张力减弱,出现尿频。老年男性前列腺肥大压迫尿道,可出现排尿困难。婴儿因大脑发育不完善,其排尿是反射作用所产生,不受意识控制,2~3岁后才能自我控制。

（三）尿液的观察

1.正常尿液的观察

正常尿液呈淡黄色,澄清、透明,尿比重波动在1.015~1.025,呈弱酸性。成人白天排尿3~5次,夜间0~1次,每次尿量200~400 mL,一昼夜尿量为1 000~2 000 mL。尿量和排尿次数可受多方面因素的影响。

2.异常尿液的观察

（1）量和次数的异常。

1）多尿:多尿指24h尿量超过2 500 mL者。

原因:正常情况下饮用大量液体,妊娠;病理情况下由于内分泌代谢障碍或肾小管浓缩功能不全引起,见于糖尿病、尿崩症、肾功能衰竭等患者。

2）少尿:少尿指24 h尿量少于400 mL或每小时尿量少于17 mL者。

原因:发热、液体摄入过少、休克等患者体内血液循环不足。如心脏、肾脏、肝脏功能衰竭等患者。

3）无尿或尿闭:无尿或尿闭指24 h尿量少于100 mL或12 h内无尿者。

原因:严重血液循环不足,肾小球滤过率明显降低所致。如严重休克、急性肾功能衰竭、药物中毒等患者。

4）膀胱刺激征:膀胱刺激征的主要表现为尿频、尿急、尿痛。尿频指单位时间内排尿次数增多,主要是由于膀胱炎症或机械性刺激引起;尿急指患者突然有强烈尿意,不能控制需立即排尿,主要是由于膀胱三角或后尿道的刺激,造成排尿反射活动特别强烈;尿痛指排尿时膀胱区及尿道产生疼痛,主要为病损区域受刺激所致。有膀胱刺激征时常伴有血尿。

原因:膀胱及尿道感染、机械性刺激。

（2）性质的异常。

1）颜色异常:在病理情况时,尿液的颜色可有以下变化。①血尿:血尿颜色的深浅,与尿液中所含红细胞量多少有关,尿液中含红细胞量多时呈洗肉水色。血尿常见于急性肾小球肾炎、输尿管结石、泌尿系统肿瘤、结核及感染。②血红蛋白尿:大量红细胞在血管内破坏,形成血红蛋白尿,呈浓茶色、酱油样色、潜血试验阳性。常见于溶血、恶性疟疾和阵发性睡眠性血红蛋白尿。③胆红素尿:尿呈深黄色或黄褐色,振荡尿液后泡沫也呈黄色。见于阻塞性黄疸和肝细胞性黄疸。④乳糜尿:因尿液中含有淋巴液,故尿呈乳白色。见于丝虫病。

2）比重异常:通过尿比重的测量,可以了解肾脏的浓缩功能。比重增高多见于急性肾小球肾炎、心功能不全等;比重降低常见于尿崩症、肾功能不全。

3）透明度异常:尿中有脓细胞、红细胞、大量上皮细胞、黏液、管型等,可致尿液浑浊。

4）气味异常:新鲜尿有氨臭味,提示疑有泌尿道感染;糖尿病伴酸中毒时,尿液呈烂苹果味,因尿中含有丙酮;有机磷农药中毒者,尿液有大蒜臭味。

(3)常见排尿活动的异常。

1)尿潴留:尿潴留指尿液大量存留在膀胱内而不能自主排出。

当尿潴留时,膀胱容积可增至3 000～4 000 mL,膀胱高度膨胀,可至脐部。患者主诉下腹胀痛,排尿困难。体检可见耻骨上膨隆,扪及囊样包块,叩诊呈实音,有压痛。引起尿潴留的常见原因有:①机械性梗阻:膀胱颈部或尿道有梗阻性病变,如前列腺肥大或肿瘤压迫尿道,造成排尿受阻。②动力性梗阻:由于排尿功能障碍引起,而膀胱、尿道并无器质性梗阻病变,如外伤、疾病或使用麻醉剂所致脊髓初级排尿中枢活动障碍或抑制,不能形成排尿反射。③其他各种原因引起的不能用力排尿或不习惯卧床排尿,包括某些心理因素,如焦虑、窘迫使得排尿不能及时进行。由于尿液存留过多,膀胱过度充盈,致使膀胱收缩无力,造成尿潴留。

2)尿失禁:尿失禁指排尿失去意识控制或不受意识控制,尿液不自主地流出。根据尿失禁的原因分为:①真性尿失禁:即膀胱稍有一些存尿便会不自主地流出,膀胱处于空虚状态。原因:脊髓初级排尿中枢与大脑皮层之间联系受损,如昏迷、截瘫,因排尿反射活动失去大脑皮层的控制,膀胱逼尿肌出现无抑制性收缩;还见于因手术、分娩所致的膀胱括约肌损伤或支配括约肌的神经损伤,病变所致膀胱括约肌功能障碍;膀胱与阴道之间有瘘道。②假性尿失禁(充溢性尿失禁):即膀胱内的尿液充盈达到一定压力时,即可不自主溢出少量尿液。当膀胱内压力降低时,排尿立即停止,但膀胱仍呈胀满状态,尿液不能排空。原因:脊髓初级排尿中枢活动受抑制,膀胱充满尿液,内压增高,迫使少量尿液流出。③压力性尿失禁:即当咳嗽、打喷嚏或运动时腹肌收缩,腹内压升高,以致不自主地有少量尿液排出。原因:膀胱括约肌张力减低、骨盆底部肌肉及韧带松弛、肥胖。多见于中老年女性。

(四)排尿异常的护理

1.尿潴留患者的护理

(1)心理护理:安慰患者,消除其焦虑和紧张情绪。

(2)提供隐蔽的排尿环境:关闭门窗,屏风遮挡,请无关人员回避。适当调整治疗和护理时间,使患者安心排尿。

(3)调整体位和姿势:酌情协助卧床患者取适当体位,如扶卧床患者略抬高上身或坐起,尽可能使患者以习惯姿势排尿。对需绝对卧床休息或某些手术患者,应事先有计划地训练床上排尿,以免因不适应排尿姿势的改变而导致尿潴留。

(4)诱导排尿:利用某些条件反射诱导排尿,如听流水声或用温水冲洗会阴;也可采用针刺中极、曲骨、三阴交穴或艾灸关元、中极穴等方法,刺激排尿。

(5)热敷、按摩:按摩、热敷可放松肌肉,促进排尿。如果患者病情允许,可用手按压膀胱协助排尿。切记不可强力按压,以防膀胱破裂。

(6)健康教育:指导患者养成定时排尿的习惯。

(7)药物治疗:必要时根据医嘱肌内注射卡巴可等。

(8)经上述处理仍不能解除尿潴留时,可采用导尿术。

2.尿失禁患者的护理

(1)心理护理:无论什么原因引起的尿失禁,都会给患者造成很大的心理压力,如精神苦闷、忧郁、丧失自尊等。他们期望得到他人的帮助和理解,同时尿失禁也给生活带来许多不便。医护人员应尊重理解患者,给予安慰、开导和鼓励,使其树立恢复健康的信心,积极配合治疗和护理。

(2)皮肤护理:尿失禁的患者可使用尿垫,床上铺橡胶单和中单;经常用温水清洗会阴部皮肤,勤换衣裤、床单、尿垫等以保持局部皮肤清洁干燥,减少异味。根据皮肤情况,定时按摩受压部位,防止压疮的发生。

(3)外部引流:必要时应用接尿装置引流尿液。女患者可用女式尿壶紧贴外阴部接取尿液。男患者可用尿壶接尿,也可用阴茎套连接集尿袋,接取尿液,但此法不宜长时间使用,每天要定时取下阴茎套和尿壶,清洗会阴部和阴茎,并将局部暴露于空气中。

(4)重建正常的排尿功能。

1)持续的膀胱训练:向患者及家属说明膀胱训练的目的,并说明训练的方法和所需的时间,以取得患者和家属的配合;安排排尿时间表。定时使用便器,建立规律的排尿习惯,初始时白天每隔1~2 h使用便器一次,夜间每隔4 h使用便器一次,以后间隔时间逐渐延长,以促进排尿功能的恢复。使用便器时,用手按压膀胱,协助排尿,注意用力要适度。

2)摄入适当的液体:如病情允许(肾功能衰竭、心肺疾患禁忌),指导患者每日白天摄入液体2 000~3 000 mL。因多饮水可以增加对膀胱的刺激促进排尿反射的恢复,还可预防泌尿系统的感染。入睡前限制饮水,减少夜间尿量,以免影响患者休息。

3)肌肉力量的锻炼:指导患者进行骨盆底部肌肉的锻炼,以增强控制排尿的能力。具体方法是患者取立、坐或卧位,试作排尿(排便)动作,先慢慢收紧盆底肌肉,再缓缓放松,每次10秒左右,连续10遍,每日进行数次。以不觉疲乏为宜。病情许可时,可做抬腿运动或下床走动,增强腹部肌肉的力量。

(5)导尿术:对长期尿失禁的患者,可行导尿术留置导尿,避免尿液浸渍皮肤,发生皮肤破溃。定时排放尿液以锻炼膀胱壁肌肉张力。

(五)协助患者维持正常的排尿活动

维持正常排尿活动的护理措施主要有维持正常的排尿习惯、适当的液体摄入、运动、健康教育、自我放松、利用暗示等。

1.正常的排尿习惯

尽量遵从患者的排尿习惯,如排尿的姿势、充裕的时间和合适的环境等维持患者的正常排尿活动。

2.液体摄入

当液体摄入量增加尿量生成也增加,从而刺激排尿反射。正常成人每日液体需要量为1 500 mL左右。但异常情况如发热、大汗等,则需增加液体的摄入量。对活动受限的患者应鼓励每日摄入2 000~3 000 mL液体,以增加尿量,稀释尿液,防止结石的形成和泌尿系统感染的发生。同时,要鼓励患者进食含水量多的食物。

3.运动

运动能增强会阴部肌肉和腹部肌肉的力量。有助于预防尿失禁的发生和排尿的进行。会阴部肌肉锻炼的方法是:收缩或收紧会阴部肌肉数秒钟,然后像排尿时一样放松肌肉,每天数次,以不疲劳为宜。

4.自我放松和隐蔽性

自我放松对排尿非常重要,而提供一个隐蔽性的环境更有助于自我放松。因此,要为患者提供充足的时间让其放松,同时要提供隐蔽的环境,适当遮挡患者等帮助患者排尿。

5.暗示

排尿是一种条件反射,利用暗示的方法,可以有效促使患者排尿。如听流水声、温水冲洗会阴部等方法。

6.姿势

病情许可的情况下,女性患者可采用蹲姿或坐姿排尿,男性患者常习惯站姿排尿。

7.健康教育

让患者及其家属了解维持正常排尿的重要性;液体摄入量与预防结石产生和感染发生的关系;正确的运动锻炼和自我放松等方法。

二、排便的观察及护理

(一)排便生理

正常人的直肠腔除排便前和排便时通常无粪便。当肠蠕动将粪便推入直肠时,刺激直肠壁内的感受器,其兴奋冲动经盆神经和腹下神经传至脊髓腰骶段的初级排便中枢,同时上传到大脑皮层,引起便意和排便反射;通过盆神经传出冲动,使降结肠、乙状结肠和直肠收缩,肛门内括约肌不自主地舒张;同时,阴部神经冲动减少,提肛肌收缩,肛门外括约肌舒张。此外,由于支配腹肌和膈肌的神经兴奋,腹肌、膈肌收缩,腹内压增加,共同促进粪便排出体外。

排便活动受大脑皮层的控制,意识可以加强或抑制排便。个体经过一段时间的排便训练后,便可以自主地控制排便。正常人的直肠对粪便的压力刺激有一定的阈值,达到此阈值时即可产生便意。如果个体经常有意识遏制便意,便会使直肠渐渐失去对粪便压力刺激的敏感性,加之粪便在大肠内停留过久,水分吸收过多而干结,造成排便困难,这是便秘最常见的原因之一。

(二)影响排便的因素

1.心理因素

心理因素是影响排便的重要因素,精神抑郁,身体活动减少,肠蠕动减少可导致便秘。而情绪紧帐、焦虑可导致迷走神经兴奋,肠蠕动增加而致吸收不良、腹泻的发生。

2.文化教育

社会的文化教育影响人的排便观念和习惯,排便是个人隐私的观念已破大多数社会文化所接受。当个体因排便问题需要医务人员帮助而丧失隐私时,就可能压抑排便的需要而造成排便功能异常。

3.年龄

年龄可影响人对排便的控制。2～3岁以下的婴幼儿,神经肌肉系统发育不全,不能控制排便。老年人随年龄增加,腹壁肌肉张力下降,胃肠蠕动减慢,肛门括约肌松弛等导致肠道控制能力下降而出现排便功能的异常。

4.食物与液体摄入

均衡饮食与足量的液体是维持正常排便的重要条件。富含纤维的食物可提供必要的粪便容积,加速食糜通过肠道,减少水分在大肠内的再吸收,使大便柔软而能轻易排出。每日摄入足量液体,可以液化肠内容物使食物能顺利通过肠道。当摄食量过少、食物中缺少纤维或水分不足时,无法产生足够的粪便体积和液化食糜,食糜通过回肠速度减慢、时间延长,水分的再吸收增加,导致粪便变硬、排便减少而发生便秘。

5.活动

活动可维持肌肉的张力,刺激肠道蠕动,有助于维持正常的排便功能。各种原因所致长期卧床、缺乏活动的患者,可因肌肉张力减退而导致排便困难。

6.个人排泄习惯

在日常生活中,许多人都有自己固定的排便时间;使用某种固定的便具;排便时从事某些活动如阅读等。当这些生活习惯由于环境的改变无法维持时,可能影响正常排便。

7.疾病

肠道本身的疾病或身体其他系统的病变均可影响正常排便。如大肠癌、结肠炎可使排便次数增加;脊髓损伤、脑卒中等可致排便失禁。

8.药物

有些药物能治疗或预防便秘和腹泻;如缓泻药可刺激肠蠕动,减少肠道水分吸收,促使排便;但是如药物剂量掌握不正确,可能导致相反的结果。有些药物则可能干扰排便的正常形态,如长时间服用抗生素,可抑制肠道正常菌群而导致腹泻。麻醉剂或止痛药,可使肠运动能力减弱而导致便秘。

9.治疗和检查

某些治疗和检查会影响个体的排便活动,例如腹部、肛门部位手术,会因为肠壁肌肉的暂时麻痹或伤口疼痛而造成排便困难;胃肠 X 线检查常需灌肠或服用钡剂,也可影响排便。

(三)排便的观察

当食物由口进入胃和小肠经过消化吸收后,残渣储存于大肠内,其中除一部分水分被大肠吸收外,其余均经细菌发酵和腐败作用后形成粪便。通常情况下,粪便的性质与性状可以反映整个消化系统的功能状况。因此护士通过对患者排便活动及粪便的观察,可以及早发现和鉴别消化道疾患,有助于诊断和选择治疗、护理措施。

1.排便状态的观察

(1)排便次数:排便是人体基本生理需要。排便次数因人而异。一般成人每天排便 1～3 次。婴幼儿每天排便 3～5 次。成人排便,每天超过 3 次或每周少于 2 次,应视为排便异常。

(2)排便量:每日排便量与膳食种类、数最、摄入液体量、大便次数及消化器官的功能有关。正常成人每天排便量 100～300 g,进食少纤维、高蛋白质等精细食物者粪便量少而细腻,进食大量蔬菜、水果等粗粮者粪便量较多。当消化器官功能紊乱时,也会出现排便量的改变。

(3)粪便形状:正常人的粪便为成形软便。便秘时粪便坚硬,呈栗子样;消化不良或急性肠炎可为稀便或水样便;肠道部分梗阻或直肠狭窄,粪便常呈扁条形或带状。

(4)粪便颜色:正常成人的粪便颜色呈黄褐色或棕黄色,婴儿的粪便呈黄色或金黄色。因摄入食物或药物种类的不同,粪便颜色也会发生变化,如食用大量绿叶蔬菜,粪便可呈黯绿色;摄入动物血或铁制剂,粪便可呈无光样黑色。如果粪便颜色改变与上述情况无关,表示消化系统有病理变化存在。如柏油样便提示上消化道出血;白陶土色便提示胆道梗阻;黯红色血便提示下消化道出血;果酱样便见于肠套叠、阿米巴痢疾;粪便表面粘有鲜红色血液见于痔疮或肛裂;白色"米泔水"样便见于霍乱、副霍乱。

(5)粪便内存物:粪便内容物主要为食物残渣、脱落的大量肠上皮细胞、细菌以及机体代谢后的废物,如胆色素衍生物和钙、镁、汞等盐类。粪便中混入少量黏液,肉眼不易查见;若粪便中混入或粪便表面附有血液、脓液或肉眼可见的黏液,提示消化道有感染或出血发生。肠道寄生虫感染患者的粪便中可查见蛔虫、蛲虫、绦虫片等。

(6)粪便气味:正常时粪便气味因膳食种类而异,强度由腐败菌的活动性及动物蛋的量而定。肉食者味重,素食者味轻;严重腹泻患者因未消化的蛋白质与腐败菌作用,粪便呈碱性反应,气味极恶臭;下消化道溃疡、恶性肿瘤患者粪便呈腐败臭;上消化道出血的柏油样粪便呈腥臭味;消化不良、乳儿糖类未充分消化或吸收脂肪酸,产生气体,粪便呈酸性反应,气味为酸败臭。

2.常见的异常排便

(1)便秘:便秘是指由于常排便形态改变,排便次数减少,排出过干过硬的粪便,且排便不畅、困难。

1)原因:某些器质性病变;排便习惯不良;中枢神经系统功能障碍;排便时间或活动受限制;强烈的情绪反应;各类直肠肛门手术;某些药物不合理使用;饮食结构不合理,饮水量不足;滥用缓泻剂、栓剂、灌肠;长期卧床或活动减少等,均可抑制肠道功能而导致便秘的发生。

2)症状和体征:腹痛、腹胀,消化不良,乏力,食欲不佳,舌苔变厚,粪便干硬,触诊腹部较硬实且紧张,有时可触及包块,肛诊可触及粪块。

(2)粪便嵌塞:粪便嵌塞指粪便持久滞留堆积在直肠内,坚硬不能排出。常发生于慢性便秘的患者。

1)原因:便秘未能及时解除,粪便滞留在直肠内,水分被持续吸收而乙状结肠排下的粪便又不断加入,最终使粪块变得又大又硬不能排出,发生粪便嵌塞。

2)症状和体征:患者有排便冲动,腹部胀痛,直肠肛门疼痛,肛门处有少量液化的粪便渗出,但不能排出粪便。

(3)腹泻:腹泻指正常排便形态改变,频繁排出松散稀薄的粪便甚至水样便。任何原因引起肠蠕动增加,肠黏膜吸收水分障碍,胃肠内容物迅速通过胃肠道,水分不能在肠道内被及时吸收;又因肠黏膜受刺激,肠液分泌增加,进一步增加粪便的水分,因此,当粪便到达直肠时仍然呈液体状态,并排出体外,形成腹泻。短时的腹泻可以帮助机体排出刺激性物质和有害物质,是一种保护性反应。但是,持续严重的腹泻,可使机体内的大量水分和胃肠液丧失,导致水、电解质和酸碱平衡紊乱。又因机体无法吸收营养物质,长期腹泻将导致机体营养不良。

1)原因:饮食不当或使用泻剂不当;情绪紧张焦虑;消化系统发育不成熟;胃肠道疾患;某些内分泌疾病如甲亢等均可导致肠蠕动增加,发生腹泻。

2)症状和体征:腹痛、肠痉挛,疲乏,恶心、呕吐,肠鸣,有急于排便的需要和难以控制的感觉,粪便松散或呈液体样。

(4)排便失禁:排便失禁指肛门括约肌不受意识的控制而不自主地排便。

1)原因:神经肌肉系统的病变或损伤;胃肠道疾患;精神障碍,情绪失调等。

2)症状和体征:患者不自主地排出粪便。

(5)肠胀气:肠胀气指胃肠道内有过量气体积聚,不能排出。一般情况下,胃肠道内的气体只有 150 mL 左右,胃内的气体可通过口腔嗳出,肠道内的气体部分在小肠被吸收,其余的可通过肛门排出,不会导致不适。

1)原因:食入产气性食物过多;吞入大量空气;肠蠕动减少;肠道梗阻及肠道手术后。

2)症状和体征:患者表现为腹部膨隆,叩诊呈鼓音,腹胀、痉挛性疼痛,呃逆,肛门排气过多。当肠胀气压迫膈肌和胸腔时,可出现气急和呼吸困难。

(四)异常排便的护理

1.便秘的护理措施

(1)培养定时排便的习惯。

(2)保证饮食中纤维素的含量和充足的水分摄入。

(3)进行适当的运动。

(4)提供隐蔽环境。

(5)协助患者采取最佳的排便姿势,以合理地利用重力和腹内压。

(6)进行适当的腹部按摩,顺结肠走行方向作环行按摩,刺激肠蠕动,帮助排便。

(7)指导或协助患者正确使用简易通便法,如使用开塞露、甘油栓等。

(8)指导患者正确使用缓泻剂,但应告之患者长期使用缓泻剂的危害,即会使肠道失去自行排便的功能,甚至造成患者对药物生理、心理上的依赖。

(9)必要时予以灌肠。

(10)健康教育,讲解有关排便的知识,协助患者建立合理的膳食结构,维持正常的排便习惯,防止便秘的发生。

2.粪便嵌塞患者的护理

(1)早期用药物:使用栓剂、口服缓泻剂来润肠通便。

(2)灌肠:必要时先行油类保留灌肠,2～3 h 后再做清洁灌肠。

(3)人工取便:通常在清洁灌肠无效后按医嘱执行。

(4)健康教育:讲解有关排便的知识,协助患者建立合理的膳食结构,维持正常的排便习惯,防止便秘的发生。

3.腹泻患者的护理

(1)去除原因:如立即停食可能被污染的食物、饮料,肠道感染时遵医嘱给予抗生素治疗。

(2)卧床休息:嘱患者卧床休息以减少肠蠕动,对不能自理的患者及时给予便器,消除其焦虑不安的情绪,使之达到身心充分休息的目的。

(3)膳食调理:鼓励患者饮水,酌情给予清淡的流质或半流质食物,避免油腻、辛辣、高纤维食物。严重腹泻时可暂禁食。

(4)防治水和电解质紊乱:按医嘱给予止泻剂,口服补盐液或静脉输液。

（5）皮肤护理：做好肛周皮肤护理，特别是对婴幼儿、老人、身体衰弱者,每次便后用软纸轻擦肛门、温水清洗,并在肛门周围涂油膏,以保护局部皮肤。

（6）密切观察病情：观察并记录排便的性质、次数等,必要时留取标本送检。病情危重者,注意生命体征变化。如疑为传染病,按肠道隔离原则护理。

（7）心理支持：主动关心患者,给予必要的支持和安慰,及时协助其更换衣裤、床单、被套和清洗沐浴,使其感到身心舒适。便盆清洗干净后,置于易取处,方便患者取用。

（8）健康教育：向患者讲解有关腹泻的知识,指导患者注意饮食卫生,养成良好的卫生习惯。

4.排便失禁患者的护理

（1）心理护理：排便失禁的患者心情紧张而窘迫,常感到自卑和忧郁,期望得到理解和帮助。护理人员应尊重理解患者,给予心理安慰与支持。帮助其树立信心,配合治疗和护理。

（2）保护皮肤：床上铺橡胶（或塑料）单和中单或一次性尿布,每次便后用温水洗净肛门周围及臀部皮肤,保持皮肤清洁干燥。必要时,肛门周围涂搽软膏以保护皮肤,避免破损感染。注意观察患者骶尾部皮肤变化,定时按摩受压部位,预防压疮的发生。

（3）帮助患者重建控制排便的能力：了解患者排便时间,掌握规律,定时给予便器,促使患者按时自己排便;与医生协调定时应用导泻栓剂或灌肠,以刺激定时排便;教会患者进行肛门括约肌及盆底部肌肉收缩锻炼。指导患者取立、坐或卧位,试作排便动作,先慢慢收缩肌肉,然后再慢慢放松,每次10秒左右,连续10次,每次锻炼20～30 min,每日数次。以患者感觉不疲乏为宜。

（4）摄入足量的液体：如无禁忌,保证患者每天摄入足量的液体。

（5）维持患者的整洁：及时更换污湿的衣裤被单,定时开窗通风,保持床褥、衣服清洁,室内空气清新,除去不良气味。

5.肠胀气患者的护理

（1）解除导致肠胀气的原因。

（2）鼓励并协助患者适当运动,卧床患者可经常变换体位,以利于排气。

（3）为患者进行腹部按摩或热敷,注意热敷的温度不可过高,防止烫伤。

（4）必要时可行肛管排气或灌肠。

（五）促进正常排便的护理措施

1.卫生宣教

向患者及其家属讲解排便与生活方式、饮食、运动等的关系,增加其正常排便的知识。

2.提高饮食中纤维素的含量

增加粪便的重量和含水量,从而加速粪便在肠道内的移动,有助于维持肠道功能。

3.充足的液体摄入

人体内适当的水分能软化粪便,成人每日至少应保证1 200～1 500 mL液体的摄入,长期卧床的患者、发热患者可相对增加液体摄入量。在制订增加液体摄入计划之前,应先确定患者是否患有任何会因液体增加而使病情恶化的疾病,如心脏病、肾病等。

4.进行适当运动

运动能增加全身肌肉张力及增强排便肌肉的肌力。对于能下地活动的患者而言,散步就是非常好的全身运动;对于卧床患者而言,在健康状况允许的情况下,可进行一些小运动量的锻炼。

5.培养定时排便习惯

将排便时间包括在每日常规之内,根据工作性质、生活习惯等具体条件安排一个合适的排便时间。此外,对那些原已建立的排便习惯,应帮助其维持原有的常规。

6.提供隐蔽场所

提供隐蔽场所,可使患者心情放松,对患者排便十分有益。若条件许可,提供单独卫生间;若患者必须在病房内使用便器时,可关上病室房门,加屏风遮挡患者,打开窗户,使用空气清新剂除臭。此外,提供信号灯或摇铃,使患者排便后或需要帮忙时,能够召唤到人,增加患者安全感。

7.维持最佳体位

适当的姿势有助于腹肌收缩,增加腹内压,最佳的排便姿势是半蹲位,身体稍向前倾,卧床患者在病情允许的情况下,可将床头抬高。

实训项目
一、生命体征的测量方法
(一)体温、脉搏、呼吸的测量

1.目的

(1)判断体温、脉搏、呼吸有无异常。

(2)动态监测体温、脉搏、呼吸变化,提供病情的相关信息。

(3)协助诊断,为治疗、护理、康复提供依据。

2.评估

(1)患者的病情、意识状态、治疗及合作情况。

(2)测量部位的皮肤黏膜情况、肢体活动度。

(3)有无影响体温、脉搏、呼吸测量准确性的因素。

3.计划

(1)用物准备:清洁容器、消毒容器、消毒液纱布、听诊器、有秒针的表、记录本、笔。若测肛温,另备润滑油、棉签、卫生纸。检查体温计的数量和有无破损,体温计的汞柱在 35 ℃ 以下。

(2)环境准备:安静、整洁、光线充足。

(3)患者准备:理解、合作,取舒适卧位。

(4)护士准备:着装整齐,戴口罩,洗手,备齐用物。

4.实施

护士携用物至床旁→核对解释→测量体温→在规定时间内取出体温计用消毒纱布擦净,检视度数→将体温计浸泡于消毒液容器中→记录体温值→使患者一测手臂放于舒适位置→护士食、中、无名指指端按压在桡动脉表面,测量 30 秒→手仍按于脉搏部位,观察胸部或腹部起伏,测 30 秒→脉搏、呼吸次数乘 2,记录于本上→使患者处于舒适卧位→清点用物带回,清洁、消毒体温计→绘制体温单。

(1)测量体温的方法。

1)口腔测温:口表水银端置于患者舌下热窝部位,闭口 3 min,取出。

2)直肠测温:肛表用油剂润滑水银端后轻轻插入 3～4 cm,3 min 取出,用卫生纸擦净肛表。

3)腋下测温:先擦干腋窝下汗液,体温计水银端放腋窝深处,紧贴皮肤,屈臂过胸,夹紧体温计,5～10 min 取出。

(2)注意事项。

1)婴幼儿、精神异常、昏迷、口腔疾患、口鼻腔手术、呼吸困难、不能合作患者不可采用口表测温。

2)运动、进食、冷饮、冷热敷、洗澡、坐浴、灌肠等活动后间隔 30 min 方可测温。

3)直肠疾病或手术后、腹泻、心梗患者不宜从直肠测温。

4)婴幼儿、精神病患者、躁动病患者直肠测温时护士需手持肛表,以防体温计断裂或进入直肠,造成意外。

5)体形过于消瘦者不宜用腋表。

6)测量脉搏忌用拇指,脉搏异常或危重患者应测量 1 min,脉搏短绌时两人同时测脉搏和心率。

7)呼吸异常时测 1 min,呼吸微弱不易觉察,用棉花放于鼻前,观察棉花摆动的次数。

5.评价

(1)测量方法、数值正确。

(2)患者了解测量的目的、方法并能配合操作。

(3)测量过程中无意外发生,患者安全、舒适。

(二)血压的测量

1.目的

(1)判断血压有无异常。

(2)动态监测血压变化,提供病情的相关信息。

(3)协助诊断,为治疗、护理、康复提供依据。

2.评估

(1)患者的年龄、病情、意识状态、治疗及基础血压情况。

(2)被测肢体功能及测量部位皮肤状况。

(3)患者的心理反应及合作程度。

(4)有无影响血压测量准确性的因素存在。

3.计划

(1)用物准备:血压计、听诊器,并检查血压计性能。

(2)环境准备:整洁、安静、光线充足。

(3)患者准备:嘱患者安静休息 15～30 min,取舒适卧位。

(4)护士准备:着装整齐,戴口罩,洗手,备齐用物。

4.实施

(1)实施方法。

1)上肢肱动脉血压测量法:护士携用物至床旁→核对解释→取合适体位(坐位或卧位),使肱动脉与心脏在同一水平面上(坐位时肱动脉平第四肋软骨,卧位时在腋中线)→放平血压计,驱尽袖带内空气→伸直肘部,手掌向上,缠袖带于上臂中部,袖带下缘距肘窝 2~3 cm,松紧以放入一指为宜→戴听诊器,将听诊器放于肘窝肱动脉搏动点→关闭气门充气至肱动脉搏动音消失,再充气约 20 mmHg→慢慢放开气门,使汞柱缓慢下降→听到第一声搏动时汞柱所指刻度为收缩压,搏动声突然变低或消失时,所指刻度为舒张压→松袖带,驱尽袖带余气→整理袖带放入盒中,血压计向右倾斜 45°关闭→穿衣,恢复体位→记录。

2)下肢腘动脉血压测量法:袖带缠于大腿下部,下缘距腘窝 3~5 cm,其余同上肢测量法(袖带窄,测的收缩压偏高,舒张压无大的差别)。

(2)注意事项。

1)须密切观察血压者,应尽量作到定时间、定部位、定体位、定血压计。

2)对偏瘫、肢体外伤或手术的患者,应在健侧手臂上测量。

3)排除影响血压的外界因素,如袖带过宽、过紧测的血压值偏低;袖带过窄、过松测的血压值偏高。

4)发现血压听不清或异常时应重测,重测时应先使汞柱降至"0"时再测。

5)打气不可过高、过猛,盖盖时应防止玻璃管折断。

6)血压计要定期检查,并应放置平稳,切勿倒置或震动。

5.评价

(1)测量方法、数值正确。

(2)患者了解测量的目的、方法并能配合操作。

(3)测量过程中无意外发生,患者安全、舒适。

二、协助排尿的护理技术

(一)一次性导尿术

导尿术是在严格无菌操作下,用无菌导尿管经尿道插入膀胱引流出尿液的方法。导尿可引起医源性感染,因此,在操作中应熟悉男、女性尿道解剖特点,严格掌握无菌技术,避免增加患者的痛苦。

1.目的

(1)为尿潴留患者解除痛苦;使尿失禁患者保持会阴清洁干燥。

(2)收集无菌尿标本,作细菌培养。

(3)避免盆腔手术时误伤膀胱,为危重、休克患者正确记录尿量,测尿比重提供依据。

(4)检查膀胱功能,测膀胱容量、压力及残余尿量。

(5)鉴别尿闭和尿潴留,以明确肾功能不全或排尿功能障碍。

(6)诊断及治疗膀胱和尿道的疾病,如进行膀胱造影或对膀胱肿瘤患者进行化疗等。

2.评估

(1)患者的病情、临床诊断、导尿的目的。

(2)患者的意识状态、生命体征。

(3)患者的卧位膀胱充盈度及会阴部皮肤黏膜情况。

(4)患者的合作程度、心理状况、生活自理能力。

3.计划

(1)护士准备:衣帽整洁,洗手,戴口罩。熟悉导尿的程序,向患者解释导尿的目的及注意事项。

(2)用物准备。

1)外阴初步消毒用物:治疗碗1个(内盛消毒液棉球10余个、弯血管钳1把),弯盘1个,手套1只或指套两只,男患者需备清洁纱布1块。

2)无菌导尿包:内有弯盘2个、导尿管粗细各1条、小药杯1个(内盛4个棉球)、血管钳2把、润滑油棉球瓶1个、标本瓶1个、洞巾1块、纱布1块、治疗巾1块、包布1块。

3)其他:无菌持物钳和容器1套、无菌手套1双、消毒溶液、治疗车1辆、小橡胶单和治疗巾1套、便盆及便盆巾、屏风、一次性注射器。

4)导尿管的种类:一般分为单腔导尿管(用于一次性导尿)、双腔气囊导尿管(用于留置导尿)、三腔导尿管(用于膀胱冲洗或向膀胱内滴药)3种。

(3)患者准备:患者及其家属了解导尿的目的、意义、过程和注意事项,了解如何配合。

(4)环境准备:关闭门窗、屏风遮挡。

4.实施

女性尿道短,长3~5 cm,富于扩张性,尿道口在阴蒂下方,呈矢状裂。老年妇女由于会阴肌肉松弛,尿道口回缩,插导尿管时应正确辨认。成人男性尿道全长17~20 cm,有两个弯曲即活动的耻骨前弯和固定的耻骨下弯;3个狭窄部即尿道内口、膜部和尿道外口,导尿时,须掌握这些解剖特点,以便导尿管顺利插入。

(1)操作步骤。

1)备好用物进病房,向患者说明目的,取得合作,遮挡患者。

2)戴好口罩,洗手。备齐用物并检查物品是否在有效期内。

3)清洗外阴部,必要时给予协助。

4)在患者的臀下铺橡胶单和治疗巾,暴露外阴。

5)安置体位。①女性:取屈膝仰卧位,脱去其对侧裤腿盖于近侧腿上,盖被遮盖上身和对侧的下肢,两腿略外展,露出外阴。②男性:取屈膝仰卧位,脱去对侧裤腿,盖在近侧腿上,对侧腿和上身用盖被盖好,两腿略外展。

6)插导尿管步骤。女性:①从治疗盘内取出治疗碗(内盛血管钳1把,消毒棉球10余个)及弯盘放于患者两腿之间。②左手戴一次性手套,右手持血管钳夹起消毒棉球消毒会阴部,顺序为阴阜→大阴唇→小阴唇→尿道口,消毒原则是从外向内,自上而下,一个棉球只用一次。③脱下手套,连同治疗碗、弯盘及血管钳放在治疗车下层。④将无菌导尿包在患者两腿之间逐层打开。⑤用无菌持物钳将小药杯置于无菌区一侧,倒入消毒溶液将棉球浸湿。⑥戴无菌手套,铺洞巾使之与导尿包布形成一无菌区域。⑦从导尿管末端注入10 mL空气检查导尿管是否通畅,然后润滑导尿管前端。⑧用左手分开并固定小阴唇,充分暴露尿道口,右手持血管钳夹棉球按顺序消毒:尿道口→两侧小阴唇→尿道口(图 5-13)。⑨左手不动,继续分开小阴唇,右手用另一把血管钳夹住导尿管对准尿道口轻轻插入 4～6 cm,见尿液后再插入 1 cm 即可。松开左手,固定尿管,将尿液引入弯盘内。

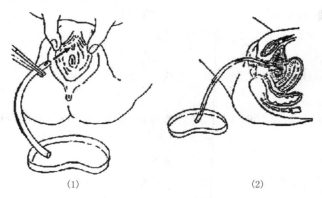

(1)   (2)

图 5-13   女性导尿术

男性:①从治疗盘内取出治疗碗(内盛血管钳 1 把,消毒棉球 10 余个)弯盘放于患者两腿之间。②左手戴一次性手套,右手持血管钳夹起消毒棉球消毒,顺序为阴阜→阴茎下 2/3→阴囊暴露面,消毒原则为由上到下、由外到内。③用纱布包裹消毒过阴茎下 2/3,右手持血管钳消毒上 1/3,将包皮向后推,从尿道口→龟头→冠状沟螺旋式消毒三次。④脱下手套,将纱布连同治疗碗、弯盘及血管钳放在治疗车下层。⑤将无菌导尿包在患者两腿之间逐层打开。⑥用无菌持物钳将小药杯置于无菌区一侧,倒入消毒液将棉球浸湿。⑦戴无菌手套,铺洞巾使之与导尿包布形成一个无菌区域。从导尿管末端注入 10 mL 空气检查导尿管是否通畅,然后润滑导尿管前端。⑧再次消毒尿道口、龟头、冠状沟、尿道口。⑨提起阴茎使其与腹壁成 60°(图 5-14),伸直尿道,右手持血管钳夹住导尿管对准尿道轻插入 20～22 cm,见尿液流出后继续插入 1～2 cm。松开左手,固定尿管,将尿液引流入弯盘内。

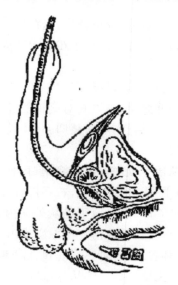

图 5-14   男性导尿提起阴茎和腹壁成 60°

7)要作尿培养时,用标本瓶接取中段尿 5 mL。

8)如为一次性导尿,导尿完毕,拔出导尿管,放入弯盘内,撤下洞巾,脱去手套。如为留置导尿,应在插管时见尿液流出后再插入 5～7 cm,气囊内注 8～10 mL 无菌生理盐水,轻拉导尿管有阻力感,确认固定效果。

9)操作完毕,协助患者采取舒适的体位。

10)整理用物,再次核对并记录。

(2)注意事项。

1)严格执行无菌技术及消毒制度,防止医源性感染。导尿管一经污染或拔出均不得再使用。

2)插入、拔出导尿管时,动作要轻、慢、稳,切勿用力过重,以免损伤尿道黏膜。

3)对膀胱高度膨胀且又极度虚弱的患者,第一次导尿量不可超过 1000 mL,以防大量放尿,导致腹腔内压突然降低,大量血液滞留于腹腔血管内,造成血压下降,产生虚脱,也可因膀胱突然减压,导致膀胱黏膜急剧充血,引起尿血。

5.评价

(1)患者理解导尿的目的,能配合。

(2)尿潴留患者痛苦减轻。

(3)患者没有因导尿而发生泌尿系统的感染或黏膜损伤。

(二)留置导尿术

在导尿后,将导尿管保留在膀胱内,引流尿液的方法。

1.目的

(1)抢救危重、休克患者时记录尿量、观察病情。

(2)为盆腔手术排空膀胱,保持膀胱空虚,防止术中损伤。

(3)某些泌尿系统疾病手术后留置导尿,便于膀胱引流和冲洗,减轻手术切口的张力,利于切口愈合。

(4)为尿失禁患者引流尿液及行膀胱训练。

2.评估

(1)患者的病情、排尿情况、治疗情况。

(2)患者的心理状态、意识状态、自理能力。

(3)患者对留置导尿的认识及合作程度。

(4)患者膀胱的充盈度及会阴部情况。

3.计划

(1)护士:衣帽整洁,洗手,戴口罩。熟悉留置导尿的程序,向患者解释留置导尿的目的及注意事项。

(2)用物:除导尿用物外,另备无菌集尿袋、胶布、别针。

(3)患者:患者及其家属了解留置导尿的目的、意义、过程和注意事项,了解如何配合。

(4)环境:关闭门窗,屏风遮挡。

4.实施

(1)操作步骤。

1)清洗外阴,同导尿法插入导尿管。

2)插入后,夹住导尿管尾端,撤去洞巾后固定。

女性患者:胶布的上 1/3 粘于阴阜上,下 2/3 剪成三条,中间一条粘于导尿管上,另两条交叉后分别粘于对侧大阴唇上。

男性患者:胶布的上 1/3 折叠成无胶面,制成单翼蝶形胶布,将两条蝶形胶布粘于阴茎两侧,再用细长的胶布做半环行固定蝶形胶布,开口向上。

双腔气囊导尿管固定法:插入后,向气囊内注入等量的生理盐水,轻拉导管有阻力感,即证实导尿管已固定于膀胱内。

3)将导尿管的尾端与集尿袋的引流管接头连接,开放导尿管,用橡皮筋等固定于床单上。

4)集尿袋固定于低于膀胱的高度。

5)协助患者穿好衣裤,整理床单位,整理用物。

6)洗手、记录。

(2)注意事项。

1)严格无菌操作,防止泌尿系统感染。

2)女性患者的尿道短,应妥善固定,防止滑出。

3)为男性患者固定时,不得直接粘在龟头上,以免损伤龟头表皮。

4)双腔气囊导尿管固定时,要注意气囊不能压在尿道内口,以免气囊压在膀胱壁,造成黏膜损伤。

5)男性患者留置导尿时采用胶布加固蝶形胶布时,不得作环行固定,以免影响阴茎的血液循环,导致阴茎充血、水肿、坏死等。

(3)留置导尿管患者的护理。

1)向患者及其家属解释留置导尿管的目的和方法,了解预防泌尿系统感染的必要性。

2)鼓励患者每天摄入足够的水分,适当活动,产生自然冲洗尿路的目的,减少感染的机会。

3)保持引流通畅,避免导尿管的受压、扭曲、阻塞 。

4)防止泌尿系统感染。①保持导尿口的清洁。②每日更换集尿袋,集尿袋不得超过膀胱高度。③每周更换导尿管 1 次。④患者离床活动时,将导尿管远端固定于大腿上,防止脱出,集尿袋不能高于膀胱水平,防止尿液反流。

5)训练膀胱反射功能,可采用间歇夹管。

6)发现尿液浑浊应作膀胱冲洗,尿常规每周查 1 次。

5.效果评价

(1)患者理解留置导尿的目的,能配合。

(2)患者尿管引流通畅,局部皮肤清洁。

(3)患者没有因留置导尿而发生泌尿系统感染。

(三)膀胱冲洗法

1.目的

(1)对留置导尿患者,保持其尿液引流通畅。

（2）清除膀胱内血凝块、细菌等异物,预防感染。

（3）治疗某些膀胱疾病。

2.评估

（1）患者的病情、排尿情况。

（2）患者的心理状态、意识状态、自理能力。

（3）患者对膀胱冲洗的认识程度及合作程度。

3.计划

（1）护士:衣帽整洁,洗手,戴口罩。熟悉膀胱冲洗的程序,会向患者解释膀胱冲洗的目的及注意事项。

（2）用物:导尿术用物,密闭式膀胱冲洗术用物。

1）无菌治疗盘内置:治疗碗两个、镊子1把、70％乙醇棉球数个、无菌膀胱冲洗装置1套、血管钳1把、手套。

2）开瓶器1个、输液架1个、网套1个、便盆及便盆巾。

3）常用冲洗溶液:生理盐水,0.02％呋喃西林溶液,3％硼酸溶液,0.2％洗必泰,0.1％雷呋奴尔溶液,2.5％醋酸。

4）灌入溶液温度为38～40 ℃。如果是前列腺肥大摘除术后患者,用冰盐水。

（3）患者:患者及其家属了解膀胱冲洗的目的、意义、过程和注意事项,了解如何配合。

（4）环境:关闭门窗,屏风遮挡。

4.实施

（1）操作方法。

1）依导尿术插入导尿管,并按留置导尿管法固定导尿管。

2）倒溶液于冲洗瓶内,挂于输液架上（瓶底离床沿60 cm）。连接冲洗装置各部（丫型管的两个分管,一管接引流管,另一管接导尿管,主管连接冲洗管）,将橡皮管用别针固定于床单上。

3）冲洗前,使膀胱排空,然后夹紧引流管,开放冲洗管,使溶液滴入膀胱,滴速一般为40～60滴/分。待患者有尿意时（或滴入溶液200～300 mL后）,夹紧冲洗管,打开引流管,将冲洗液全部引流出来,再夹紧引流管,按需要量,如此反复冲洗。引流时,丫形管须低于耻骨联合,以使引流彻底,每天可冲洗3～4次。

（2）注意事项。

1）严格无菌操作,防止医源性感染。

2）寒冷气候,冲洗液应加温至38～40 ℃,以防寒冷刺激膀胱。

3）冲洗时,注意观察引流液性状,出现鲜血、导管堵塞或患者感到剧痛不适等情况,应立即停止冲洗,报告医生。

5.效果评价

（1）患者尿管引流通畅,症状减轻或消失。

（2）患者理解膀胱冲洗的意义,积极配合。

三、协助排便的护理技术

（一）灌肠法

灌肠是将一定量的溶液通过肛管,由肛门经直肠灌入结肠,以帮助患者排便、排气。也可借输入的药物,达到确定诊断和进行治疗的目的。

根据目的可分为保留灌肠和不保留灌肠,根据灌入的液体量又可将不保留灌肠分为大量不保留灌肠和小量不保留灌肠。

1.大量不保留灌肠

(1)目的。

1)软化和清除粪便,排除肠内积气。

2)清洁肠道,为手术,检查和分娩作准备。

3)稀释和清除肠道内有害物质,减轻中毒。

4)为高热患者降温。

(2)评估。

1)患者的年龄、病情、意识状态、肛门部位皮肤黏膜情况。

2)灌肠的目的。

3)患者自理能力、排便习惯、合作及耐受程度。

4)患者对灌肠的心理反应。

5)环境的隐蔽程度。

(3)计划。

1)护士准备:服装、鞋帽整洁,戴口罩,洗手。熟悉大量不保留灌肠的操作程序,向患者解释大量不保留灌肠的目的及注意事项。

2)用物准备:①治疗盘内备灌肠筒 1 套(橡胶管长度约 120 cm、玻璃接管、筒内盛灌肠液),肛管,血管钳(或调节开关),润滑剂,棉签。②治疗盘外备卫生纸,橡胶或塑料单,治疗巾,弯盘,便盆,输液架,水温计,屏风。③灌肠溶液:常用 0.1%～0.2%的肥皂液,生理盐水。成人每次用量为 500～1 000 mL,小儿 200～500 mL。溶液温度一般为 39～41 ℃,降温时用 28～32 ℃,缓解中暑症状用 4 ℃的溶液。

3)患者准备:患者及其家属了解灌肠的目的、过程和注意事项,并学会如何配合操作。如患者不能配合时,请人协助维持适当的姿势。

4)环境准备:安静,酌情关闭门窗,屏风遮挡。

(4)实施。

1)操作步骤:①携用物到床旁,核对并告知患者,取得合作。②患者取左侧卧位,双腿弯曲,退裤至膝部,暴露臀部并移至床沿,将橡胶单和治疗巾垫于臀下。弯盘置于臀边。③将灌肠筒挂于输液架上,液面距肛门 40～60 cm(图 5-15)。④润滑肛管前端,连接,排尽管内气体,流出少量液体于弯盘内,夹闭。⑤一手分开臀部显露肛门,另一手持肛管轻轻插入肛门 7～10 cm,如插管受阻嘱患者深呼吸,稍停片刻再插入。⑥固定肛管,松开调节器。使溶液缓缓流入,如流入受阻可移动挤压肛管,密切观察液面下降情况和患者反应,如患者有便意,嘱张口呼吸,同时降低灌肠筒以减轻压力。⑦待溶液流尽,夹闭。⑧用卫生纸包裹肛管轻轻拔出,放于弯盘内,擦净肛门。⑨协助患者取舒适卧位,嘱其尽量保留 5～10 min 后,再排便。对不能下床的患者,给予便器,将卫生纸、呼叫器放于易取处。⑩排便后协助患者穿好裤子,整理床单位,开窗通风。⑪观察大便性状,必要时留取标本送检。⑫清理用物,记录灌肠结果。

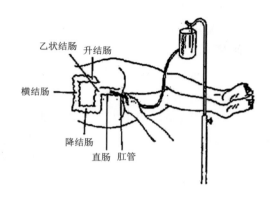

图 5-15　灌肠法

2)注意事项:①掌握灌肠液的温度、浓度、流速、压力和液量,为伤寒患者灌肠时,溶液不得超过 500 mL,压力要低(液面距肛门不得超过 30 cm)。②降温灌肠,可用 28～32 ℃等渗盐水,或用 4 ℃等渗盐水,保留 30 min 后再排出,排便后隔半小时再测量体温并记录。③灌肠过程中注意观察患者的反应,若出现面色苍白、出冷汗、剧烈腹痛、脉速、心慌气急,应立即停止灌肠,通知医生进行处理。④肝昏迷患者禁用肥皂水灌肠,以减少氨的产生和吸收。⑤禁忌证:妊娠、急腹症、消化道出血和各种严重疾病晚期患者。

(5)评价。

1)患者排出大便,自述感觉舒适。

2)患者体温较前有所下降。

3)患者排出肠道积气。

2.小量不保留灌肠

(1)目的。

1)软化粪便。为保胎孕妇、病重、年老体弱、小儿等患者解除便秘。

2)排出积气。为腹部及盆腔手术后肠胀气患者排除肠道积存气体,减轻腹胀。

(2)评估。

1)患者的年龄、病情、意识状态、肛门部位皮肤黏膜情况。

2)灌肠的目的。

3)患者自理能力、排便习惯、合作及耐受程度。

4)患者对灌肠的心理反应。

5)环境的隐蔽程度。

(3)计划。

1)护士准备:服装、鞋帽整洁,戴口罩,洗手。熟悉小量不保留灌肠的操作程序,向患者解释小量不保留灌肠的目的及注意事项。

2)用物准备:①治疗盘内备注洗器,药杯或量杯盛指定溶液,肛管,温开水 5～10 mL,弯盘,卫生纸,橡胶单和治疗巾,润滑油,止血钳。②便盆,屏风。③常用溶液。根据医嘱准备灌肠溶液及用物。溶液温度为 38 ℃。选用"1、2、3"灌肠溶液,即 50%硫酸镁 30 mL、甘油 60 mL、温开水 90 mL,或选用油剂,即甘油或液体石蜡 50 mL 加等量温开水;或各种植物油 120~180 mL。

3)患者准备:患者及其家属了解灌肠的目的、过程和注意事项,并学会如何配合操作。如患者不能配合时,请人协助维持适当的姿势。

4)环境准备:安静,酌情关闭门窗,屏风遮挡。

(4)实施。

1)操作步骤:①备齐用物至病床边,患者准备及环境准备同大量不保留灌肠。②润滑肛管,将注洗器接于肛管,排气并夹紧肛管,插入肛管 7~10 cm,放松夹子使溶液全部流入。灌毕再注入温开水 5~10 mL(图 5-16)。③捏紧肛管并拔出,嘱患者保留 10~20 min 后再排便。④整理床单位,清理用物并记录。

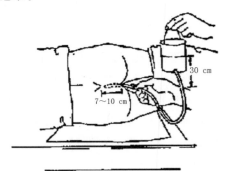

图 5-16　小量不保留灌肠

2)注意事项:①灌肠时插管长度为 7~10 cm,压力宜低(液面距肛门不超过 30 cm),灌入速度不得过快。②抽吸灌肠时,应反折肛管尾端,防止空气进入引起腹胀。

(5)评价:同大量不保留灌肠。

3.清洁灌肠

(1)目的。

1)彻底清除滞留在结肠内的粪便,为直肠、结肠检查和术前做准备。

2)稀释肠内毒素,促其排出。

3)物理降温。

(2)评估:同大量不保留灌肠。

(3)计划:同大量不保留灌肠。常用溶液:1%肥皂液,等渗盐水。

(4)实施。反复多次进行大量不保留灌肠,第一次用肥皂水灌肠,排便后,再用生理盐水灌肠,至排出液清洁无粪块为止,注意灌肠时压力要低(液面距肛门不超过 40 cm)。灌肠应在检查或手术前 1 h 完成,禁用清水反复多次灌洗,以防水与电解质紊乱。

4.保留灌肠

(1)目的:自肛门灌入药物,保留在直肠或结肠内,通过肠黏膜吸收,达到治疗目的。常用于镇静、催眠及应用肠道杀菌剂等。

(2)评估。

1)患者的年龄、病情、意识状态、肛门部位皮肤黏膜情况。

2)灌肠的目的。

3)患者自理能力、排便习惯、合作及耐受程度。

4)患者对灌肠的心理反应。

5)环境的隐蔽程度。

（3）计划。

1)护士准备：服装、鞋帽整洁，戴口罩，洗手。熟悉小量不保留灌肠的操作程序，向患者解释小量不保留灌肠的目的及注意事项。

2)用物准备：①治疗盘内备注洗器，药杯或量杯盛指定溶液，肛管（20号以下），温开水5～10 mL，弯盘，卫生纸，橡胶单和治疗巾，润滑油，止血钳。②便盆，屏风。③常用溶液。根据医嘱准备灌肠溶液，一般镇静催眠用10%水合氯醛；肠道抗感染用2%小檗碱、0.5%～1%新霉素或其他抗生素等。灌肠液量不超过200 mL。温度39～41 ℃。

3)患者准备：患者及其家属了解灌肠的目的、过程和注意事项，并学会如何配合操作。如患者不能配合时，请人协助维持适当的姿势。

4)环境准备：安静，酌情关闭门窗，屏风遮挡。

（4）实施。

1)操作步骤：①备齐用物携至患者床边，向患者解释，以取得合作。②保留灌肠前嘱患者排便或给予排便性灌肠一次，以减轻腹压及清洁肠道，便于药物吸收。③肠道病患者在晚间睡眠前灌入为宜，灌肠时臀部应抬高10 cm，利于药液保留。卧位根据病变部位而定，如慢性痢疾病变多在乙状结肠和直肠，故采用左侧卧位为宜，阿米巴痢疾病变多见于回盲部，应采取右侧卧位，以提高治疗效果。④其他操作同小量不保留灌肠，但入肛管要深，15～20 cm，溶液流速宜慢，压力要低（液面距肛门不超过30 cm），以便于药液保留。⑤折管拔出后，以卫生纸在肛门处轻轻按揉，嘱患者保留1 h以上，以利药物吸收，并做好记录。

2)注意事项：①灌肠前了解病变部位，以便选用适当的卧位和插入肛管的深度。②为提高疗效，灌肠前嘱患者先排便，掌握"细、深、少、慢、温、静"的操作原则，即肛管细，插入深，液量少，流速慢，温度适宜，灌后静卧。

3)肛门、直肠、结肠等手术后患者，排便失禁者均不宜作保留灌肠。

（5）评价。

1)操作方法正确、熟练。

2)达到治疗效果。

5.口服高渗溶液清洁肠道

高渗溶液，在肠道内造成高渗环境，使肠道内水分大量增加，从而软化粪便，刺激肠蠕动，加速排便，达到清洁肠道的目的。适用于直肠、结肠检查和手术前肠道准备。

（1）常用溶液：硫酸镁、甘露醇。

（2）方法。

1)甘露醇法：患者术前3 d进半流质饮食，术前1 d进流质饮食，术前1 d下午2:00～4:00口服甘露醇溶液1 500 mL（20%甘露醇500 mL＋5%葡萄糖注射液1 000 mL混匀）。一般服用后15～20 min即反复自行排便。

2)硫酸镁法:患者术前 3 d 进半流质饮食,每晚口服 50% 硫酸镁 10～30 mL。术前 1 d 进流质饮食,术前 1 d 下午 2:00～4:00,口服 25% 硫酸镁 200 mL(50% 硫酸镁 100 mL+5% 葡萄糖盐水 100 mL),然后再口服温开水 1 000 mL。一般服后 15～30 min,即可反复自行排便,2～3 h 内可排便 2～5 次。

6.简易通便法

采用简而易行、经济有效的措施,协助患者排便,解除便秘。常用于老年、体弱及久病的便秘患者。所用的通便剂为高渗和润滑剂所制成,具有吸出组织水分,稀释、软化粪便和润滑肠壁刺激肠蠕动的作用。常用的简易通便方法如下。

(1)开塞露通便法:开塞露由 50% 甘油或小量山梨醇制成,装于密闭的塑料胶壳内。用量:成人 20 mL,小儿 10 mL,用时将顶端剪去,先挤出药液少许起润滑作用,然后轻轻插入肛门,将药液全部挤入,嘱患者忍耐 5～10 min,以刺激肠蠕动,软化粪便,达到通便目的。

(2)甘油栓通便法:甘油栓是由甘油明胶制成,为无色透明或半透明栓剂,呈圆锥形,具有润滑作用。使用时将甘油栓取出,操作者戴手套或手垫纱布,捏住栓剂较粗的一端,将尖端插入肛门内 6～7 cm,用纱布抵住肛门口轻揉数分钟,利用机械刺激和润滑作用而达到通便目的。

(3)肥皂栓通便法:将普通肥皂削成底部直径 1 cm,长 3～4 cm 圆锥形,蘸热水后插入肛门(方法同甘油栓通便法),由于肥皂的化学性和机械性刺激作用引起自动排便。

禁忌:肛门黏膜溃疡、肛裂及肛门有剧疼痛者,均不宜使用。

(4)按摩:用右手食、中、无名指深深按在腹部,自右下腹盲肠部开始,沿结肠蠕动方向,即由升结肠、横结肠、降结肠、乙状结肠进行推压,如此反复按摩;或在乙状结肠部,由近心端向远心端作环状按摩,每次 5～10 min,每日 2 次,可帮助排便。

(二)肛管排气法

将肛管由肛门插入直肠,排除肠腔内积气的方法。

(1)目的:帮助患者排除肠腔内积气,减轻腹胀。

(2)评估。

1)患者的腹胀情况、临床诊断。

2)患者的意识状态、生命体征、心理状况。

3)患者自理能力、排便习惯、合作及耐受程度。

(3)计划。

1)护士准备:服装、鞋帽整洁,戴口罩,洗手。熟悉肛管排气的操作程序,向患者解释肛管排气的目的及注意事项。

2)用物准备:治疗盘内备肛管(26 号),玻璃接管,橡胶管,玻璃瓶(内盛 3/4 水),瓶口系带,润滑油,棉签,弯盘,卫生纸,胶布条(1 cm×15 cm),屏风。

3)患者准备:患者及其家属了解肛管排气的目的、过程和注意事项,并学会如何配合操作。

4)环境准备:安静,酌情关闭门窗,屏风遮挡。

(4)实施。

1)操作方法:①备齐用物携至患者床边,向其说明用意,屏风遮挡,助患者仰卧或左侧卧位。②将瓶系于床边,橡胶管一端插入水中,玻璃接管于肛管连接,润滑肛管前端后插入直肠15～18 cm,以胶布交叉固定于臀部,橡胶管须留出足够长度,供患者翻身。③观察排气情况,如排气不畅,可帮助患者转换体位、按摩腹部,以助气体排出。④保留肛管一般不超过20 min,拔管后,清洁肛门,整理用物。

2)注意事项:长时间留置肛管,会减少肛门括约肌的反应,甚至导致括约肌永久性松弛,必要时可隔几小时后再重复插管排气。

(5)评价。

1)操作方法正确、熟练。

2)肛管插入的深度合适,留置时间正确,患者感觉舒适。

第六章　舒适的护理

第一节　舒　适

　　舒适是人类的基本需求，是人们追求高质量生存的象征。舒适代表的不仅是生理上的平衡与完好，健康的心理状态、良好的社会适应能力等都是舒适的标志。正常健康状态下，人们为了享受生命的快乐，能自主满足其舒适的需求，并通过适度的休息、充足的睡眠，促进个体保持舒适的状态。但当健康受到损害、失去平衡时，自我舒适的需求不能得以满足，则会出现紧张、焦虑、疼痛等不舒适的征象。不舒适的状态可加重患者的病情，推迟恢复健康的进程，进而导致患者生存质量的下降。因此，护士应努力为患者提供舒适的护理服务，满足其舒适的需求，排除不舒适的因素，消除患者的焦虑，减轻或避免疼痛，使患者身心处于舒适的状态下，感悟健康带给人生的愉悦。

一、舒适与不舒适

（一）舒适

　　舒适是个体在外界环境中保持一种平静安宁的精神状态，是身心健康、没有疼痛、没有焦虑的轻松自在的自我感觉。

　　舒适是自我满足的主观感觉，每个人由于其生理、心理、社会、精神、文化背景、个人经历和体验的不同，对舒适会有不同的诠释。舒适作为人类的基本需要，是人们追求生存质量、享受健康人生的标志。一般来说，高水平的舒适是种积极的健康状态，表现为心态稳定、情绪舒畅、精力充沛，感到安全和完全放松，无任何压力和紧张，生理和心理需要均能获得满足。用整体的观点来解释舒适，可分为以下四个方面。

　　1.生理舒适

　　指个体身体上的舒适感觉。

　　2.心理舒适

　　指信仰、信念、自尊、自我实现、生命价值等精神需求的满足。

　　3.环境舒适

　　指外在物理环境中适宜的噪声、光线、颜色、温湿度等使个体产生舒适的感觉。

　　4.社会舒适

　　包含人际关系、家庭和社会关系的和谐。

（二）不舒适

　　不舒适是指个体身心不健全或有缺陷，周围环境有不良刺激，基本需要不能得到满足，身心负荷过重的一种主观感觉。

　　不舒适通常表现为紧张、精神不振、烦躁不安、消极失望、失眠或身体疼痛，难以坚持日常工作和生活。其中疼痛是不舒适中最为严重的表现形式。

　　舒适与不舒适没有截然的分界线,个体每时每刻都处在舒适与不舒适之间连线的某一点上,且呈动态变化。同时,个体对舒适与不舒适的主观感觉会随着每个人的生理、心理、社会、精神、文化背景、个人阅历等的差异而有不同的解释和体验。

二、影响舒适的因素

　　由于舒适与不舒适是较为复杂的自我感觉,受到许多因素的影响,因而护士为护理对象提供舒适服务时应主动了解有关不舒适的因素,采取有效的措施促进患者的舒适。

(一)身体方面

1.疾病引发的症状和体征

发热、头晕、恶心、呕吐、咳嗽、抽搐、腹胀、嗳气、疼痛等。

2.不适当的姿势和体位

如四肢、关节过度的屈曲、伸张,或患肢的抬高制动,以及由于疾病造成的被迫体位等。

3.治疗引发的活动受限

由于对疾病采取的治疗,限制了患者的随意活动,造成患者不能翻身、不能移动肢体,或因对肢体的固定,如石膏、夹板等使局部皮肤和肌肉受压,引起疼痛。

4.日常自理活动受限

由于疾病的影响使患者的生活自理能力下降,不能满足身体清洁的需要,导致代谢产物、分泌物对皮肤和黏膜的不良刺激引起不舒适。如口腔的不洁、皮肤的汗垢、排泄物的污染等。

(二)心理方面

1.焦虑与恐惧

疾病知识的缺乏,常会造成患者对治疗的担忧、对手术的惧怕、对可能产生的伤害及死亡的恐惧。患者往往表现出心神不定,坐卧不安,睡眠紊乱,心率加快,呼吸、血压等的改变。

2.环境的陌生

对住院环境的不熟悉、不适应,可使患者产生紧张和不安全感,机体不能处于完全放松的状态,而感觉不舒适。

3.角色的改变

个体在适应患者角色时,常常会与本身的其他社会角色发生矛盾,出现角色冲突或角色紊乱,产生角色适应不良的状态,表现为社会角色职能不肯放弃,不认同患者角色,不能安心养病等,影响了疾病的康复。

4.自尊的丧失

如得不到医护人员的关心与重视,受到冷落;远离家人的孤独或被亲人忽视;接受治疗或护理时暴露其身体的隐私部位;合理的要求未得到回应等,可使其感觉不被重视,不能得到应有的尊重,人格和自尊受到损害。

(三)环境方面

1.通风不良

室内通风不良,空气污浊或有异昧的刺激,很容易引起患者的生理和心理的不适感。

2.噪声干扰

患病时患者往往表现适应性下降,邻近患者的呻吟、探视家属过多、治疗仪器的音响等,均会引起患者的烦躁不适。

3.温湿度不当

病室内过高、过低的温湿度,会直接刺激患者的感觉器官,使之产生不适感,严重情况下还会加重病情。

4.其他因素

病室的采光、装饰的颜色、设施的安全性等因素,如果控制不当,也会使患者产生疲劳不适感,影响其康复。

(四)社会方面

1.缺乏支持系统

缺乏社会的福利及公益团体的支持,孤立无助。

2.就业工作问题

患病后职业岗位的丢失造成回归社会困难。

3.医疗费用支出

高额医疗费用的支出产生经济压力,导致生活水平的下降。

4.人际关系改变

在医院的特定人际环境下,与医护人员之间的沟通障碍,会使患者处于极度不舒适状态。

三、满足患者舒适需要的原则

(一)预防为主,促进舒适

护士应能及时分析和判断导致不舒适的因素,并对患者进行身心整体的全面评估,要有预防为主的思想,积极促进患者的舒适。如为长期卧床的患者经常翻身,为昏迷患者进行口腔护理,创造整洁、清新的病室环境等。

(二)加强观察,清除诱因

由于不舒适是患者的主观感觉和体验,客观估计较为困难,尤其是重症患者,若出现语言沟通障碍,则更难表述自己的感受,因而需要护士细心的观察,通过患者的非语言行为,如面部表情、体态手势、躯体活动、睡眠状态、饮食摄取、皮肤颜色等,预测患者的舒适程度,及时发现诱因,运用恰当的措施予以清除。

(三)有效沟通,建立信任

对心理社会因素导致的不舒适,护士应进行积极的心理护理,利用有效的沟通技巧,倾听患者的陈述,并使患者苦闷、抑郁、焦虑的情感得到宣泄,正确指导患者调节不良情绪。并从中获得患者乃至其家属的信赖,建立相互信任的友好人际关系,共同创造温馨、舒适的心理环境。

四、促进舒适的护理措施

促进患者的舒适,首先应分析不舒适的原因,然后采取有效护理措施消除和减轻患者的不舒适,满足其舒适的需要,维持身心健康的最佳状态。

(一)身体舒适

1.皮肤的清洁

皮肤具有保护、感觉、分泌、吸收、调节体温等功能。保护皮肤的清洁,不但使人感到愉快和舒适,而且可以增强皮肤的抵抗力,对维持和促进健康十分重要。护士应特别注意加强患者的皮肤护理,减少不良刺激及局部组织的长期受压,促进血液循环,预防压疮的发生;同时也可帮助肌肉松弛和缓解神经紧张,维持肌肉关节的正常运动功能;如为卧床患者床上擦浴、清扫床单位、更换床单及衣服等,并在护理活动中及时观察患者的皮肤、黏膜变化,为诊断、治疗、护理提供科学依据。

2.卧位的调整

护士应根据患者的具体病情,为其调整适宜的卧位,正确的卧位应符合人体生理解剖功能,有利于全范围关节运动,避免过度伸张而使肌肉过度紧张或牵拉,在促进疾病痊愈的同时又能使患者感到舒适。护士可协助患者每 2 h 改变卧位一次,并按卧位要求在身体局部进行必要的支撑,增加患者的舒适感。

3.适当的活动

活动是人的基本需要.活动可促进人体的身心健康:①增强局部及全身的血流量,改善组织代谢。②增加肺扩张度及肺通气量,有利于痰液的排出,预防肺部并发症。③增加肌肉的舒缩功能,预防废用性骨质疏松、肌肉萎缩和关节畸形。④促进胃肠道蠕动与改善消化系统的功能,增强食欲,预防腹胀、便秘。⑤促进排尿系统的功能,预防排尿不畅引起的尿潴留、尿路结石与尿路感染。⑥促进皮肤功能,预防压疮的发生。⑦促进血液循环及下肢静脉回流,预防下肢静脉血栓形成。⑧适当运动可使患者心情舒畅,消除疲劳,增强自信,有利于疾病的康复。因此,患者应在身体允许的情况下,适当地活动,并在护士的指导下进行有效的功能锻炼。

4.平衡的营养

平衡的营养摄入可维持生命,促进健康。因此,应加强饮食护理,注意食物色、香、味的调配,尊重患者的饮食习惯,提供清洁的进食环境,保证食具的卫生、食物的温度,注意用膳期间的语言、态度及形体语言,以促进患者的食欲和消化功能,令患者享受进餐的愉快。

5.规律的生活

有规律的生活可使患者有安全感和舒适感,并能使患者身心放松。因此,病区应科学台理地安排患者的起居生活及医疗护理活动,规划一个患者能够适应且能提供良好护理的病区生活环境。如静脉输液多选择上午,探视时间应选择在下午。

6.充足的睡眠

充足的休息和睡眠是患者身心健康的必要条件。人类通过睡眠可以消除疲劳,更好地恢复精神和体力,以充沛的精力、愉快的心情,投身于工作和学习中。

(二)心理舒适

心理舒适是个人高层次的需要,而每个人由于其文化程度、社会背景、个人经历、自我意识、价值观念等的不同,对心理舒适追求的程度也不一样。因此,护士应根据患者的具体情况,选择能够满足其心理需要的措施,如进行健康教育、心理咨询、保护患者隐私、愉快的情感交流、以患者为中心的护理理念、良好的护患关系等,提高患者心理舒适度,调动积极的心理因素,促进身心尽快痊愈。

(三)环境舒适

来自环境的不利因素最容易导致患者出现不舒适感。每个人都需要有一个舒适的环境,护士应为患者努力创造一个温馨舒适的休养环境,即适宜的温度、湿度,清新的室内空气、合适的病室采光,安静整洁的休息区域等。

第二节　疼　痛

每个人在一生中都曾有过疼痛的亲身体验。它是一种令人痛苦、不舒适的主观感觉,是人的健康受到威胁的信号。疼痛作为多种疾病的共有症状,与疾病的发生、发展和转归有着密切的关系,人类正是从与疼痛的抗争过程中开始认识疾病,并且在不断寻求解除疼痛的过程中,愈加期待能够提供避免疼痛的护理服务。护士作为人类健康的维护者,满足人们的基本需求,提供最佳的护理服务,是护士的重要职责。为此,护士应掌握有关疼痛的知识,尽可能帮助人们避免疼痛、缓解疼痛或适应疼痛,做好疼痛患者的护理。

一、疼痛的概念

(一)概念

一般的观点认为。疼痛是机体的主观感觉,一种痛苦的、不适的感觉。但是很多学者指出,疼痛不仅是一种感觉,还伴有情绪的感受和一系列的生理生化反应。1979 年国际疼痛研究协会对疼痛所下的定义是:"疼痛是一种令人不快的感觉和情绪上的感受,伴随着现有的或潜在的组织损伤。疼痛是主观的。每个人在生命的早期就通过损伤的经历学会了表达疼痛的确切词汇,无疑这是身体局部或整体的感觉,而且总是令人不快的一种情绪上的感受。"

疼痛包含两重含义:痛觉和痛反应。痛觉是个体的主观反应,是一种意识现象。属于个人的主观知觉体验,很难加以确切表述。与其他体表感觉如触、压、温、冷等感觉相比较,痛觉的特点在于它含有丰富的情感成分,在相当大的程度上,受到人的心理、性格、经验、情绪和文化背景的影响,患者可表现为痛苦、焦虑、紧张、恐惧等。如亲人的逝去引起忧郁、伤心和悲痛,痛反应是指机体对疼痛刺激产生的一系列生理病理变化,即由伤害性刺激导致的具有保护性的反射活动。如血压升高、呼吸急促、瞳孔扩大、出汗、肌肉收缩及血液中某些化学成分的变化。

疼痛是临床护理中最常见、最重要的疾病征象,是患者不舒适的最高表现形式,同时也是患者常常去医院就诊的唯一原因。因此,控制疼痛不仅是指当疼痛发生时消除或缓解疼痛,更为重要的是应在患者的疼痛发生前给予识别和干预。

(二)疼痛的发生机制

疼痛的发生机制十分复杂。研究认为痛觉感受器是位于皮肤和其他组织内的游离神经末梢。各种伤害性刺激作用于机体达到一定强度时,可引起受损部位的组织释放某些致痛物质,如组胺、缓激肽、5-羟色胺、乙酰胆碱、H^+、K^+、前列腺素等,这些物质作用于神经末梢,兴奋痛觉感受器,产生痛觉冲动,并迅速经传入神经传导至脊髓,通过脊髓丘脑束和脊髓网状束上行,传至丘脑,投射到大脑皮质的一定部位而引起疼痛(图 6-1)。由于痛觉感受器在身体各部位的分布与密度不同,对疼痛刺激的反应敏感度也有所不同。皮肤表面的神经末梢比较密集,对疼痛最敏感;其次为动脉管壁、肌肉、关节、肌腱、筋膜等;其他大部分深层组织和内脏器官只有稀疏的神经末梢分布,对疼痛的敏感度较弱,即不同部位的神经末梢对疼痛的敏感度依次为:皮肤＞血管、肌肉、关节＞内脏、深层组织。虽然疼痛的感觉是一种生理过程,但此过程也会受到心理情感因素的影响。

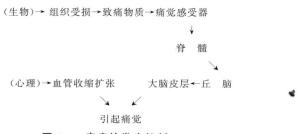

图 6-1　疼痛的发生机制

二、疼痛的原因及影响因素

(一)疼痛的原因

导致疼痛的原因很多,常见的原因如下。

1.温度刺激

过高或过低的温度作用于体表,均会损伤组织,受伤的组织释放组胺等致痛物质,刺激痛觉神经末梢,导致疼痛,如高温引起的灼伤或低温导致的冻伤。

2.化学刺激

强酸、强碱等化学性刺激,不仅直接刺激游离的神经末梢,造成疼痛,同时受损的组织释放组胺、5-羟色胺、缓激肽等致痛物质,再次作用于痛觉感受器,使疼痛加剧。

3.机械损伤

刀割、针刺、碰撞、挤压、手术、身体组织受牵拉、肌肉受压等,均可使局部组织受损,刺激痛觉神经末梢引起疼痛。大部分物理性损伤引起的组织缺血、缺氧、瘀血都可促使组织释放致痛物质,从而加剧疼痛并使疼痛的时间延长。

4.病理变化

疾病造成体内某些管腔堵塞,组织缺血、缺氧、炎性渗出、水肿,平滑肌痉挛,空腔脏器过度扩张,均可引起疼痛。

5.心理因素

心理状态不佳,焦虑、情绪紧张、愤怒、悲痛、恐惧等可引起局部血管收缩或扩张而导致疼痛。如神经性头痛即常因心理因素引起。此外,疲劳、睡眠不足、用脑过度可导致功能性头痛。

(二)影响疼痛的因素

从疼痛刺激阈值来看,人与人之间及不同人群之间并没有显著差异,但在现实观察中个体之间对疼痛刺激能够耐受的程度,以及所引起的反应则有显著的不同,其原因主要在于疼痛受生理、心理、社会因素的作用与影响。

1.年龄

年龄是影响疼痛的重要因素之一,个体对疼痛的敏感程度随年龄的不同而变化。多数学者研究认为,人从婴儿开始随着年龄的增长,痛阈逐渐降低,成年后会稳定在一定水平,进入老年阶段后痛阈升高。因而婴儿不如成人对疼痛敏感,随着年龄增长,对疼痛的敏感性也随之增加。老年人对疼痛的敏感性又逐渐下降。所以,疼痛护理对于不同年龄组的患者应采取不同的护理措施,特别是儿童和老年人更应注意其特殊性和个体差异。

2.社会文化背景

个体所生活的社会环境、多元文化背景,对个体在疼痛的忍受和意义认识上有很大的影响。个体所生活的特殊社会文化环境的影响可使其与他人有不同的人生观、价值观,因而对疼痛的反应也不一样。如在非洲的某些部落中,妇女可以在旅途分娩后继续前进,而据英国20世纪70年代的统计资料,50%以上的英国妇女分娩时要求使用止痛药。近来一些学者研究认为,经济文化比较发达的地区,人的痛阈反而低,功能性疼痛的发生率高。其可能的原因是文明程度越高,科学越发达,人类离自然越远,直接参与自然界斗争的机会减少,感觉的适应性降低,而对伤害性刺激的敏感性增高,这在一定程度上解释了为什么脑力劳动者对疼痛的耐受能力低于体力劳动者。

3.个人经历

人对于疼痛的经验很大程度来源于幼时父母和周围环境的影响。如果父母对外伤很重视,一些轻微的刺激或破损就过度关注,子女对疼痛就会过于敏感,而对疼痛的忍耐力较低;反之,如果成人对较大的伤害也能处之泰然,并能保持比较镇静的情绪,子女则往往能忍受比较严重的疼痛,而且对幼年时疼痛的记忆会直接影响成年以后的疼痛体验。从某种意义上说,疼痛是通过学习得来的。

4.注意力

个体对疼痛注意力的集中和分散会影响对疼痛的感觉程度。当注意力集中于疼痛刺激时可加重疼痛,而如果能有效分散注意力,使之转移到其他问题上,则可缓解疼痛。如拳击运动员在比赛场上能够忍受严重伤害,而不感到疼痛,是因为他们的注意力集中于比赛中;在战场上受到严重创伤而常不觉得疼痛是因为注意力集中于战斗。而比赛或战斗结束,便会立即感到疼痛剧烈难忍。一方面是由于注意力开始转移到创伤,另一方面是产生了许多消极情绪。松弛疗法,术后听音乐、看电视、愉快交谈等均可分散患者对疼痛的注意力,减轻疼痛。

5.情绪

心理生理学家发现,负性心理活动,如沮丧、恐惧、焦虑、失望等可使人的痛阈降低,而积极的心理活动,如愉快、兴奋、自信等可提高痛阈。情绪可改变个体对疼痛的反应,即积极的情绪可减轻疼痛,而消极的情绪可使疼痛加剧。如一位患有轻微胃病的患者.在得知自己被怀疑患有胃癌后,疼痛明显加重,经进一步检查被确诊为十二指肠球部炎症后,疼痛便立即消失。

6.人格特征

疼痛的程度和表达方式因个人的气质、性格不同而有差异。大部分观点认为,个性外向并稳定的人,意志力坚强,痛阈较高,对疼痛的耐受力较强;而内向和神经质的人痛阈低,对疼痛的忍耐性差。富于情感、善于表达的患者诉说疼痛的机会较多,因而比性格内向的患者更易受到关注.接受治疗的机会也较多。

7.医源性因素

医护人员不恰当的语言表达和行为方式以及采取的治疗护理措施,在某种程度上可增加患者的焦虑、紧张或恐惧情绪,使患者痛感增加,且可延长疼痛的时间。此外,医院的特殊环境可使患者产生孤独和陌生感,也会造成患者对疼痛的耐受性明显下降。如果在进行治疗护理活动时,能与患者有良好的沟通,并在操作前向患者解释清楚有关问题,增加其安全感,会对减轻疼痛起到重要的作用。

三、疼痛患者的护理

(一)疼痛的分类

疼痛的分类至今尚无统一的标准,目前临床常用的分类方法有以下几种。

1.按疼痛的病程分类

(1)急性痛:有明确的开始时间,持续时间较短,常用的止痛方法可以控制疼痛。

(2)慢性痛:指持续约 3 个月以上的疼痛。并由于心理因素干扰使病情复杂化,临床上较难控制。

2.按疼痛的程度分类

(1)微痛:似痛非痛.常与其他感觉复合出现。如瘙痒、酸麻、沉重、不适感等。

(2)轻痛:疼痛局限、轻微。

(3)甚痛:疼痛较重,痛反应出现。

(4)剧痛:疼痛较重,痛反应强烈。

3.按疼痛的性质分类

(1)钝痛:酸痛、胀痛、闷痛、隐痛。

(2)锐痛:刺痛、切割痛、灼痛、绞痛、撕裂样痛、爆裂样痛、钻顶样痛。

(3)其他描述:跳痛、压榨样痛、牵拉样痛等。

4.按疼痛的部位分类

广义讲可分为躯体痛、内脏痛和心因痛三大类,其中按躯体解剖定位又可分为头痛、颌面痛、颈项痛、肩背痛、胸痛、上肢痛、腹痛、腰骶痛、髂髋痛、下肢痛。

5.按疼痛的系统分类

可分为神经系统疼痛、心血管系统疼痛、血液系统疼痛、呼吸系统疼痛、消化系统疼痛、内分泌系统疼痛、泌尿系统疼痛、运动系统疼痛、免疫系统疼痛等。

(二)疼痛的评估

个体对疼痛的感受差异性较大,影响因素较多。每个人对疼痛的捕述方法也不尽相同,因此,准确评估疼痛是件复杂、困难的工作。患者作为资料的主要来源者,最能真切、详实地描述其疼痛的存在、程度及疼痛的性质。护士应将收集到的有关患者疼痛的资料与患者主观感觉相互印证,达成共识。切不可根据自己对疼痛的理解和体验来主观判断患者的疼痛程度,应对疼痛进行客观、科学地评估。

1.评估内容

(1)患者的一般情况:姓名、性别、年龄、职业、民族、住址、婚姻、生活习惯、嗜好、文化程度、社会背景、性格等。

(2)疼痛的程度:轻度、中度、重度。

(3)疼痛的部位:是否明确、固定,有无转移痛、放射痛。

(4)疼痛的性质:是否为刺痛、灼痛、绞痛、麻痛、剧痛、牵涉痛、痉挛痛;疼痛是否为突发性、阵发性、持续性、周期性。

(5)疼痛的时间:疼痛开始发作的时间、持续时间、疼痛变化的规律性、停止的时间。

(6)疼痛的表达方式:患者用何种方式表达其疼痛.如儿童用哭泣、面部表情和身体动作表达;成人可用不同的话言来描述等。

(7)影响疼痛的因素:了解哪些因素可引起、加重、减轻或改变疼痛,如温度、食物、紧张、运动、休息、姿势、月经、排尿、性生活等。

(8)疼痛对患者的影响:疼痛对患者的生活、工作、娱乐、运动、睡眠等是否有影响? 疼痛是否引起患者的生活形态发生改变? 疼痛是否影响与他人的沟通和交流,社交关系是否发生变化? 是否出现愤怒、抑郁、退缩、自杀等情绪的改变等。

(9)疼痛的处理方法:疼痛时曾使用过何种止痛药物、效果如何,是否有过药物依赖或成瘾性。

2.评估工具

如疼痛评分量表的应用。在临床实践中可通过护患之间的语言交流,有效地衡量疼痛的程度,是比较简单准确的测量患者主观疼痛的方法,目前国内外较常采用的量表有以下几种。

(1)0~10 疼痛量表(NRS):是用数字代替文字表示疼痛的程度。即在一条直线上分段,按 0~10 分次序评估疼痛的程度。0 分表示无痛,10 分表示剧痛,中间次序表示疼痛的程度,请患者自己评分。此表便于医务人员掌握,也可将此表给患者,容易被患者理解,可以口述。可以视觉模拟,也可以记录,临床上多用于疼痛治疗前后效果测定对比。0 为无痛,1~3 为轻度疼痛,4~6 为中度疼痛,7~10 为重度疼痛(图 6-2)。

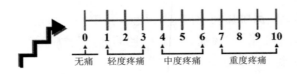

图 6-2　0~10 疼痛量表

(2)0~5 描述疼痛量表(VDS):即把一直线分成五等份,每个点表示不同的疼痛程度。

0 级　无疼痛

1 级　轻度疼痛:可忍受,能正常生活及睡眠。

2 级　中度疼痛:轻度干扰睡眠,需用止痛药。

3 级　重度疼痛:干扰睡眠,需用麻醉止痛剂。

4 级　剧烈疼痛:干扰睡眠较严重,伴有其他症状。

5 级　无法忍受:严重干扰睡眠,伴有其他症状或被动体位。

此方法是加拿大 Mcgill 疼痛量表的一部分,客观存在的每个分级都有对疼痛程度的描述,也容易被医护人员和患者接受。

(3)Johnson 二成分量表(VAS):用一条直线,不作任何划分,仅在直线的两端分别注明无痛和剧痛,请患者根据评估时自己疼痛的实际感觉在线上标记疼痛的程度。这种评分法使用灵活方便,患者有很大的选择自由,不需要仅选择特定的数字或文字(图 6-3)。

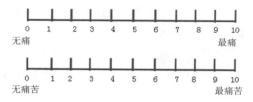

0   1   2   3   4   5   6   7   8   9   10
无痛   最痛

0   1   2   3   4   5   6   7   8   9   10
无痛苦   最痛苦

图 6-3　Jhnson 二成分量表

(4)面部表情疼痛测量图:适用于 3 岁以上的儿童。图示六个代表不同疼痛程度的面孔,儿童可从中选择一个面孔来代表自己的疼痛感受(图 6-4)。

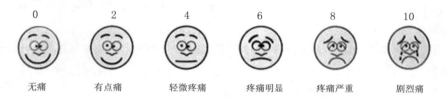

0　　　　　2　　　　　4　　　　　6　　　　　8　　　　　10

无痛　　　有点痛　　轻微疼痛　　疼痛明显　　疼痛严重　　剧烈痛

图 6-4　面部表情疼痛测量图

(三)疼痛的护理措施

1.疼痛护理的基本原则

(1)患者有权进行恰当的自我评估。

(2)医疗服务机构应该给予患者实施镇痛治疗。

(3)护士应对患者的疼痛进行定期评估。

(4)让患者懂得有效镇痛治疗的重要性。

(5)患者可以参与治疗护理的决策。

(6)按需要给予患者常规及临床必要的镇痛药物。

(7)出院时制订护理指导汁划。

2.非药物性止痛方法

(1)松弛疗法:松弛疗法主要是通过分散患者的注意力达到解除疼痛和焦虑的目的,并能增加患者的自我控制感,多用于慢性持续性疼痛的患者,常用的方法如下。

1)组织活动:针对患者感兴趣的话题进行轻松愉快的交谈、听音乐、做游戏、看电视、下棋、进行体育活动等,有效转移其对疼痛的注意力。

2)有节律地按摩:嘱患者双眼凝视一个定点,引导患者想象物体的大小、形状、颜色等。同时在患者疼痛部位或身体某部位的皮肤上作环形按摩。

3)做深呼吸:指导患者进行有节奏的深呼吸,用鼻深吸气,然后再慢慢地呼出气体,周而复始。

4)指导想象:治疗性指导想象是用一个人对特定事物的想象而达到特定的正向效果,可引导松弛,减轻疼痛。如回忆某一次有趣的活动、一次难忘的聚会、一次愉快的旅行等。

5)松弛术:是通过锻炼放松肌肉,缓解血管痉挛,消除紧张焦虑情绪。松弛术的机制与瑜珈、气功相似,只是方法更简单。治疗时首先使患者保持一种舒适自然的坐位或卧位;然后令其依照治疗者的指令从头到脚依次放松全身肌肉,有时也可以用录音带播放指导语指引患者;继之患者闭目凝神,驱除杂念,平静地呼吸。

(2)心理护理:疼痛作为一种主观感觉,受心理社会因素影响较大,很多研究证实,心理性成分对疼痛性质、程度和反应以及镇痛效果都会产生影响,因此疼痛的心理护理具有其特有的重要地位。

1)建立信赖关系:与患者进行良好的情感沟通,真心地给予患者以关心、爱抚,使患者产生对护士的信赖,并借助情感支持协助其克服疼痛。

2)尊重患者的疼痛反应:护士应认真倾听患者有关疼痛反应的主诉,并给予切身的理解,鼓励患者表达其疼痛的感受及对适应疼痛所作的努力,帮助患者及其家属接受疼痛的行为反应,使之达成对疼痛反应的共识。

3)介绍有关疼痛的知识:帮助患者学习有关疼痛的知识,减轻患者对疼痛的焦虑和其他影响因素,增强患者的安全感。根据患者的情况,选择教育内容。一般应包括:疼痛的机制,疼痛的原因,如何面对疼痛,减轻疼痛的各种措施等。

4)减轻心理压力:忧虑、紧张、焦虑、恐惧的情绪,或对康复失去信心等,均可加重疼痛的程度,疼痛的加剧又反过来影响情绪而形成恶性循环。护士应以同情、安慰和鼓励的态度与行为给予患者心理支持,设法减轻患者的心理压力。患者情绪稳定、心境平和、精神放松,可以提高疼痛阈值,增强对疼痛的耐受性。

(3)促进舒适:适当的身体活动、变换姿势、改变体位、帮助患者清洁床单位、定时通风、良好的采光、调试合适的温湿度等都可以有效缓解疲劳,促进舒适,减轻疼痛。

(4)物理止痛:物理止痛是应用自然界及人工的各种物理因子作用于人体,以治疗和预防疼痛的一系列物理方法。临床上应用的方法有冷疗和温热疗法、电疗法、光疗法、超声波疗法、磁疗法、医疗体育疗法等。如护士可应用湿热敷、温水浴、热水袋、红外线烤灯等方法,缓解痉挛,促进局部血液循环,加速致痛物质的排除,解除患者的疼痛。

(5)中医止痛:中医止痛是通过针灸、推拿、刮痧等传统的中医方法,刺激人体的经络和腧穴而起到疏通经络、调和气血、扶正祛邪的作用,从而达到防治病痛的目的。如偏头痛时可针刺太阳穴、外关穴,可达良好的止痛效果。

3.药物性止痛方法

(1)麻醉性镇痛药:醉性镇痛药又称阿片类镇痛药,它能提高患者的痛阈,从而减轻或消除疼痛,一般不产生意识障碍,除非大剂量可有助眠或麻醉作用。常见的麻醉类镇痛药有吗啡、可待因、哌替啶、芬太尼、盐酸羟考酮控释片、喷他佐辛(镇痛新)、纳洛酮。此类药物主要用于疼痛的急性发作和生命有限的晚期癌症患者。由于麻醉性镇痛药可产生成瘾性,用药时间越长,镇痛效果越差,增加药量可产生药物依赖或成瘾,因而护士要了解患者以前用药的质和量,适当限制药物的摄入量,防止产生药物依赖。

(2)非麻醉性镇痛药:非麻醉性镇痛药如阿司匹林、对乙酰氨基酚、保泰松、吲哚美辛、布洛芬、酮咯酸、吡罗昔康、曲马朵、环氧合酶-2抑制药等,具有解热、镇痛、抗炎的功效,临床上多用于解除中等程度的疼痛,如肌肉痛、神经痛、关节痛、痛经等(阿司匹林、布洛芬等药物常用于癌痛患者的第一阶段治疗。此类药物一般在疼痛发作时应用。护士要注意定时定量给药,注意观察用药后的反应。

(3)镇静催眠药：如苯巴比妥、水合氯醛、地西泮(安定)等。这些药物易产生药物依赖和成瘾，护士应掌握患者的用药时间和药量，观察有无成瘾性。对于癌症疼痛的药物治疗，WHO三阶梯癌痛治疗方案是一个在国际上被广泛推广并认同的药物治疗方案，只要正确地遵循该方案的基本原则，90%的癌痛患者都会得到有效缓解，75%以上的晚期癌症患者的疼痛得以解除。所谓三阶梯疗法，是指根据轻、中、重不同程度的疼痛，单独和(或)联合用药。其具体方法如下。

第一阶段：主要针对轻度疼痛的患者。选用非麻醉类(非阿片类)药物、解热镇痛药、抗炎类药，如阿司匹林、布洛芬，对乙酰氨基酚等。

第二阶段：主要适用于中度疼痛的患者。若应用非麻醉类(非阿片类)药物止痛无效，可选用弱麻醉类(弱阿片类)药物，如可待因、曲马朵等。

第三阶段：主要用于重度和剧烈疼痛的患者。选用强麻醉类(强阿片类)药物，如吗啡，哌替啶、美沙酮等。

癌症患者的药物镇痛护理中，护士必须掌握 WHO 三阶梯癌痛药物治疗的知识，包括药物的种类、剂量、给药途径和给药时间、药物的不良反应等，并将有关知识传授给患者及其家属，使患者无论在医院或家庭都能得到正确的镇痛治疗和护理。

第三节　休息与活动

休息是指在一定时间内相对地减少活动，使人从生理上和心理上得到放松，消除或减轻疲劳，恢复精力的过程。它代表了一种安静、安详、无焦虑、无拘无束的状态，即在没有任何情绪压力之下身心感到平静、宽慰的松弛状态。

休息的方式很多，获得休息的方法因人而异，如运动后停止活动；精神上的放松，静坐或卧床、阅读、看电视和工作中的短暂片刻的间歇等。没有简单的定义能包括所有人的休息方式和固有含义，对于不同的人，休息有不同的含义。如对于从事脑力劳动的人来说，散步、游泳、打太极拳等，是其有益的休息方式；而对于从事体力劳动的人，则可从阅读、听音乐、看电视等得到放松和休息。通过休息可消除疲劳，减轻精神上的压力，重新感到精力充沛、身心舒适。

一、休息的意义及先决条件

(一)休息的意义

休息是人类最基本的生理需要，适当的休息是维持人体健康，使其处于最佳的生理和心理状况的必要条件。

1.休息与健康的关系

健康人需要适当的休息，缺乏休息可产生一系列疲倦和劳累的身心状况。如一个人经历了较长时间的体力或脑力劳动之后就会感到困乏，全身无力，精神上也变得懒散，注意力不集中，反应迟缓，工作效率下降等，这表明机体未处于最佳的功能和健康状态之中，且状态持续下去，很容易导致机体健康水平的下降，引发疾病。因此，适当的休息总可以减轻或消除机体的疲倦和劳累,使身体各部分处于松弛状态,减轻精神紧张,恢复体力和精力,保持健康的体质。同时,休息可以维持机体生理调节的规律性,促进机体正常的生长发育。

2.休息与康复的关系

休息是疾病康复的必要手段。由于疾病本身构成一种压力,患病后患者常表现出精神上的脆弱,心理上的焦虑,加之医院陌生的环境,严肃的面孔,各种特殊的声响,令人产生疼痛的操作,频繁治疗使睡眠常受到干扰等生理心理的不舒服,都会给患者增添较大的精神负担和压力,影响患者的康复。这就要求护士必须建立一个有益于休息的生理和心理环境。良好的休息不仅能消除疲劳,同时还能缩短病程,使患者早日康复。如当人处于卧位时,肝脏及肾脏的血流量较站位时多50%,可使该器官获得充足的血液供应,提供丰富的营养物质,促进组织的修复和器官功能的恢复。另一方面由于休息时新陈代谢活动减慢,全身血液的需求量下降,心脏负荷减低,因而对心脏疾病的恢复也是十分有利的。因此,患者患病期间,采用恰当方式休息,不仅可以消除疲劳,促进体力和精力的恢复,减少消耗,促进蛋白质的合成及组织修复,还可以提高治疗效果,促进机体快速康复。

(二)休息的先决条件

满足休息的生理需要,必须具备3个先决条件。

1.生理上的舒适

生理上的舒适对促进放松非常重要。因此在休息之前必须把身体的不舒适减至最低程度。如解除或控制疼痛;协助患者调整姿势,提供相对舒适的体位;保证环境中适宜的温湿度,减少噪声和异味的不良刺激,调节睡眠时所需的光线;满足患者清洁的需要等,使其获得休息的先决条件。

2.心理上的放松

有效地减少和控制紧张、焦虑的情绪,心理上才能得到放松。当患病时,个人无法满足社会、职业或个人角色及义务上的需要,加之住院时对医院环境及医务人员感到陌生,对自身疾病的担忧等,患者常常会出现紧张和焦虑。因此,护士应耐心地与患者沟通,恰当地运用知识和技能,减轻患者心理压力,帮助恢复身心放松。同时在倾听患者的主诉时重视患者的个体差异,提供适宜的个性化护理服务,以达到放松的目的。

3.充足的睡眠

获得休息的最基本的先决条件是充足的睡眠,虽然每个人所需要的睡眠有较大的区别,但都有最低限度的睡眠时数,满足了所需的睡眠量,才能得到真正的休息。一个人如不能满足其最低限度的睡眠时数,常会出现焦虑不安、精神紧张、烦躁易怒、全身疲乏、注意力难以集中等,在这种状态下很难达到休息的目的。

二、睡眠生理

睡眠是人类和其他高等动物生来就有的生理过程。人的一生中有1/3的时间要用在睡眠上。通过睡眠人的精力和体力得到恢复,睡眠后可保持良好的觉醒状态。

目前有研究认为,睡眠是一种知觉的特殊状态,虽然睡眠时人对周围环境的反应能力降低,但并未完全消失。人们在睡眠中,对特殊刺激会产生选择性的知觉,甚至被惊醒,而是否被惊醒则与刺激来源的音量、强度及刺激源对个人是否有特殊意义有关。如熟睡的母亲听不到电话铃声,却能被其宝宝的哭声惊醒。同时,睡眠是一种周期现象,睡眠的周期是循环式发生的。因此,可以把睡眠定义为周期发生的知觉的特殊状态。

(一)睡眠分期

1929年,德国精神病学家汉斯·伯格(Hans Berger)最先描述了人在醒觉时脑电图出现的电活动 α 波和 β 波,他用脑电图仪描记人脑活动过程中产生的脑电波,并研究和区分这些脑电波的各种节律,发现了脑电波的波形和人的清醒状态、睡眠状态及其他精神状态的关系。从此,人类可以直接描记脑电活动的变化,客观地研究睡眠过程。

睡眠有两种不同的时相状态,一种是脑电波呈现同步化慢波的时相,常称为正相睡眠、慢波睡眠或非快速动眼睡眠(NerM)。另一种是脑电波呈现去同步化快波的时相,称为异相睡眠、快波睡眠或快速动眼睡眠(REM)。慢波睡眠与快波睡眠是两个相互转化的时相,成人一开始首先进入慢波睡眠,持续约120 min后转入快波睡眠,持续20～30 min后又转入慢波睡眠。这种反复转化为4～5次。越接近睡眠的后期,快波睡眠的时间越长。

1.非快速动眼阶段睡眠(NREM)

一般分为四期。

第一期:清醒和睡眠的过渡时期,是种很浅的睡眠。这一期为时很短,5～7 min,很容易唤醒,人们常常感到似乎还是醒着的状态。生理活动开始减慢,但脑电图(EEG)显示的一些特点与清醒时相同。

第二期:进入中等深度的睡眠,但仍易被唤醒,此期大约持续10～20 min,生理活动继续变慢,肌肉逐渐放松,人可有短暂的、片刻的思维活动。

第三期:为熟睡期,大约持续15～30 min。此期肌肉完全放松,心率缓慢,血压下降,难以唤醒。

第四期:为深睡期,大约持续10 min。全身松弛,无任何活动,体内激素大量分泌,减少蛋白质分解,加速受损组织的愈台,遗尿和梦游可能发生,此期极难唤醒。

2.快速动眼阶段睡眠(REM)

此阶段睡眠的特点是眼球快速转动,脑电图活跃,与清醒时极为相似,而肌电图反映肌张力极低,伴有像瘫痪时大肌肉所具有的那种不活动的状态。在 REM 睡眠中,躯干基本上呈松弛状态,但体温、血流及脑的耗氧量均有增加,心率、血压和心输出量也有增加。经常接近清醒水平。研究认为 REM 睡眠与幼儿神经系统的成熟有关,且有利于精力的恢复,同时对保持精神和情绪上的平衡十分重要。因为这一时期的梦境都是生动的、充满感情色彩,此梦境可减轻、缓解精神压力,使人将忧虑的事情从记忆中消除。

(二)睡眠的周期

人的睡眠是周期发生的,是一种主动过程。每一周期都含有从60～120 min不等的(平均为90 min)有顺序的睡眠时相,成人平均每晚出现4～6个睡眠时相周期。

三、睡眠的需要

睡眠是一种周期性的现象,通常为每天一次,且需持续一段时间,是个体基本的生理需要,对于睡眠量的需要,因人而异。一个健康人每晚睡眠的平均时数是7.5 h,但每个人睡眠的时数有很大的差异。有些人每晚只睡3 h就得到了休息;有的人睡10 h,白天还觉得疲倦。虽然睡眠量差异的确切原因尚无定论,但年龄可影响睡眠量,这一点已得到证实。随着年龄的变化睡眠量依次为婴儿睡眠多于儿童,儿童多于青年,青年多于老年。总的睡眠时间,儿童期最高,青春期减少,以后保持稳定持续到老年。

各年龄段每日需要的睡眠时间也有差异,新生儿 24 h 都处于断续的睡眠状态:出生 1 周后为 16~20 h;1 周岁以前为 14~15 h;幼儿为 12~14 h;学龄前儿童为 9~12 h;学龄儿童睡眠 10~12 h;青少年睡眠 8~9 h;成人一般为 7~8 h;50 岁以上平均 7 h;70 岁以上老年人睡眠时间有所回升,平均每日 7.6 h。老年人睡眠的特点为早睡、早醒,且中途觉醒较多。同时,睡眠各个阶段所占比例也随年龄而变化。如新生儿阶段异相睡眠多于正相睡眠,1 岁半以上异相睡眠约占 35%,5 岁以后为 20%,青少年为 25%,老年人又开始下降。此外,睡眠量的多少还会受个性、健康状况、生活习惯、职业性质、心理状态等诸多因素的影响。由于疾病、心理上感到压力或不愿活动的人,睡眠时间会大大延长;反之,如果人的身体健壮、心情舒畅,熟睡 5~6 h 即能消除疲劳,使精神和体力得到很好的恢复。体力劳动者比脑力劳动者需要的睡眠时间长;劳动强度大、工作时间长的人需要的睡眠时间也长;肥胖者比瘦弱的人需要的睡眠时间长。

四、影响睡眠的因素

正常睡眠受多种因素影响,除有关年龄、体态、工作性质、个性等因素外,下列因素也会影响睡眠。

1.生理因素

内分泌的变化会影响睡眠。妇女在经期普遍会感到疲劳、困倦,此时睡眠量增加;绝经期妇女由于情绪变化、精神紧张而影响睡眠;甲状腺功能低下者因甲状腺素分泌不足使人感到疲乏而嗜睡。

2.心理因素

由于工作、学习上的压力而产生焦虑,或由于生活事件如亲人去世、失业、离婚、退休等造成的抑郁、恐惧、情绪激动、思虑过多均可影响正常睡眠,严重情况下甚至导致失眠。住院患者由于对疾病的诊断、治疗感到担忧、惧怕而产生心理压力,也会影响其睡眠。

3.病理因素

任何引起疼痛、不适、焦虑或抑郁的疾病都能导致睡眠障碍,疾病迫使患者采用的被迫体位也直接影响患者的睡眠效果。呼吸系统疾病如哮喘、支气管炎、过敏性鼻炎均可改变呼吸的节律而妨碍睡眠;精神病和神经症的患者,失眠往往是最常见和最早出现的临床症状之一;心脏病猝死也经常在夜间发生。此外老年人、糖尿病、尿道炎及前列腺疾病患者,由于膀胱肌肉张力减弱,夜尿增多,也会影响睡眠质量。

4.食物因素

某些食物的摄入会改变睡眠状况。如食用肉类、乳制品和豆类等,由于其内含丰富的 L-色氨酸,可缩短睡眠的潜伏期,被认为是一种天然的催眠剂,故能促进睡眠。对于睡眠不佳者,护士鼓励其睡前饮一杯热奶可帮助患者入睡。相反睡前饮用咖啡、浓茶或大量含乙醇等使人兴奋的饮品,则会干扰睡眠。

5.药物因素

治疗疾病的某些药物可能会给睡眠带来不良的影响。如服用中枢神经兴奋剂、类固醇等，会干扰睡眠。长期服用安眠药,停药后往往会导致对药物的依赖或使睡眠障碍加重。

6.环境因素

睡眠环境的变化可以改变睡眠的状况。如患者入院后,对床单位及所用物品不习惯、不喜欢;病室的光线、温度、湿度、气味、声响、频繁治疗的干扰等都会影响其睡眠情况;加之对新环境的陌生,适应性下降而紧张度增加,产生焦虑和不安,更加重睡眠障碍。

7.生活方式

不规律的工作时间,日夜班的交替,长途旅行生活,以及某些情况下的时差变换,都会使正常人的生物钟节律失调,造成睡眠紊乱。

8.体育锻炼

临睡前2~3 h适度的运动可产生轻度的疲劳感,易于机体的放松,最终可促进并加深睡眠。但白天大运动量的锻炼则会造成过度疲劳,产生机体的不舒适感而干扰睡眠。

五、促进休息与睡眠的护理

(一)促进休息的护理措施

1.减轻和消除焦虑

从生理、心理上满足患者的需求。护士应礼貌热情地接待患者及其家属,主动介绍病区的布局,协助患者适应并熟悉环境,消除紧张和陌生感。同时,根据医疗原则,护士应恰当地向患者解释各种化验结果,讲解病情的治疗过程,使患者安心治疗,主动配合,放松休息。同时,争得家属的积极参与,共同消除患者的寂寞、孤独感,减轻患者的焦虑情绪,使其身心处于最佳状态接受治疗,促进康复。

2.提供舒适的环境

护士应尽可能提供给患者一个安静、安全、整洁、舒适的环境,保持病室内适宜的温度、湿度;经常通风换气;减少各种噪声,护士走路、说话、开关门、拿放物品时注意声音要轻;减少环境中不良因素对患者的刺激,使病室形成一个恬静、利于患者休息的环境。

3.有计划安排诊疗活动

为保证患者充分的休息,护士要有计划地安排治疗、护理、检查的时间,在不影响治疗效果的前提下,使其时间相对集中在日间完成,无特殊需要,尽可能减少对患者的打扰。

4.针对绝对卧床治疗患者的护理

要主动及时地协助患者进食、排便,维持适当的体位,适时翻身,预防并发症,从而达到休息和康复的目的。

5.尊重患者的休息习惯与方式

患者因年龄、性别、生活习惯、受教育程度与个人爱好的不同,对休息的方式与要求也各不相同。护士在制订护理计划时应了解并观察患者的个人习惯,充分考虑到这些因素,满足患者的合理要求。如患者有午睡的习惯,护士应为其拉好窗帘,以利于患者的休息。

6.减少影响睡眠的因素

就寝前尽量不谈论令患者情绪激动的人或事,使患者心情放松地进入睡眠状态;入睡前摄入促进睡眠的食物,如牛奶、乳酪等;避免饮用刺激性饮品,如浓茶、咖啡;采取恰当措施,有效控制疾病引发的疼痛、不适;调整舒适的体位,使肌肉放松,有利于患者通过睡眠达到最佳的休息状态。

7.协助患者自我放松

帮助患者进行自我放松,可使患者获得高质量的休息。放松的原则是自然的姿势,配合深呼吸,集中注意力于一点,凝思冥想为辅助动作,以放松肌肉得到休息。美国的赫夫门(Hoffman)1977 年提出,松弛肌肉法可减少耗氧量,降低血压,减慢呼吸速率和心率,降低肌肉紧张度。他建议做以下活动进行自我放松。

(1)选择安静、空气清新的环境,取轻松自然的姿势,使全身肌肉放松。

(2)闭目做一次深呼吸。

(3)头脑中想一幅宁静的画面,每次呼气时重复说一个对自己有特殊意义的字或词,如"安静"。

(4)当进行上述活动时,自足部开始,直到头部,循序放松全身肌肉。

(5)反复进行 15～20 min。

(6)静坐数分钟,感受全身轻松。

另外也可采用腹式呼吸放松自己:

(1)取自然舒适的坐位,双手随意放置在膝部。

(2)放松腹肌,行腹式呼吸。

(3)同时尽量扩大胸廓。

(4)抬高锁骨,但不要耸肩。

按上述要求,可依次放松全身的肌肉,达到缓解紧张情绪、释放压力的目的,从而进入到良好的休息状态。

(二)促进睡眠的护理措施

患者因疾病或其他因素的影响,常常出现睡眠障碍。护士采用良好的护理措施并辅以药物治疗,则有利于患者调整睡眠紊乱并获得足够的睡眠,恢复正常的睡眠形态,促进疾病更快康复。

1.创造良好的物理环境

为患者创造一个有利于入睡的环境,是使患者恢复正常睡眠型态的必要条件。护士应适当地调整病室的温度、湿度、光线等,减少外界环境对患者感觉器官的不良刺激。室温一般冬季控制在 18～22 ℃,夏季以 25 ℃为宜。湿度控制在 50％～60％为宜。由于住院患者的觉醒阈值往往较低,极易被惊醒,所以夜间巡视或进行治疗处置时护士应做到"四轻",降低噪声的强度,保持病室的安静。对严重打鼾、影响其他患者休息者可采用分室的方法安置。及时清除患者排泄物,保持病室清洁,避免异味。病室应设置地灯,以利于夜间照明,每位患者的床头应安装床头灯,以备急用,同时避免对其他睡眠中的患者的干扰。

床铺应躺卧安全、舒适。宽度足够翻身,枕头高度合适。为保证良好的睡眠姿势,床褥要有适当的硬度和弹性。棉被松软,冷暖适宜。多人同住病室应用拉帘或屏风等分隔,以保证患者的私密空间,同时向患者及其家属说明维持睡眠环境的重要性,以取得积极的配合。

2.满足患者睡眠需要

满足患者的睡眠习惯和身心需要是帮助患者尽快入睡的重要前提。护士应尊重患者的睡眠习惯,尽可能提供方便。如有的人喜欢临睡前沐浴或洗漱;有的人则喜欢读小说、听广播、做几节健身操;有的人喜欢吃少量食物或饮热饮料;有的人喜欢用热水泡脚等,对这些方面的需求予以满足有利于患者的睡眠。

为使患者舒适入睡,就寝前护士应做好晚间护理。帮助患者洗漱、排泄、更衣、整理床单位等;协助患者翻身,检查受压部位的皮肤变化,检查身体各部位引流管、牵引、伤口的敷料情况,必要时更换敷料;对于机体有疼痛或不适者,护士可根据医嘱酌情给予镇痛药物,减少患者的不适;采取舒适的体位,使患者肌肉放松进入睡眠状态。

3.建立健康的睡眠习惯

不良的睡眠习惯可影响患者的睡眠质量。护士应指导患者养成良好的睡眠习惯,如临睡前不宜饱餐,饮水不宜过多,不饮浓茶、咖啡,不宜用脑过度,不做激烈的运动等。此外,要合理控制白天的睡眠量,遵循体内生物钟的变化规律。

4.合理安排护理措施

执行护理措施时应尽量减少对患者睡眠的干扰。常规的护理措施应安排在白天,特殊情况必须在睡眠期间操作时,活动安排应尽量间隔 90 min,以减少对患者睡眠的频繁干扰,因为 90 min 是一个正常睡眠周期所需的时间。

5.合理使用药物

护士应注意观察患者每日所服药物是否有引起睡眠障碍的不良反应。如有影响睡眠的药物要与医生联系,根据情况予以更换。对于一些失眠的患者,可适当使用安眠药物,但是护士必须对安眠药物的性能及其对睡眠的影响有一个全面的了解,以便更安全、有效地使用药物。临床上大剂量长期服用地西泮可产生耐受性、习惯性和成瘾性。若久用突然停药,可发生戒断症状,出现失眠、兴奋、焦虑、震颤甚至惊厥,也可发生戒断性精神病,故使用安眠药时应格外谨慎。护士应掌握使用安眠药的原则,即明确当所有促进睡眠的方法都无效时才可使用安眠药,并且用药时间越短越好。

6.加强心理护理

患者住院时心情十分复杂,环境的陌生、离开亲人的孤独寂寞,同时由于疾病产生紧张、焦虑、恐惧等,都会严重影响睡眠,因此护士应与患者进行良好的沟通,关心、体贴患者,了解患者尚未满足的心理需要,提供积极的心理护理。耐心倾听患者的主诉,有针对性地设法解决患者的烦恼、痛苦,充分给予患者以理解,增强患者的自信心。对于失眠较重的患者,应通过各种护理措施鼓励其战胜失眠,摆脱失眠的困扰。

7.实施健康教育

与患者一起讨论有关休息与睡眠的知识和问题,使其了解身心放松是保证休息与睡眠的前提条件,并明确休息与睡眠对人体的重要作用。鼓励患者建立有规律的日常生活习惯,养成良好的睡眠习惯,白天应参加适量的体育锻炼,晚间睡前可略活动,放松四肢,但运动不可过于激烈。为了保证夜间睡眠的质量,应建议患者白天不要过多睡眠。劝告和督促患者每日清晨按规定时间起床强化每一日的生理节奏,恢复正常睡眠习惯。指导患者食用促进睡眠的食物,避免摄入干扰睡眠的饮品。

第四节　清洁与舒适

清洁是维持和获得健康的重要保证,清洁可清除身体表面污垢,防止病原微生物繁殖,促进血液循环,有利于身体健康。在日常生活中,每个健康的人,都能满足自身清洁的需要。但当人患病时,由于疾病原因,自理能力降低,无法满足自身清洁的需要,这对患者生理和心理都会产生不良影响。因此,护士应及时评估患者清洁状况,掌握清洁护理技术,为患者做好生活护理工作,预防感染及并发症的发生。

一、口腔护理

(一)意义

口腔是消化道的起端,具有咀嚼、味觉、消化、语言、辅助呼吸等功能。正常人口腔内经常有大量的微生物存在,包括致病菌和非致病菌。当人的身体健康时,由于机体抵抗力强,并通过饮水、进食、刷牙及漱口等活动,可对病原微生物起到一定的清除作用,一般不会引起口腔疾病。但当人患病时,由于机体抵抗力降低,饮水、进食减少,口腔内的温度、湿度、食物残渣适宜微生物生长,为病原微生物在口腔内迅速繁殖创造了条件,容易引起口臭,口腔局部炎症、溃疡,食欲减退,消化功能下降,导致其他并发症。同时,口臭或龋齿等还会影响患者自我形象,产生社交心理障碍等。因此,护士必须掌握口腔护理技术。口腔护理包括协助患者清洁口腔;为无法完成口腔清洁的昏迷、高热、鼻饲等患者进行口腔护理;对患者进行健康教育,并指导其做好口腔健康维护。

(二)口腔健康维护

护士应向患者及其家属宣传口腔卫生的重要性,介绍口腔护理的有关知识,使患者及其家属能有效地维护口腔健康,预防口腔感染。

1.养成口腔卫生习惯

刷牙是去除牙菌斑、保持口腔清洁的自我保健方法,已成为每个人的生活习惯。每日晨起、晚上临睡前应刷牙,餐后应漱口,提倡做到"三个三",即三餐饭后要刷牙,饭后 3 分钟内应刷牙,每次需刷 3 min。睡前不应吃对牙齿有刺激性或腐蚀性的食物,减少食物中糖类及碳水化合物的含量。

2.选择口腔清洁用具

包括牙刷、牙膏和牙线等。应尽量选用外形较小、刷毛软硬适中、表面光滑的牙刷。已磨损的牙刷或硬毛牙刷容易导致牙龈损伤,因此,牙刷应每隔 1 个月更换一次。牙膏应无腐蚀性,药物性牙膏一般能抑制细菌生长、预防龋齿和治疗牙齿过敏,可根据需要选用。牙膏不宜常用一种品牌,应轮换使用。

3.掌握刷牙方法

正确刷牙方法是上下颤动刷牙,将牙刷毛面轻放于牙齿及牙龈沟上,刷毛与牙齿的长轴成45°,快速环形来回颤动,每次只刷 2～3 颗牙;前排牙齿的内面,可用牙刷毛面的顶端旋转颤动刷洗;刷牙齿咬合面时,刷毛与牙齿平行,来回旋转颤动刷洗;刷完后再轻刷舌面。另一种简便的方法是上、下竖刷法,沿牙齿纵面刷,牙齿的内、外咬合面都应刷洗干净。

4.使用牙线剔牙

指导患者使用牙线、尼龙线、丝线、涤纶线作牙线材料。截取一段牙线长约 30～40 cm,先在中间预留约 20 cm,再将两端分别绕在两手中指上,以双手的拇指和食指夹住牙线,将牙线以拉锯动作,穿过牙缝接触面上下移动,将食物残渣剔出。每次进餐后宜用牙线剔牙,不宜用牙签剔牙,因牙签易损伤牙龈。

5.保养义齿

有义齿者白天应佩带义齿,以增进咀嚼功能,并保证良好的口腔外观,晚上将义齿取下,使牙床得到保养。义齿取下后放于冷开水杯中,以防损伤,每日换水一次,义齿不可浸入热水中,不可用乙醇等消毒液,以免变色、变形和老化。义齿也会积有食物残渣和碎屑,因此,餐后应取下义齿认真冲洗,并用小的软毛刷蘸着牙膏轻轻刷洗各个面,以减少残存的细菌,去除菌斑,维护口腔健康。

二、头发护理

(一)意义

健康的头发应有光泽,浓密适度,分布均匀,清洁无头皮屑。头皮表面是人体皮脂腺分布最多的部位。皮脂、汗液伴灰尘常黏附于头发、头皮中,形成污垢,除散发难闻气味外,还会引起脱发和其他皮肤疾病。干净整齐的头发可以保护头皮,促进毛囊血液循环,预防感染。因此,保持头发清洁、整齐是人们日常生活的一项重要内容。当患者的病情较重,日常生活受限、自理能力下降时,护士应协助患者进行头发护理。

寄生于人体的有头虱、体虱、阴虱三种,这与卫生不良、环境污秽或与携带虱、虮者接触有关。头虱生长于头发和头皮上,体积小,呈卵圆形,浅灰色。其卵(虮)很像头屑,是固态颗粒,紧紧地粘在头发上,不易去掉。虱(虮)可吸附在发根使局部皮肤瘙痒,抓伤容易引起感染。虱子繁殖较快,可通过衣服、床单、梳子、刷子等传播疾病,如流行性斑疹伤寒、回归热等。

发现患者有虱(虮)应立即灭除。常用灭虱药液有百部酊(百部 30 g 加 50％乙醇 100 mL,再加纯乙酸 1 mL,放入瓶内并盖严,48 h 后制成)。操作时护士应穿隔离衣,戴手套,必要时动员患者剪短发,用纱布蘸百部酊,擦遍头发,反复用手指指腹揉搓,使头发全部湿透,然后戴上浴帽包住头发,24 h 后取下浴帽,用蓖子蓖去死虱和虮卵,再清洗头发。灭虱完毕,为患者更换衣裤、被服,将患者的污衣、被服及护士的隔离衣装入布口袋内,扎紧袋口送高压蒸汽灭菌,脱落的头发等用纸包好焚烧,梳子、蓖子消毒后刷洗干净。操作中避免虱、虮传播,防止百部酊流入患者嘴及耳内。

(二)头发健康与保养

健康的头发离不开平时的保养,而每个人头发情况各不相同。从头发的性质来看,有干性、油性、混合性等;从头发的健康状况来看,有多头垢、多头皮屑、易脱落等。只有掌握了个人头发的性质和状态,才能有针对性地保养。保养头发包括梳发、洗发、护发等一系列措施,也包括正确选择和使用保养头发的用品及用具。

1.养成头发卫生习惯

指导患者及其家属了解头发卫生的重要性及头发护理的相关知识,掌握保养头发的方法,养成保持头发清洁的卫生习惯。

2.掌握梳理头发的方法

梳理方法得当,可防止头发断裂和脱落,解除头发缠结。梳发时动作要轻,一般从发根梳至发梢。长发要从发梢逐段梳理至发根,梳通为止。每日应梳发 2～3 次。洗发可去除头皮屑、头垢等,可保持头发清洁,也可促进血液循环,有利于头发生长。每周应洗发 1～2 次。

3.选择保养头发的用具

保养头发的用具有梳子。梳子种类很多,有塑料的、胶木的、木质的、竹质的和牛角的,挑选梳子时要注意梳齿不要太锐利,梳齿以钝圆为宜,胶木和木质梳子的齿不锋利,在热水中不会变软,宜选用此类梳子。一般情况下不宜选用篦子,因其齿又密又尖,不利于保护头发和头皮。

4.选择洗发护发的用品

质量好的洗发护发用品一般都具有去除污垢和油脂、抑制头皮屑生长、改变头发状况、使头发保持健康状态等作用。洗发护发用品种类较多,如多功能洗发香波有去污和去油脂、去屑止痒、营养头发等作用,在洗发时就不需要再用护发用品。因此,洗发剂、护发素应根据个人发质的特点(干性、油性)选购和使用。必要时可焗油,但应慎用染发用品,以防过敏。

5.注意饮食均衡

通过饮食调整和有选择地食用黑芝麻、核桃等一些具有美发、护发功能的食物,且配以适当的护发措施。冬季应注意头发保暖,夏天防晒。经常按摩头皮,可增强头皮血液循环,促进头发健康生长,防止头发分叉、断裂、干燥和脱落。

三、皮肤护理

皮肤与其他附属物构成皮肤系统。皮肤由表皮、真皮和皮下组织构成,皮肤附属物包括毛发、汗腺和皮脂腺等。完整的皮肤应是温暖、柔嫩、不干燥、不油腻,没有潮红和破损,且无肿块。自我感觉清爽、舒适,无任何刺激。皮肤具有保护机体、调节体温、吸收、分泌、排泄及感觉等功能,具有天然的屏障作用,可避免微生物入侵。

皮肤的新陈代谢迅速,排泄的废物,如皮脂及脱落的表皮碎屑,与外界病原微生物及尘埃结合成脏物,黏附于皮肤表面,如不及时清洁皮肤,将会引起皮肤炎症。汗液呈酸性,停留在皮肤上可刺激皮肤,使其抵抗力降低,以致破坏其屏障作用,成为病原微生物入侵门户,造成各种感染。因此,护士应加强对卧床患者的皮肤护理。

四、压疮的预防及护理

压疮是由于局部组织长期受压,引起血液循环障碍,发生持续缺血、缺氧、营养不良而致局部软组织溃烂和坏死。

(一)压疮发生的原因

1.压力因素

压疮主要是由垂直压力、摩擦力和剪切力而引起,通常是 2～3 种力联合作用所致。

(1)垂直压力:是引起压疮的主要原因。由于局部组织持续受压,导致局部长时间承受超过正常毛细血管压的压迫,从而引起压疮。如长期卧床、昏迷、瘫痪或长期坐轮椅的患者易发生压疮。

（2）摩擦力：当患者长期卧床，皮肤可受到床单表面逆行阻力的摩擦，如皮肤被擦伤后受到汗液、尿液、粪便等浸渍污染时，易发生压疮。

（3）剪切力：剪切力是两层组织相邻表面间的滑行，产生进行性的相对移位所引起，是由摩擦力和压力相加而成。它与体位关系密切，如当患者半坐卧位时，可使身体下滑，皮肤与床铺出现平行的摩擦力，加上皮肤垂直方向的重力，从而导致剪切力发生，引起局部皮肤血液循环障碍而发生压疮。

2.潮湿刺激

皮肤经常受到汗液、尿液，各种渗出液、引流液等物质的刺激而变得潮湿，出现皮肤酸碱度改变，致使表皮角质层的保护能力降低，皮肤组织破溃，容易继发感染，而发生压疮。

3.固定不当

如使用石膏绷带、夹板固定时，衬垫不妥当，松紧不适宜致使局部组织血液循环不良，而发生压疮。

4.营养不良

营养摄入不足，出现蛋白质合成减少，皮下脂肪减少，肌肉萎缩，受压后骨隆突处缺乏肌肉和脂肪组织的保护，引起血液循环障碍，而发生压疮。如长期发热及恶病质的患者。

（二）压疮的好发部位

压疮好发于受压和缺乏脂肪组织保护、无肌肉包裹或肌层较薄的骨骼隆突处，根据卧位不同、受压点不同，好发部位也不同。

仰卧位：枕骨粗隆、肩胛部、肘、脊椎体隆突处、骶尾部、足跟。

侧卧位：耳部、肩峰、肘部、髋部、膝关节的内外侧、内外踝。

俯卧位：耳、颊部、肩部、女性乳房、男性生殖器、髂嵴、膝部、脚趾。

坐位：坐骨结节。

（三）压疮的分期

根据压疮的发展过程和轻重程度不同，可分为四期。

1.瘀血红润期

为压疮初期，局部皮肤受压或受到潮湿刺激后，出现暂时性血液循环障碍，表现红、肿、热、麻木或有触痛。解除压力30 min后，皮肤颜色仍不能恢复正常。

2.炎性浸润期

红肿部位继续受压，血液循环仍得不到改善，静脉回流受阻，局部静脉瘀血，受压表面呈紫红色，皮下产生硬结，表皮水疱形成，且有痛感。

3.浅度溃疡期

表皮水疱逐渐扩大破溃，真皮剖面有黄色渗出物。感染后，脓液流出，浅层组织坏死，形成溃疡，疼痛加剧。

4.坏死溃疡期

为压疮的严重期，坏死组织侵入真皮下层和肌层，坏死组织发黑，脓性分泌物增多，有臭味,感染向周围及深部扩展,可达骨骼,甚至引起败血症。

(四)压疮的预防及护理

1.护理评估

(1)患者的一般情况:年龄、病情,压疮产生原因(年老体弱、长期卧床、瘫痪、营养不良等),有无骨牵引、石膏、夹板固定等情况,受压处的皮肤有无发红、缺血或损伤,自行预防及护理压疮能力等。

(2)患者的认知反应:对产生压疮原因的认识、心理反应、情绪状态。对压疮预防及护理知识的了解和合作程度等。

2.护理计划

(1)护士准备:衣帽整洁,洗手,戴口罩。

(2)患者准备:了解压疮预防措施及配合护理。

(3)用物准备:翻身记录卡、50%乙醇、电动按摩器、红外线灯、清洁创面的药物(生理盐水、0.02%呋喃西林、1:5 000 高锰酸钾)。

(4)环境准备:病室安静、整洁,必要时以屏风或拉上挂帘遮挡。

3.护理实施

(1)压疮的预防:预防压疮在于消除其发生的原因,因此,要求做到"六勤",即勤观察、勤翻身、勤擦洗、勤按摩、勤整理、勤更换,同时要注意加强营养。交接班时重点交接患者局部受压皮肤的变化及护理措施的执行情况。

1)避免局部组织长期受压。①定时翻身,减少组织压力;间歇性解除压力是有效预防压疮的关键,经常翻身是卧床患者最简单而有效的解除压力的方法。即使是相当小的压力,如果压迫时间过长,也可阻碍血液循环而导致组织损伤,所以仍须经常更换卧位。翻身间隔的时间应根据患者病情及局部受压情况而定。一般每 2 h 翻身一次,必要时 1 h 翻身一次,建立床头翻身记录卡(表 6-1)。协助患者翻身时,应将患者身体抬起,再挪动位置,避免拖、拉、推等动作,以防擦伤皮肤。翻身后应及时做好记录,有条件可使用帮助患者翻身的电动转床。②保护骨隆突处和支持身体空隙处:将患者体位安置妥当后,可在身体空隙处垫软枕。如海绵垫褥、气垫褥、水褥等,使局部受力面积扩大,而降低骨隆突部位皮肤上所受到的压强。此外,还可用翻身的电动转床、电动压力轮替床垫、蛋型床垫、漂浮垫、集成电路控制的压疮防治装置等用来均匀分布患者的体重,避免局部持续受压.减少骨隆突处压力。③避免摩擦力和剪切力:摩擦易损伤皮肤角质层,应尽可能防止患者身体滑动。仰卧位如需抬高床头一般要因人而定抬高的角度。半坐卧位时,防止身体下滑移动,可在腘窝下置衬垫或软枕。长期坐椅时,应适当约束,防止患者身体下滑。协助患者翻身、更换床单及衣服时,需要抬起患者的身体,避免拖、拉、拽等动作,以免形成摩擦力而损伤皮肤。使用便器时,应协助患者抬高臀部,不可硬塞、硬拉,必要时在便器边缘垫以软纸、布垫或撒滑石粉,防止擦伤皮肤。④正确使用石膏及夹板固定:对使用石膏、夹板、骨牵引的患者,要仔细观察局部皮肤和指(趾)甲颜色、温度的变化,衬垫应平整、松软适度,尤其要注意骨骼突起部位的衬垫。认真听取患者反映,适当给予调节。如发现石膏绷带凹凸不平,应立即报告医生,及时处理。

表 6-1 床头翻身记录卡

姓名_____床号_____

日期	时间	卧位	皮肤情况	执行者

2)避免潮湿及摩擦的刺激:①保持皮肤清洁干燥:大小便失禁、出汗及分泌物多的患者应及时擦洗干净,以免皮肤受刺激,局部皮肤可涂凡土林软膏;床铺要经常保持清洁干燥,平整无碎渣;被服污染要及时更换,不可让患者直接卧于橡胶单或塑料布上;小儿要勤换尿布。②不可使用破损的便器,以防擦伤皮肤。③促进局部组织血液循环:对易发生压疮的患者,要经常检查受压处皮肤情况,以温水擦浴、擦背或用湿热毛巾行局部按摩。常用的方法有手法按摩、电动按摩器及红外线灯照射。

手法按摩:包括全背按摩和受压处局部按摩。

全背按摩:协助患者俯卧或侧卧,露出背部,先以热水进行擦洗,再以手指蘸上少许 50%乙醇或润滑剂进行按摩。常见的方法有摩擦法、揉捏法、叩击法、安抚法 4 种。

摩擦法:按摩者斜站在患者右侧,左腿弯曲在前,右腿伸直在后,从患者骶尾开始,沿脊柱两侧边缘向上按摩(力量要足够刺激肌肉组织),至肩部时用环状动作。按摩后,再轻轻滑至臀部及尾骨处,此时左腿伸直,右腿弯曲。如此有节奏按摩数次,再用拇指指腹由骶尾部开始沿脊柱按摩至第七颈椎处。

揉捏法:以大拇指及其四指一连串抓起或拧起大块肌肉,采取有节律地扭或压缩动作。先揉捏患者半侧背部及上臂,由臀部向上至肩部。以一手的大拇指及四指抓起此处的大肌肉,当一只手将放松肌肉时,另一只手开始揉捏另一部位的肌肉,有节律地交换。

叩击法:以两手掌小指侧,轻轻叩敲臀部、背部及肩部,利用刺激皮肤来促进血液循环。

安抚法:是利用按压与抚摸的动作,进行长、慢且有节奏的手掌移动;手掌与皮肤完全接触,以促进肌肉松弛。将蘸有 50%乙醇的双手掌平按于尾骨处,以长、慢且有节奏的按摩动作沿脊椎骨推向患者颈部、肩部,转向两侧的上臂,回至肩部,向下经背部又回到尾骨处。再倒乙醇于手掌心,以相同的步骤按摩。

受压处局部按摩:蘸少许 50%乙醇或润滑剂,以手掌大小鱼际部紧贴皮肤作压力均匀的向心方向按摩,由轻至重,由重至轻,每次 3~5 min。反应性充血不主张按摩。

电动按摩器:电动按摩器是依靠电磁作用引导按摩器振动,以代替各种手法按摩,操作时将按摩器紧贴皮肤进行按摩。

红外线灯照射:可达到消炎、干燥作用,有利于组织的再生和修复。如婴幼儿易发生臀红,可采用臀部烤灯法。

3)增进营养的摄入:营养不良既是导致压疮的内因之一,又可影响压疮的愈合,良好的营养是创面愈合的重要条件。增加蛋白质,纠正负氮平衡,有助于伤口的愈合。因此,在病情许可下给予高蛋白、高维生素膳食,可增强机体抵抗力和组织修复能力。此外,适当补充矿物质,如口服硫酸锌,可促进慢性溃疡的愈合。

(2)压疮的护理:压疮发生后,应在积极治疗原发病的同时,实施全身治疗,增加蛋白质、维生素和微量元素的摄入,增强身体的抵抗力。遵医嘱抗感染治疗,并加强心理护理。

1)瘀血红润期:护理原则是去除致病原因,避免压疮继续发展。加强护理措施,增加翻身次数,防止局部组织继续受压,避免摩擦、潮湿的刺激。

2)炎性浸润期:护理原则是保护皮肤,预防感染。对未破溃的小水疱要减少摩擦,防止破裂感染,使其自行吸收;对大水疱要用无菌注射器抽出疱内液体,不需要剪去表皮,可直接涂消毒液,用无菌敷料包扎,也可遵医嘱用紫外线灯照射治疗。

3)浅度溃疡期:护理原则是清洁疮面,促进愈合。需解除压迫,保持局部清洁、干燥。可采用物理方法,如用红外线灯照射疮面,每日 1～2 次,每次 10～15 min,然后按外科无菌换药方法处理疮面。还可用鸡蛋内膜、纤维蛋白膜、骨胶原膜等贴于疮面治疗。因内膜含有一种溶菌酶,能分解异种生物的细胞壁,杀死细菌,破坏入侵细菌的作用,可视为消炎和杀菌剂。同时内膜含有蛋白质,能在疮面表层形成无色薄膜覆盖疮面,防止污染和刺激,减轻疼痛,促进炎症局限化,具有明显的收敛作用。以新鲜鸡蛋内膜为例,将其剪成与疮面相适宜的大小,平整地紧贴于疮面,如内膜下有气泡,应以无菌棉球轻轻挤压使之排除,再以无菌敷料覆盖,1～2 d 更换一次,直到疮面愈合为止。

4)坏死溃疡期:护理原则是去除坏死组织,促进肉芽组织生长。此期应经常翻身,架空患处;清洁疮面,去除坏死组织;保持引流通畅,促进愈合。可用生理盐水或 0.02％呋喃西林溶液清洗疮面,再用无菌凡士林纱布及敷料包扎,1～2 d 更换敷料一次。

也可用甲硝唑湿敷或用生理盐水清洗疮面后涂以磺胺嘧啶银、呋喃西林治疗。对于溃疡较深、引流不畅者,应用 3％过氧化氢溶液冲洗,以抑制厌氧菌生长。感染的疮面应定期采集分泌物作细菌培养及药物敏感试验,每周 1 次。按检查结果选用药物。

还可采用空气隔绝后局部持续吹氧法。用塑料袋罩住疮面并固定四周,通过一小孔向袋内吹氧,氧流量为 5～6 L/ min,每日 2 次,每次 15 min。治疗完毕,疮面用无菌纱布覆盖或暴露均可。其原理是利用纯氧抑制疮面厌氧菌生长,提高疮面组织供氧,改善局部组织有氧代谢,并利用氧气流干燥疮面,促进结痂,有利于愈合。对分泌物较多的疮面,可在湿化瓶内加75％乙醇,使氧气通过湿化瓶时带出一部分乙醇,抑制细菌生长,减少分泌物,起到促进疮面愈合作用,若医院有条件可用高压氧治疗。

有些中药膏剂、散剂具有清热解毒、活血化瘀、去腐生肌作用,也可用于压疮的治疗。

对大面积深达骨骼的压疮,应配合医生清除坏死组织,植皮修补缺损组织,以缩短压疮病程,减轻患者的痛苦。

(3)健康指导:护士应向患者及其家属讲解皮肤清洁的重要性。介绍压疮产生的原因、好发部位、临床表现、预防措施和护理要点,指导家属学会床上擦浴、翻身、按摩等预防压疮的技能,保持患者及床褥的清洁卫生,使患者及其家属重视和参与压疮早期的护理,积极配合治疗,防止压疮感染及并发症的发生。

4.效果评价

(1)有效地消除了引起压疮的原因。

(2)患者无压疮发生;原有压疮有所好转或痊愈。

(3)患者舒适,心情愉快,患者及其家属能参与护理。

(4)护士观察患者受压皮肤及时,处理得当。

实训项目

一、特殊口腔护理法

(一)目的

(1)保持口腔清洁、湿润,去除口臭、牙垢,使患者舒适,预防口腔感染等并发症。

(2)增进食欲,保持口腔正常功能。

(3)观察口腔黏膜、舌苔、牙龈等处的变化及特殊的口腔气味,了解病情的动态变化。

(二)评估

(1)患者的病情、意识状态、口腔状况。

(2)患者卫生习惯、自理能力、心理反应。

(3)患者口腔卫生知识水平。

(三)计划

1.用物准备

无菌物品:治疗碗 2 个[盛漱口溶液(表 6-2)和若干含漱口液的棉球]、弯血管钳、镊子、压舌板。

表 6-2 常用漱口溶液及作用

名称	作用
生理盐水	清洁口腔,预防感染
朵贝尔溶液(复方硼酸溶液)	轻微抑菌,除臭
1%～3%过氧化氢溶液	遇有机物时,放出新生氧。抗菌除臭
2%～3%硼酸溶液	为酸性防腐剂,抑菌
1%～4%碳酸氢钠溶液	为碱性药剂,用于真菌感染
0.02%呋喃西林溶液	清洁口腔,广谱抗菌
0.1%醋酸溶液	用于铜绿假单胞菌感染等

一般物品:治疗盘、弯盘、治疗巾、吸水管、棉签、石蜡油、手电筒、pH 试纸。必要时备张口器、舌钳,外用药冰硼散等。

2.环境准备

整洁、舒适,床头桌上无杂物,方便放置口腔护理盘。

3.患者准备

患者了解口腔护理的目的和方法,采取舒适体位。

4.护士准备

着装整齐,戴口罩,洗手,备齐用物。

（四）实施

1. 操作步骤流程

护士携用物至床旁→核对床号、姓名→向患者解释口腔护理的目的和方法→患者侧卧或头偏向一侧→铺治疗巾，弯盘置于口角旁→湿润口唇→漱口→观察口腔情况（义齿取下放于凉开水中）→弯血管钳夹棉球（棉球湿度适合）→嘱患者咬合上下齿→用压舌板撑开颊部→分别擦洗左右牙齿外面（由里向外到门齿）→嘱患者张口→依次擦洗左侧上内侧面、咬合面；下内侧面、咬合面；颊部→同法擦洗右侧→擦洗硬腭、舌面、舌下→再次漱口→观察口腔→处理口唇干裂、口腔溃疡等→擦干口唇、撤治疗巾→患者取舒适卧位→整理床单位、清理用物、记录。

2. 注意事项

（1）擦洗动作要轻，特别对凝血功能差的患者，防止碰伤黏膜和牙龈。

（2）昏迷患者禁止漱口，用张口器时从臼齿处放入，血管钳夹棉球不可过湿，以防止因水分过多造成误吸。操作前后清点棉球，防止棉球遗留口腔。

（3）操作中要随时询问患者感受，如棉球的干湿程度，止血钳操作时是否产生不适，体位是否舒适，有无其他要求等。

（4）对使用抗生素者应特别注意观察口腔黏膜有无真菌感染。

（5）传染病患者按隔离原则处理。

（6）漱口溶液应根据患者口腔状况选择。

（7）擦洗硬腭及舌面时，勿触及咽部，以免引起恶心。

（五）评价

（1）患者口唇湿润，感到清洁、舒适，无异味，口腔卫生得到改善。

（2）口腔内病灶愈合，没有牙龈出血。

（3）患者及其家属获得了口腔卫生方面的知识和技能。

二、头发护理

（一）床上梳发

适用于病情不允许离床的患者。

1. 目的

（1）按摩头皮，促进血液循环。

（2）使患者清洁、舒适、美观，促进身心健康。

（3）维护患者的自尊和自信，建立良好的护患关系。

2. 评估

（1）患者的一般情况：年龄、病情，头发的生长状态、长度、清洁度、皮脂分泌情况，自行梳发及自行洗发能力等。

（2）患者的认知情况：对头发护理的认识、心理反应、情绪状态，个人卫生习惯，自身仪表的重视，对头发护理知识的了解及合作程度等。

3. 计划

（1）护士准备：衣帽整洁，洗手，戴口罩。

（2）患者准备：了解梳发的目的，愿意合作。

（3）用物准备：梳子、治疗巾、50%乙醇和纸袋，必要时备发夹和橡皮筋。

（4）环境准备：病室安静、整洁、明亮。

4.实施

（1）操作步骤。

1）解释：携用物至患者床旁，核对并解释，铺治疗巾于枕上，协助患者取坐位或半坐卧位。

2）梳发：短发可直接从发根梳至发梢；长发可将头发从中间梳向两侧，左手握住一股头发，右手握住梳子由发梢逐段梳至发根。打结时，可将头发绕在食指上慢慢梳理；如头发已纠集成团，可用50％乙醇湿润后，再小心地逐段梳理，梳通为止，梳好一侧后再以同法梳理另一侧。长发酌情编辫或扎成束，发型尽可能符合患者的要求。

3）整理：将脱落的头发置于纸袋中，撤下治疗巾，清理用物，整理床单位。

（2）注意事项。

1）避免强行梳拉头发，造成患者疼痛。

2）注意观察患者的反应及时作好心理护理。

5.评价

（1）患者头发梳通，外观整洁，感到舒适、满意。

（2）护士梳发方法得当，用力适中，双方合作愉快。

（二）床上洗发

1.目的

（1）保持头发整齐清洁，增进美观，促进舒适。

（2）去除头皮屑及污物，防止头发损伤，减少头发异味，减少感染机会。

（3）刺激头部血液循环，促进头发的生长和代谢。

2.评估

（1）患者的病情、意识状态。

（2）患者的年龄、性别、生活习惯、自理能力。

（3）患者头发卫生情况。

（4）患者的理解和合作程度。

3.计划

（1）用物准备：马蹄形垫，治疗盘内备大小橡胶单、浴巾、毛巾、别针、纱布、棉球、量杯、洗发液、梳子，必要时备电吹风、水壶（盛40～45 ℃热水），污水桶或面盆（倒扣杯法另备2块毛巾、量杯、橡胶管）。

（2）环境准备：关好门窗、调节室温。

（3）患者准备：按需给予便盆，协助患者排便。

（4）护士准备：着装整齐，戴口罩，洗手，备齐用物。

4.实施

（1）操作步骤流程：护士携用物至床旁→解释→移桌椅→铺小橡胶单与毛巾于枕上→患者取斜卧位→移枕垫肩下→松开并反折衣领，围毛巾于颈部→开始洗发。

①马蹄形垫洗发：至马蹄形垫于患者颈下，大橡胶单置于上面，头部在槽中，槽口下接污水桶。

②倒扣杯法洗发：面盆放于床上，盆底放一毛巾，倒扣量杯，杯上垫一折好的毛巾，头部枕于量杯底，盆内放一橡胶管引出污水→堵塞耳朵、遮盖眼睛→冲少量温水，试水温是否合适→

温水湿发→涂洗发液洗发→冲洗干净→擦干,用毛巾包头发→取棉球及眼罩→取出马蹄形垫(或面盆)→移回枕头→擦干梳理→患者取舒适体位→整理床单位及用物。

(2)注意事项。

1)调节室温和保暖,洗净头发后及时擦干,防止患者着凉。

2)保护患者眼、耳,避免沾湿衣服、被褥。

3)操作过程中随时询问患者的感受,并观察病情变化,注意面色、脉搏是否异常。

4)衰弱患者不宜洗发。

5.评价

(1)操作轻柔,患者感觉舒适。

(2)患者外观整洁,心情愉快。

三、皮肤护理

(一)沐浴

1.目的

(1)清洁皮肤,促进患者生理和心理上的舒适,增进健康。

(2)刺激皮肤的血液循环,增强皮肤的排泄功能,预防感染和压疮等并发症的发生。

(3)使肌肉得到放松,并增加患者活动的机会。

沐浴包括淋浴和盆浴,适用于病情较轻、生活能够自理,允许离床自行沐浴的患者。

2.评估

(1)患者的一般情况:年龄、病情,皮肤颜色、温度、柔软度、清洁度、弹性和感觉功能,皮肤有无水肿、破损,有无斑点、丘疹、水疱、硬结以及自行清洁皮肤能力等。

(2)患者的认知反应:对皮肤护理的认识、心理反应、情绪状态,个人清洁卫生习惯,对皮肤清洁卫生知识的了解及合作程度等。

3.计划

(1)护士准备:衣帽整洁,洗手,戴口罩。

(2)患者准备:了解沐浴的目的和注意事项,贵重物品妥善存放。

(3)用物准备:浴皂或淋浴液、毛巾两条、浴巾、清洁衣裤、防滑拖鞋等。

(4)环境准备:调节浴室温度在 24 ℃左右,水温以 40～45 ℃为宜,浴室内有信号铃、扶手、椅子,浴盆内和地面应有防滑设施等。

4.实施

(1)操作步骤。

1)解释:向患者介绍有关事项,如信号铃的使用方法,不用湿手接触电源开关等。

2)淋浴:携带用物,送患者入浴室;浴室不应闩门,应在门外挂牌示意;注意患者入浴室时间,防止发生意外。若遇患者发生晕厥,应迅速救治护理。

3)盆浴:应协助患者进出浴盆,浴盆中的水位不可超过心脏水平,以免引起胸闷;浸泡时间不可超过 20 min,浸泡过久,容易导致疲倦。

(2)注意事项。

1)进餐 1 h 后方能进行沐浴,以免影响消化。

2)防止患者受凉、晕厥或烫伤、滑倒、摔伤等意外情况发生。

3）妊娠 7 个月以上的孕妇禁用盆浴；衰弱、创伤和患心脏病需要卧床休息的患者不宜盆浴或淋浴。

4）指导患者根据个人皮肤的状态，如干性、油性、完整性以及爱好，选择沐浴的次数和方法，选择合适的洁肤用品和护肤用品。

5）传染病患者根据病种、病情，按隔离消毒原则进行沐浴护理。

5.评价

（1）患者沐浴过程安全，无意外发生。

（2）患者皮肤清洁、温暖，血液循环良好。

（3）患者感到舒适、精神愉快。

（二）床上擦浴法

1.目的

（1）去除皮肤污垢，保持皮肤清洁，增进患者舒适，满足患者身心需要。

（2）刺激皮肤的血液循环，增强皮肤的排泄功能，预防感染和压疮等并发症的发生。

（3）观察患者一般情况，活动肢体，防止肌肉挛缩和关节僵硬等并发症。

2.评估

（1）患者的年龄、病情、意识状态，皮肤的完整性、清洁度。

（2）患者躯体活动程度、清洁习惯、自理能力等。

（3）患者对清洁卫生知识的了解程度。

3.计划

（1）用物准备：治疗盘内备毛巾、浴巾、清洁衣裤、爽身粉、剪刀或指甲钳、梳子、50％乙醇，洗脸洗足盆，皂液，水桶 2 只（一桶盛热水，水温 41～46 ℃，一桶盛污水），便盆及盖巾，所有用物放于护理车上。

（2）环境准备：调节室温 24±2 ℃，关门窗，用屏风遮挡。

（3）患者准备：进食 1 h 后进行，以免影响消化。

（4）护士准备：着装整齐，戴口罩，洗手，备齐用物。

4.实施

（1）操作步骤流程：护士携用物至床旁→解释，按需给予便器→面盆放于床边桌上，视病情放平床头及床尾支架，松床尾盖被→调节水温→将擦洗毛巾折叠成手套形→擦洗脸及颈部→脱上衣→浴巾铺于擦洗部位下面→擦洗上肢→洗双手→擦洗胸腹部→患者侧卧，背向护士→擦洗颈、背、臀部→骨隆突处擦洗后用 50％乙醇按摩→穿上衣→协助脱裤遮盖会阴部→擦洗下肢→洗脚→协助清洗会阴部→穿裤→整理床单位→开窗通风→整理用物。

擦洗方法：先用涂上肥皂的湿毛巾擦洗，再用清洁湿毛巾擦净皂液，清洗、拧干毛巾后再次擦洗，大毛巾边按摩，边擦干。

穿脱衣方法：先脱近侧，后脱对侧；肢体有疾患时，先脱健肢，后脱患肢，穿衣则反之。

（2）注意事项。

1）注意保暖，每次只暴露正在擦洗的部位。

2）沿肌肉分布走向擦洗，仔细擦净颈部、耳后、腋窝、腹胀沟等皮肤皱褶处。

3）擦洗过程中，及时更换热水及清水。如患者出现寒战、面色苍白等病情变化时立即停止擦洗,及时给予处理。

5.评价

(1)患者感觉舒适、清洁,身心愉快。

(2)操作过程安全,无意外发生,患者满意。

四、预防压疮的背部护理法

1.目的

(1)促进皮肤血液循环,预防压疮等并发症的发生。

(2)观察患者的一般情况,满足患者身心需要。

2.评估

(1)患者的病情、意识状态、感觉功能及活动能力等。

(2)患者的皮肤情况,有无受压部位发红、缺血或皮肤损坏等并发症发生。

(3)患者的年龄、体重、营养状况。

(4)患者对有关压疮知识的了解程度,心理状态。

3.计划

(1)用物准备:清洁衣物、脸盆、擦洗毛巾、大毛巾、50％乙醇、爽身粉。

(2)环境准备:关好门窗、调节室温,使用屏风遮挡。

(3)患者准备:病情稳定。

(4)护士准备:着装整齐,戴口罩,洗手,备齐用物。

4.实施

(1)操作步骤流程:护士携用物至床旁→核对解释→患者翻身侧卧,背向护士→检查受压部位血液循环情况→铺大毛巾(半铺半盖)→温水清洁背部(从颈部、肩部、背部到臀部)→按摩背部(采取全背按摩)→对受压部位局部按摩→干毛巾擦干背部→穿衣→患者取舒适卧位→整理床单位→清理用物→记录在翻身记录卡上。

(2)注意事项。

1)擦洗过程中注意保暖,以免患者受凉。

2)按摩皮肤时力量要能足够刺激肌肉组织。

3)如果皮肤已有轻度压伤,不可在受伤处按摩,以防加重损伤。

5.评价

(1)患者皮肤清洁、无损伤,体位舒适、安全。

(2)患者皮肤无发红情况,起到预防压疮的作用。

五、卧有患者床的整理和更换

(一)卧床患者整理法

1.目的

使病床平整、舒适,预防压疮,保持病室的整洁美观。

2.评估

(1)患者的病情,有无活动限制。

(2)患者病损部位及合作程度。

(3)病室环境是否会影响周围患者的治疗或进餐。

3.计划

(1)用物准备:扫床刷、扫床套、污衣袋,需要时备清洁衣裤。

(2)环境准备:同病室内无患者进行治疗或进餐,按季节调节室内温度。

(3)患者准备:患者理解、合作。

(4)护士准备:着装整齐,戴口罩,洗手,取下手表,备齐用物。

4.实施

(1)操作步骤流程:护士携用物至床旁→向患者解释,了解需要→酌情关门窗→移床旁桌椅(如病情许可,放平床头及床尾支架,便于彻底清扫)→协助患者侧卧对侧(先移枕后移患者)→松开近侧各层单→先扫净中单、橡胶单,搭在患者身上→从床头至床尾扫净大单(注意枕下及患者身下各层彻底扫净)→将大单、橡胶中单、中单逐层拉平铺好→将患者移至近侧,护士转至对侧,同法逐层清扫并拉平铺好各单→患者平卧→整理盖被→为患者盖好→取出枕头扫净、揉松后置于患者头下→支起床上支架,移回床旁桌椅→整理病床单元→清理用物(取下床刷上的扫床套,洗净后消毒备用)。

(2)注意事项。

1)同室患者进行治疗或进餐时暂停铺床。

2)注意节力原则:扩大支撑面,动作连续,避免多余动作,减少走动次数。

3)动作轻巧、迅速,尽量减少灰尘对环境的污染及对患者造成的不适。

4)注意观察离床活动患者的病情变化和安全。

5.评价

(1)病床符合实用、耐用、舒适、安全的原则。

(2)病室及床单位环境整洁、美观。

(3)护理术后患者的物品齐全,患者能得到及时抢救和护理。

(二)卧床患者更换床单法

1.目的

使病床平整、舒适,预防压疮,保持病室的整洁美观。

2.评估

(1)患者的病情,有无活动限制。

(2)患者病损部位及合作程度。

(3)病室环境是否会影响周围患者的治疗或进餐。

3.计划

(1)用物准备:大单、被套、枕套、中单、扫床刷、扫床套、污衣袋,需要时备清洁衣裤。

(2)环境准备:同病室内无患者进行治疗或进餐,按季节调节室内温度。

(3)患者准备:患者理解、合作。

(4)护士准备:着装整齐,戴口罩,洗手,取下手表,备齐用物。

4.实施

(1)操作步骤流程。

1)换单前:护士携用物至床旁→解释并说明配合方法→酌情关门窗→移床旁桌距床

20 cm→移椅至床旁,护理车至床尾正中→放平床支架,松被尾→助患者翻身、侧卧、背向护士→松近侧各层单→中单卷于患者身下→扫净橡胶单,搭于患者身上→卷大单于患者身下,扫净床褥。

2)换单和被套:清洁大单中线对齐展开→远侧 1/2 塞于患者身下→铺近侧大单→放平橡胶单→铺清洁中单→中单、橡胶单一并塞于垫下→患者翻身侧卧→松开各单,污中单置床尾→扫净橡胶单,搭于患者身上→取出污单置于车下→扫净床褥,床刷套置于车下,床刷置于车上→铺对侧大单、橡胶单和中单→患者平卧→清洁被套铺于盖被上,打开尾端→棉胎纵向三折→取出拉成"S"形,置于清洁被套内→展开拉平棉胎→撤污被套→折成被筒,尾端内折→更换枕套,揉松整理。

3)换单后:床头桌椅归位→整理床单元,患者卧位舒适→开窗通风,洗手。

(2)注意事项

1)动作敏捷轻稳,不过多翻动和暴露患者,以免疲劳及受凉。

2)注意观察病情及患者的皮肤有无异常改变,带引流管的患者要防止管子扭曲受压或脱落。

3)换单中应运用人体力学原理,以节省体力和时间,提高工作效率。

4)污中单、大单污染面向内卷塞于患者身下,清洁大单、中单清洁面向内卷塞。

5)患者的衣服、床单、被套每周更换 1～2 次,污染要及时更换。为防止交叉感染,采用一床一巾湿扫法,用后消毒。禁止在病房、走廊堆放更换下来的衣物。

6)对于不能翻身侧卧的患者采取平卧换单法,从床头至床尾更换。平卧换单法先取出枕头并拆开,铺完大单后先换枕套再换被套。

5.评价

(1)患者感觉舒适安全。

(2)操作轻稳、节力,床单位整洁、美观。

(3)患者了解操作的目的、方法,能配合操作。

(4)操作时间控制在 15 min 内。

六、晨晚间护理

(一)晨间护理法

1.目的

(1)使患者清洁、舒适,预防压疮及肺炎等并发症。

(2)观察和了解病情,满足患者身心需要,促进护患沟通。

(3)保持病床和病室整洁。

2.评估

(1)患者的病情、年龄、意识状态、自理能力、文化背景、生活习惯及睡眠状况。

(2)患者皮肤的受压状况及各种治疗性导管、牵引等固定维持情况。

(3)患者床单位是否清洁、平整。

(4)患者的心理状况。

3.计划

（1）用物准备：一般患者自备漱口用具、毛巾、面盆、梳子、肥皂、50％乙醇，重症患者另备口腔护理盘、便盆等；备清洁衣裤、清洁床上用品、床刷、扫床巾。

（2）环境准备：酌情关闭门窗，调节室温。

（3）患者准备：根据病情及身体状况取舒适卧位。

（4）护士准备：着装整齐，戴口罩，洗手，备齐用物。

4.实施

（1）操作步骤流程：护士携用物至床旁→向患者解释→放平床支架→协助排便→协助漱口（口腔护理）、洗脸、洗手、梳头→翻身，检查皮肤受压情况→擦洗背部并按摩→整理床铺（必要时更换被服等）→整理床单位→开窗通风→整理用物。

（2）注意事项。

1）操作中注意与患者沟通，观察并询问患者感受及对护理要求。

2）对能自理的患者协助做好清洁工作。

5.评价

（1）患者清洁、舒适、安全，自我形象得到改善。

（2）病房整洁，空气清洁，病床平整、清洁。

（3）患者皮肤受压部位血液循环得到改善，无并发症发生。

（4）与患者沟通交流有效，获得患者相关信息。

（二）晚间护理法

1.目的

（1）保持病室安静、空气流通，使患者清洁、舒适，易于入睡。

（2）了解病情，预防压疮及其他并发症，促进护患沟通。

2.评估

（1）患者的病情、年龄、意识状态、自理能力、睡眠习惯。

（2）患者皮肤的受压状况。

（3）病室温度及床单位是否清洁、平整。

（4）患者的心理状况。

3.计划

（1）用物准备：一般患者自备漱口用具、毛巾、面盆、梳子、肥皂、50％乙醇，重症患者另备口腔护理盘、便盆等。

（2）环境准备：关闭门窗，调节室温，拉窗帘。

（3）患者准备：根据病情及身体状况取舒适卧位。

（4）护士准备：着装整齐，戴口罩，洗手，备齐用物。

4.实施

（1）操作步骤流程：护士携用物至床旁→向患者解释→协助漱口（口腔护理）→洗脸、洗手、洗脚、梳头→翻身，检查皮肤受压情况→擦洗背部并按摩→需要时协助女患者清洁会阴部→协助患者排便→整理床铺→协助患者取舒适卧位→关闭门窗→关大灯，开地灯→整理用物→巡视患者病情变化和睡眠情况。

(2)注意事项。

1)操作中注意与患者沟通,观察并询问患者感受。

2)了解患者睡眠习惯并给予适当帮助。

5.评价

(1)患者清洁、舒适、易于入睡。

(2)病房整洁、温度适宜,病床平整、清洁。

(3)患者皮肤受压部位血液循环得到改善,无并发症发生。

(4)与患者沟通交流有效,获得患者相关信息。

第七章 药疗技术

第一节 给药的基本知识

一、概述

(一)药物的种类

1.内服药

有片剂、胶囊、溶液、酊剂、合剂、丸剂、散剂等。

2.注射药

有溶剂、粉剂、油剂、结晶、混悬剂等。

3.外用药

有软膏、滴剂、酊剂、洗剂、搽剂、涂膜剂等。

4.其他类

新颖的药物剂型有胰岛素泵、植入慢溶片、粘帖敷片等。

(二)药物的领取

住院患者每天所用的药物很多,其中口服药由中心药房专人负责查对配药,病区护士负责核对领回后再次进行查对后发药;患者所用注射药、抢救药、临时医嘱的口服药等,均由病区护士专人负责。根据消耗量填写领药单,定期到药房领取;贵重药、剧毒药、麻醉药须凭医生处方领取(麻醉药用专门处方)。

(三)药物的保管原则

1.药柜的位置与整洁

药柜应放在光线明亮处,避开阳光直射,并保持其整齐清洁。

2.药物应分类放置

柜内所有药物应按注射、内服、外用等分类放置,注意药物的有效期,顺序排列,计划使用,以免浪费;剧毒药、麻醉药要加锁保管,列入交班内容。

3.药瓶标签应明确

药瓶应有明显的标签,标签上的药名字迹要清晰,应用中、英文对照书写,并标明浓度和剂量。凡没有标签或标签模糊的药均不可使用。

4.药物质量须保证

药物要按规定进行检查,如药物的有效期已过,或药物发生浑浊、沉淀、发霉、变色等情况,均不可使用。

5.药物须妥善保管

(1)根据药物的性质保管。

1)易氧化和遇光变质类药,口服药应装在有色瓶中盖紧,放阴凉处,例如氨茶碱、维生素 C 等;针剂类药的盒内用墨纸遮盖,例如氢化可的松、盐酸肾上腺素等。

2)容易挥发、潮解或风化的药物,须装瓶盖紧,例如糖衣片、酵母片、乙醇等。

3)容易被热破坏的药物,须放冰箱内冷藏,例如青霉素皮试液、各种疫苗、胎盘球蛋白、抗毒血清等生物制品。

4)容易燃烧的药品,应远离明火处放置,以防意外,例如乙醇、氧气等。

(2)患者个人专用的特种药物,应单独存放,并注明床号、姓名,医护人员不可随意借用他人。

二、安全给药的原则

(一)根据医嘱给药

护士在用药前必须查对医嘱,清楚明确的医嘱必须严格执行;对有疑问的医嘱,应及时向医生提出,切不可盲目执行;不可擅自更改医嘱。对医院常用的外文缩写及中文译意(表 7-1、表 7-2)都应掌握并能熟练运用。

表 7-1　医院常用的外文缩写及中文译意

外文缩写	中文译意	外文缩写	中文译意
qd	每日 1 次	gtt	滴
bid	每日 2 次	qod	隔日 1 次
tid	每日 3 次	biw	每周 2 次
qid	每日 4 次	am	上午
q 2 h	每 2 h 一次	pm	下午
q 4 h	每 4 h 一次	st	即刻
q 6 h	每 6 h 一次	DC	停止
qn	每晚 1 次	prn	需要时(长期)
hs	临睡前	sos	需要时(临时)
po	口服	aa	各
ac	饭前	ID	皮内注射
pc	饭后	H	皮下注射
12 n	中午 12 点	IM 或 im	肌内注射
12 mn	午夜 12 点	IV 或 iv	静脉注射

表 7-2　给药时间缩写与时间安排

缩写	时间安排
qm	6 am
qd	8 am
bid	8 am,4 pm
tid	8 am,12 n,4 pm
qid	8 am,12 n,4 pm,8 pm

缩写	时间安排
q 2 h	6 am,8 am,10 am,12 n,2 pm,4 pm……
q 3 h	9 am,12 n,3 pm,6 pm……
q 4 h	8 am,12 n,4 pm,8 pm……
q 6 h	8 am,2 pm,8 pm,2 am
qn	8 pm

（二）严格执行查对制度

1.“三查”

药物治疗操作前、操作中、操作后查（查七对内容）。

2.“七对”

对床号、姓名、药名、浓度、剂量、方法、时间（包括药物有效时间和用药执行时间）。

（三）正确实施给药

1.做到“五准确”

即准确的患者、准确的药物、准确的剂量、准确的时间、准确的途径；同时防止药液污染或药效降低。

2.沟通与指导

应用熟练的沟通技巧，减轻患者的痛苦，并指导患者配合及相关用药知识。

（四）观察疗效与反应

要注意观察药物的疗效及不良反应，对易引起过敏及毒副反应较大的药物，更应加强用药前的询问和用药后的观察，必要时作好记录。

三、影响药物疗效的因素

（一）机体方面

1.生理因素

（1）年龄与体重：一般成年患者，药物用量与体重成正比。但儿童和老年人用药，除体重因素外，还与生长发育和机体的功能状态有关，例如小儿的神经系统、内分泌系统以及许多脏器发育尚未完善，新陈代谢又特别旺盛，因而对影响水盐代谢和酸碱平衡的药物较为敏感，使用利尿药后容易出现严重的血钾和血钠降低；又如老年人器官功能减退，尤其影响到药物的代谢、排泄，因而对药物的耐受性降低。

（2）性别：男女性别不同，对药物的反应一般无明显的差异。但是女性在月经期和妊娠期，子宫对泻药、子宫收缩药及刺激性较强的药物较敏感，容易造成月经过多、早产或流产；某些药物可能引致畸胎；药物通过胎盘进入胎儿体内或经哺乳进入婴儿体内可引起中毒。故女性在妊娠和哺乳期应用药物要谨慎。

2.病理因素

肝、肾功能受损程度对用药具有特别重要的意义，例如苯巴比妥、洋地黄毒苷主要在肝脏代谢，当肝实质细胞受损时可导致这些药物代谢酶减少，因此用药时要注意减量、慎用或禁用；

肾功能受损时,某些主要经肾脏排泄的药物因半衰期延长,可造成积蓄中毒,如氨基糖苷类抗生素、头孢唑啉等应减量或避免使用。

3.心理、行为因素

患者的情绪、对医疗的信赖程度及对治疗是否配合等影响药物疗效,所以护士在为患者给药前应了解其情绪状态、对治疗的态度、有无药物依赖或拒绝医嘱的心理行为;了解患者的文化背景,对所用药物的认识和理解程度;了解患者的经济状况等。护士应以良好的护患关系作为心理疏通的基础,引导患者及其家属建立遵医行为,保持乐观开朗的情绪,提高药物治疗的效果。

(二)药物方面

1.药物用量

剂量与效应有着密切的关系,药物必须达到一定的剂量才能产生效应,在一定范围内剂量增加效应也随之增强。但效应的增强是有限度的,达到最大效应后,剂量再增加不但效应不会再增强,而且可能导致药物毒性作用加大。

2.药物剂型

由于药物的制剂不同,生物利用度不同,药物作用的强度和速度也不同。就吸收速度而言,一般情况下,注射液＞溶解剂＞散剂＞颗粒剂＞胶囊＞片剂。

3.给药途径

不同的给药途径可以影响药物吸收的速度和生物利用度。吸收速度由快至慢比较,顺序为:静脉＞吸入＞肌内＞皮下＞直肠黏膜＞口服＞皮肤。某些情况下,同一种药物不同的给药途径还会产生药效性质的不同,如口服硫酸镁起到导泻与利胆作用;注射硫酸镁产生镇静和降血压的作用;而外用湿敷硫酸镁则发生消肿止痛的效应。

4.给药时间

药物的给药次数与间隔时间取决于药物的半衰期,应以维持药物在血中的有效浓度为最佳选择。例如青霉素(PG)肌内注射为 6～8 h/次;而复方新诺明则 12 h/次。

5.联合用药

其目的主要是发挥药物的协同作用,增强治疗效果,有时可使彼此的剂量相应减少,从而减少不良反应。此外也可利用其拮抗作用减少药物的不良反应。

第二节　口服给药

一、口服给药的意义

口服给药是指将药物经患者口服后,被胃肠道吸收、利用,以达到防治和诊断疾病的作用。此法为最方便及较安全的用药法,但不适用于急救患者,对于意识不清、呕吐不止的患者也不适用此法给药。

二、安全有效用药指导

患者出院后如需继续服药,护士应做好有关药物使用的指导,确保患者用药的安全。一般患者常用药物指导介绍如下。

(1)抗生素需在血液内保持有效浓度,应准时服药。

(2)对牙齿有腐蚀作用或使牙齿染色的药液,应用吸水管,避免药液与牙齿接触,服后漱口,如稀盐酸溶液、铁剂糖浆等。

(3)服用铁剂时忌饮茶,以免形成铁盐,妨碍铁剂的吸收。

(4)止咳糖浆服后暂不饮水,以防降低疗效;若同时服多种药,则最后服用止咳糖浆。

(5)磺胺类和发汗类药服后要多饮水,可减少磺胺类药结晶引起肾小管堵塞,增强发汗类药的疗效。

(6)健胃药在饭前服,可刺激味觉感受器,使消化液分泌增多,增加食欲。

(7)助消化药和对胃黏膜有刺激性的药宜在饭后服,利于食物消化,减少药物对胃壁黏膜的刺激,如胃蛋白酶、亚铁丸、红霉素等。

(8)强心苷类药应在服药前测脉率和脉律(或心率和心律),如脉率少于每60次/分或节律出现异常时,应暂停用药并立即与医生联系。

三、口服给药方法

(一)护理评估

(1)患者的年龄、意识状态,是否留置鼻饲管,有无呕吐等。

(2)患者的遵医行为、心理反应及合作程度。

(二)护理准备

1.护士

洗净双手,戴口罩、工作帽,工作服清洁整齐。

2.用物

常用药物、药匙、量杯、滴管、乳钵、药杯、小药卡、纸巾、服药本、发药车、水壶等。

3.患者

向其解释,明确用药目的;助其舒适卧位;必要时洗手。

4.环境

安静整洁,光线充足,温湿度适宜。

(三)护理实施

1.取药

(1)固体药用药匙取。

(2)水剂药用量杯。一手拇指置于所需刻度处,另一手持药瓶(标签放于手心),将药液摇匀,倒药液于量杯所指刻度,倒药液时注意使量杯所需刻度与视线相平(图7-1),倒毕用纸巾将瓶口擦净,药瓶放回原处。取用两种以上的药液时,量杯应洗净再用,药液应分装药杯。

(3)药液不足1 mL用滴管吸取。滴管稍倾斜,以15 gtt/1 mL计算。

(4)油剂药液或不足1 mL药液确保剂量准确。先在杯中加少量冷开水,然后加入药液,以免药液附着杯壁而影响服药剂量。

(5)个人专用药要求单独取放,注明姓名、床号、药名、剂量,以防发生差错。

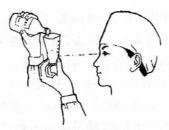

图 7-1　取用水剂的方法

2.配药

(1)查对:查对服药执行单和小药卡,确保安全用药。

(2)配药:根据服药执行单上的床号、姓名、药名、浓度、剂量、时间、方法进行配药。先配固体药,放于药杯内;口含药用纸包另放;然后配水剂药。

(3)再查对:药物全部配好,配药者按服药物执行单或小药卡重新查对一遍,另一护士再次核实,正确无误后待发。

3.发药

发药应按照规定时间,备好开水,送药到患者床旁;按照发药卡,视患者的病情、年龄等,灵活掌握不同的方法。

(1)合作的患者:护士认真查对后,为患者倒水,待患者服后方可离开。麻醉药、催眠药、抗肿瘤药更应注意观察。如患者不在或因故暂时不能服药,应将药带回保管;本班不能执行时应做好交班。

(2)不能合作的患者。

1)危重患者:不能自行服药的危重患者应喂服;鼻饲者,将药研碎用温开水溶解后从胃管内灌入,再注少量温开水冲净。

2)儿童患者:①婴儿。可用塑胶滴管或塑胶注射器给药,抬高婴儿头及肩,用拇指压下颌使口张开,将滴管或注射器置于舌中央,轻滴药物至舌上,给药速度宜慢以避免哽塞;婴儿哭时不可喂药,以免呛入气管及呕吐;不可将药与乳汁混合哺喂。②幼儿。可直接用药杯或汤匙喂药,从嘴角顺口颊方向慢慢倒入;如不合作,可将小匙留在口中片刻,待咽下后再取出,或轻轻捏动双颊,使之吞咽,切勿捏住双侧鼻孔喂药,以免药液吸入呼吸道,造成气管内异物,甚至发生窒息;也可让其自行服药;无禁忌证的情况下,服药后可给患儿喜爱的饮料。③年长儿。应训练其自愿服药,耐心说服,不可粗暴强迫,并尽量改善药物的苦涩味。

3)沟通障碍的患者:若患者听力障碍或语言不通,护士与患者难以沟通时,要求发药护士除进行药物查对外,必须要确认患者,并用非语言沟通技巧帮助患者服药。

4.整理

患者服药后,收回药杯放入消毒液浸泡,然后集中冲净擦干、消毒备用;油类药杯先去油污再作上述处理。目前临床多采用一次性药杯,一次性药杯用后消毒并做毁型处理。

5.注意事项

(1)取药时必须保证方法正确,以确保药物剂量准确。

（2）配药时严格执行查对制度，防止差错事故的发生，保证患者用药安全。

（3）发药的过程要把握三个环节：①发药前了解患者的有关情况，如做特殊检查、手术等必须禁食者暂时不发药，并做好交接班。②发药时患者提出疑问，护士要认真听取，重新核对，确认无误后耐心地做解释，再给患者服药。③发药后观察患者服药的治疗效果和不良反应，有异常情况应及时与医生联系，酌情处理。

（四）效果评价

（1）患者认识到遵医嘱服药的重要性，能积极主动配合。

（2）患者用药安全、有效，不良反应降低到最低程度。

（3）患者接受用药指导，对护士的工作态度、护理技术满意。

第三节　吸入给药

吸入给药是指用雾化装置将药液形成细小的雾滴，通过鼻或口吸入呼吸道以达到预防和治疗疾病的作用。吸入的药物除了对呼吸道产生局部作用外，还可通过肺组织吸收而产生全身疗效。

一、主要评估

（1）患者的病情、呼吸系统功能状况、自理能力。

（2）患者的心理反应及合作程度。

二、护理准备

1.护士

洗净双手，戴口罩、工作帽，工作服清洁整齐。

2.用物

手压式雾化吸入器；超声雾化吸入器，冷蒸馏水，水温计，电源插座，纸巾，所需药物等。常用吸入药物有：①抗生素。庆大霉素、卡那霉素，可控制呼吸道感染，消除炎症。②祛痰药。α-糜蛋白酶、易咳净（痰易净），可稀释痰液，帮助祛痰。③平喘药。氨茶碱、舒喘灵，可使支气管扩张，解除支气管痉挛。④糖皮质激素。地塞米松，与抗生素同用，增加抗炎效果，减轻呼吸道黏膜水肿。

3.患者

向其解释治疗目的，助其取坐位、半坐卧位或侧卧位。

4.环境

安静、整洁、温湿度适宜。必要时用屏风或拉帘。

三、护理实施

（一）超声波雾化吸入法

超声波雾化吸入，是应用超声波声能，使药液变成细微的气雾由呼吸道吸入，以达到改善呼吸道通气功能和防治呼吸道疾病作用的治疗技术。

1.目的

(1)治疗急慢性呼吸道炎症、哮喘。

(2)减轻呼吸道炎症所致的水肿。

(3)吸入药物和温暖湿润的气体,减少呼吸道刺激,改善咳嗽症状,如全麻手术后、呼吸道烧伤、配合人工呼吸器的使用等。

(4)间歇吸入抗癌药物治疗肺癌。

2.仪器结构

超声波雾化吸入器由超声波发生器、水槽、晶体换能器、雾化罐、透声膜、螺纹管和口含嘴或面罩组成。

3.作用原理

超声波发生器通电后输出高频电能,使水槽底部晶体换能器发生超声波声能,声能透过雾化罐底部的透声膜,作用于罐内的液体,使药液表面的张力和惯性受到破坏,成为微细雾滴,通过导管随患者深而慢的吸气进入呼吸道。

4.雾化特点

雾量大小可以调节;雾滴小而均匀,直径 < 5 μm;患者感觉温暖舒适;治疗效果好,药液可吸到终末细支气管和肺泡。

5.操作步骤

(1)雾化器准备:将超声波雾化吸入器主机与各附件连接;在水槽内加入冷蒸馏水,液面高度约 3 cm,要求浸没雾化罐底部的透声膜。

(2)药液准备:将药液用生理盐水稀释至 30~50 mL,加入雾化罐内,盖紧水槽盖。

(3)吸入治疗:将治疗车推至患者床旁,核对患者并解释,取得合作;接通电源,调整定时开关至 15~20 min 处,打开电源开关,指示灯亮后,调节雾量开关(大档雾量 3 mL/min、中档雾量 2 mL/min、小档雾量 1 mL/min);有气雾喷出时将口含嘴放入患者口中或将面罩罩住患者口鼻,嘱患者作深而慢的吸气。治疗毕,取下口含嘴或面罩,先关雾化开关,再关电源开关,以防损坏电子管。

(4)协助、整理:协助患者擦干面部,取舒适卧位,感谢患者合作;倒净水槽内余水并擦干,整理用物;雾化罐、螺纹管浸泡于消毒液中 1 h,再洗净晾干后备用,口含嘴或面罩应消毒,个人专用。

(5)注意事项。

1)目前临床使用的超声波雾化吸入器的型号有多种,使用时要严格执行使用说明。

2)治疗前,检查机器各部件,确保性能良好,连接正确,机器各部件的型号一致。

3)水槽底部晶体换能器和雾化罐底部的透声膜薄而脆,安放时动作要轻,以免破损。

4)水槽和雾化罐内切忌加温水或开水,连续使用时注意测量水温,超出 60 ℃时应换冷蒸馏水。

5)治疗过程中需加药液时,不必关机,直接从盖上小孔内添加药液即可;若要加水入水槽,必须关机操作。

6)使用口含嘴吸入的患者,应嘱其闭嘴,以保证治疗效果。

（二）手压式雾化吸入法

1.概述

将药液预置于雾化器内的送雾器中,利用雾化器内腔的高压,将其倒置用拇指按压雾化器顶部,将阀门打开,药液便从喷嘴喷出。雾滴平均直径为 $2.8\sim4.3\ \mu m$,其喷出速度甚快,80％的雾滴会直接喷洒到口腔及咽部黏膜吸收。临床主要用于吸入拟肾上腺素类药、氨茶碱或沙丁胺醇等支气管解痉药,平息或缓解支气管哮喘和喘息性支气管炎的哮喘症状。

2.操作步骤

该操作较简单,可教会患者自行使用。

（1）取下雾化器保护盖,充分摇匀药液。

（2）将雾化器倒置,接口端放入双唇间,平静呼气。

（3）在吸气开始时,按压气雾瓶顶部,使之喷药,随着深吸气的动作药雾经口吸入。

（4）尽可能延长屏气（最好能坚持 10 秒左右）,然后呼气,每次 1～2 喷,两次使用间隔时间不少于 3～4 h。

（5）喷雾器用后放在阴凉处（30 ℃以下）保存。其塑料外壳应定期用温水清洁,个人专用。

四、效果评价

（1）护患沟通有效,患者合作良好。

（2）患者咽喉疼痛消失或减轻,抗炎症治疗效果良好。

（3）患者痰液能顺利咳出,哮喘症状缓解或消除。

（4）肺癌患者吸入化疗药物治疗顺利。

第四节　注射给药

常用注射给药法包括皮内注射、皮下注射、肌内注射及静脉注射。注射给药的优点是药物吸收快,血药浓度迅速升高,吸收的量也较全。适用于需要药物迅速发生作用或因各种原因不能经口服用药的患者。此外,某些药物易发生首过效应不适宜口服,也只能选择注射给药。

一、注射原则

（一）严格执行查对制度

按"三查""七对"的要求,把好药液质量关,发现药液变色、沉淀、浑浊、失效、安瓿有裂痕等现象,则不能应用。同时注射多种药物,应注意配伍禁忌。

（二）严格遵守无菌操作原则

注射场所空气清洁;护士在注射前必须洗手、戴口罩;要铺无菌盘;注射部位皮肤从注射点向外螺旋式消毒,范围宜大,一般直径＞5 cm。消毒液可用2％碘酊和70％乙醇或0.5％碘伏;2％碘酊消毒干后需用70％乙醇脱碘,0.5％碘伏消毒则不用脱碘。

（三）选择合适的注射器和针头

根据药液的量、黏稠度和刺激性强弱选择合适的注射器和针头,空筒与活塞无裂缝、不漏气;针头型号合适、锐利、无钩、无弯曲;注射器与针头衔接必须紧密;一次性注射器的包装应密封,且在有效期内。

（四）选择合适的注射部位

应避免损伤神经和血管；选择注射部位的皮肤应无炎症、化脓感染、硬节、瘢痕及皮肤病等（图7-2）。

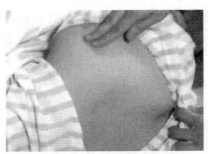

图 7-2　注射部位选择

（五）药液应现配现用

注射药液应在规定时间内临时配置和抽取，立即注射，以防药物效价降低或污染。

（六）排尽空气以防止意外

注射前注射器内应排尽空气，特别是静脉注射，以防空气进入血管形成气栓。排气时要防止浪费药液。

（七）检查回血，缓慢推药

进针后注射药液前，应轻轻旋转活塞，检查有无回血。皮下及肌内注射无回血方能注药，若有回血，应拔出针头重新进针；静脉注射必须见到回血方可推药。

（八）应用无痛注射技术

分散患者注意力，去除患者心理顾虑；取合适体位，使肌肉松弛；做到"两快一慢"，即进针和拔针快、推药液慢；刺激性强的药液应选择长针头深注射；同时注射多种药液应先注射无刺激性或刺激性小的药，后注入有刺激性或刺激性大的药。

（九）严防交叉感染，做好个人防护

要做到一人一注射器，一人一止血带，一人一消毒巾；使用后的注射器禁止重新盖帽，使用过的针头应立即丢入尖锐物收集箱；一次性注射器及针头用后必须做消毒、毁坏处理（环保部门专人执行）。

二、注射用物（图 7-3）

（一）注射盘

指放置注射用物的治疗盘。内置：皮肤消毒液（2％碘酊和70％乙醇或0.5％碘伏）、无菌棉签包、无菌棉球罐、无菌持物镊、弯盘、砂轮；静脉注射时加止血带、消毒巾、胶布等。

（二）无菌盘

在清洁干燥的治疗盘上，铺上无菌巾，形成无菌区域，放置抽吸好药液的无菌注射器。

（三）注射器

注射器分为玻璃和塑料两种制品，其中塑料注射器为一次性使用。其规格有 1 mL、

2 mL、5 mL、10 mL、20 mL、30 mL、50 mL、100 mL 等多种。注射器由空筒和活塞两个部分组成,空筒前端为乳头,空筒上标有容量刻度,活塞后部为活塞轴、活塞柄(注射器的空筒内面、活塞、乳头为无菌区域)(图7-4)。

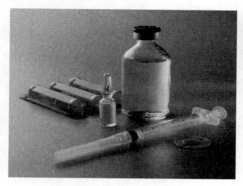

图 7-3　注射用物

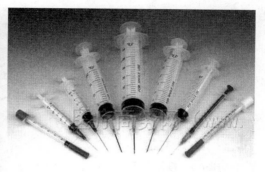

图 7-4　各种型号的注射器及针头

(四)针头

常用针头型号为 4、5、$5\frac{1}{2}$、6、$6\frac{1}{2}$、7、8、9 号等数种。针头由针尖、针梗、针栓三部分组成(针尖、针梗为无菌区域)。注射器和针头结构见图7-5。

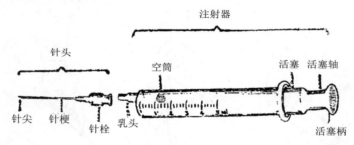

图 7-5　注射器、针头结构

(五)药物

常用的注射药剂型有:溶液、油剂、混悬液、结晶、粉剂(结晶和粉剂溶解后使用)。

三、药液抽吸技术

(一)从安瓿内吸取药液(包括小安瓿和大安瓿)

1.查对药液

药液经"三查""七对"后,将安瓿顶端药液弹至体部。

2.打开安瓿

用 70％乙醇消毒安瓿颈部及砂轮,在安瓿颈部划一锯痕,拭去玻璃细屑,用无菌棉球或纱布按住颈部,折断安瓿(若安瓿颈部上方有蓝点标记,可不用砂轮划痕,消毒后直接折断安瓿)(图7-6)。

3.抽吸药液

持注射器,使针头斜面向下插入安瓿内的液面下,针栓不可进入,抽动活塞,进行吸药,吸药时不得用手握住活塞,只能持活塞柄和活塞轴(图7-7)。

4.排尽空气

抽吸完毕,将针头垂直向上,轻拉活塞,使针头内药液进入注射器内,使针乳头置于最高处,并使气泡聚集于乳头内,稍推活塞,排尽空气。排气后,将针头保护在安瓿内,再将套好安瓿的注射器置于无菌盘内,待查对后注射。

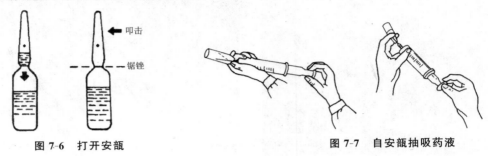

图 7-6　打开安瓿　　　　　　　　　　图 7-7　自安瓿抽吸药液

(二)从密封瓶内吸取药液

查对后,除去铝盖中心部分,消毒瓶塞,待干。注射器抽吸与所需药液等量的空气注入瓶内,以增加瓶内压力,避免吸药时形成负压,倒转药瓶及注射器,使针头在液面下,吸取药液至所需量,以食指固定针栓,拔出针头(图 7-8)。排出注射器内的空气后,再按自安瓿吸药法处理。

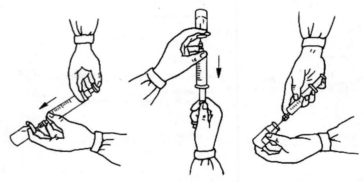

图 7-8　自密封瓶吸药

(三)结晶、粉剂或油剂注射剂吸药

结晶和粉剂药先用注射用水或其他溶媒溶化,待充分溶解后吸取。混悬液先摇匀再吸取;油剂应根据其药物性能经加温或用两手对搓后再抽吸。油剂和混悬液使用时应选择稍粗长的针头,抽吸药液的方法与安瓿、密封瓶相同。

四、常用注射技术(图 7-9)

(一)护理评估

(1)患者的年龄、病情、用药过敏史,注射部位的皮肤和皮下组织、静脉血管情况。

(2)患者的遵医行为、心理状态,能配合的程度。

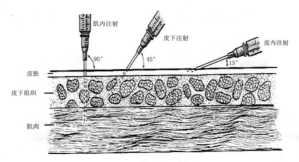

图 7-9　各种注射示意图

（二）护理准备

1.护士

洗净双手,戴口罩、工作帽,工作服清洁整齐。

2.用物

注射盘内置所需型号的注射器、针头:①皮内注射用 1 mL 注射器、4～$4\frac{1}{2}$号针头。②皮下注射一般用 2 mL 注射器、$5\frac{1}{2}$～6 号针头。③肌内注射一般用 2～5 mL 注射器、6～7 号针头。④静脉注射一般用 10～50 mL 注射器、$6^{1/2}$～8 号针头和同型号的头皮针。经查对确认的药物、消毒液(2%碘酊、70%乙醇或 0.5%碘伏)、无菌棉签、无菌棉球、无菌持物镊及其放置的容器、弯盘、砂轮、肾上腺素;无菌盘等。静脉注射时加止血带、胶布、消毒巾。

3.患者

向其解释治疗目的,助其取相应体位并教会配合的方法。

4.环境

安静、整洁、温湿度适宜;备屏风或拉帘,注射室备专用注射凳。

（三）护理实施

1.皮内注射

(1)定义:指将少量药液注入患者表皮与真皮之间的方法。临床常用于药物过敏试验、预防接种、局麻先驱步骤。

(2)常用部位:药物过敏试验用前臂掌侧下段内侧,因该部位皮肤较薄,易于进针,且肤色较淡,易于辨别皮试结果;卡介苗接种部位常选择上臂三角肌下缘。

(3)操作步骤(以皮内药物过敏试验为例)。

1)查对备药:在治疗室据注射卡进行"三查""七对",抽吸好药液置于无菌盘内。

2)核对解释:携备好的用物及药物至患者床旁,称呼核对患者;询问药物过敏史,患者无此药物过敏史,说明注射目的和操作中可能出现的感觉。

3)定位消毒:于前臂掌侧下段内侧皮肤,用 70%乙醇消毒(如患者对乙醇过敏则用生理盐水擦拭局部)待干。

4)再次查对:核对患者姓名、床号、药物,确认药液无气泡。

5)进针注药:左手绷紧注射部位皮肤,右手持注射器,针尖斜面向上与皮肤约成 5°刺入皮内,待针头斜面全部进入皮内后,放平注射器,左手拇指固定针栓,注入药液 0.1 mL,局部形成一圆形隆起的皮丘,皮肤发白,毛孔变大(图 7-10)。

6)快速拔针:拔针后切勿按揉注射部位。

7)操作后查:再次核对患者姓名、床号、药名。

8)观察计时:与患者核对时间,嘱其休息,勿离开病室,如有不适,立即呼叫;观察20 min。

9)整理记录:感谢患者合作;整理床单位,协助患者取舒适体位,清理用物、洗手;20 min后判断并记录皮试结果。

10)对照试验:当皮试结果不能确认或怀疑假阳性时,用对照试验。方法是:用另一注射器和针头,在另一侧前臂掌侧下段内侧注入0.1 mL 生理盐水,20 min后对照观察反应。

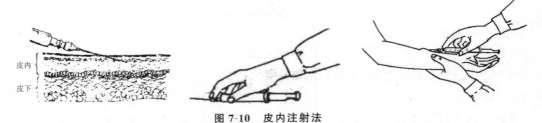

图7-10　皮内注射法

(4)注意事项。

1)询问患者用药过敏史,如有对所用药物过敏者,应不作皮试,并与医生联系。

2)忌碘酊消毒皮肤,以防影响局部反应判断及与碘过敏反应混淆。

3)把握好进针角度,以免药液注入皮下。

2.皮下注射

(1)定义:指将少量药液注入皮下组织的方法。临床常用于药物治疗、预防接种、局麻药的注射等。

(2)常用部位:上臂三角肌下缘、上臂外侧、腹部、后背(图7-11),大腿外侧方。

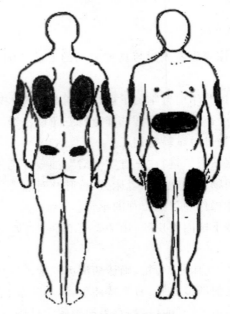

图7-11　皮下注射部位

（3）操作步骤。

1）查对备药：在治疗室据注射卡进行"三查""七对"，将抽吸好药液的注射器置于无菌盘内。

2）核对解释：携注射用物及药物至患者床旁，核对并称呼患者，再次解释操作目的，指导其配合的方法。

3）定位消毒：选择好注射部位，消毒皮肤，待干。

4）再次查对：进针前查对患者姓名、床号、药物，确认药液无气泡。

5）快速进针：左手绷紧皮肤，右手侧握式持针，食指固定针栓，针尖斜面向上与皮肤成30°～40°，迅速刺入针头的2/3长度（图7-12）。

6）查回血注药：轻轻抽动活塞，见无回血，固定针头，缓慢注入药液。

7）拔针按压：注射毕，快速拔针；同时以无菌棉签或棉球轻压针刺处。

8）操作后查：再次核对所用药物及患者的床号、姓名。

9）整理记录：感谢患者合作，协助患者取舒适体位，清理用物，洗手记录。

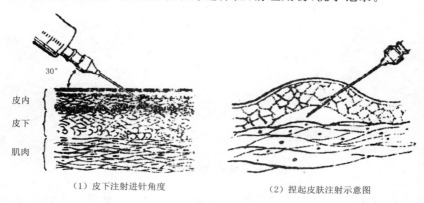

（1）皮下注射进针角度　　　　（2）捏起皮肤注射示意图

图7-12　皮下注射进针法

（4）注意事项。

1）侧握式持针时，食指只能固定针栓，不可触及针梗，以免污染。

2）进针角度不宜超过45°，避免刺入肌层。

3）皮下注射不宜用刺激性强的药物。

4）长期皮下注射者，应更换注射部位，以防局部产生硬结，保证药物吸收的最好效果。

5）注射不足1 mL的药液时，应用1 mL注射器抽吸药液，以确保药物剂量的准确性。

3.肌内注射

（1）定义：指将一定量的无菌药液注入肌肉组织的方法。临床主要用于药物治疗。

（2）注射部位及定位法：肌内注射部位有臀大肌、臀中小肌、股外侧肌、上臂三角肌。

1）臀大肌注射定位：①"十"字定位法：从臀裂顶点向左或右划一水平线，然后从髂嵴最高点作一垂直线，把臀部分为四个象限，其外上象限避开内下角（髂后上棘与大转子连线）为注射区（图7-13）。②联线定位法：取髂前上棘与尾骨联线的外上1/3处为注射部位（图7-14）。

2）臀中肌、臀小肌注射定位：①三横指定位：取髂前上棘外侧三横指处为注射部位（注意用同身寸）。②食指中指定位法：将操作者的食指、中指指尖分别置于髂前上棘和髂嵴的下缘处，两指和髂嵴即构成一个三角区,食指与中指形成的角内为注射部位(图 7-15)。

3)股外侧肌注射法定位:取大腿中段外侧,位于膝上 10 cm、髋关节下 10 cm,约 7.5 cm 宽处为注射部位。

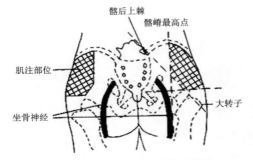

图 7-13　臀大肌"十"字法定位法

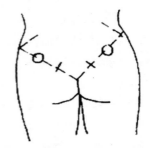

图 7-14　臀大肌联线定位法

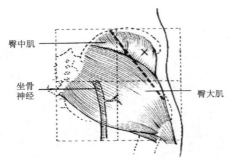

图 7-15　臀中、小肌示、中指定位

4)上臂三角肌注射定位:取上臂外侧,肩峰下 2～3 横指。此部位注射方便,但只能用于小量药液注射(图 7-16)。

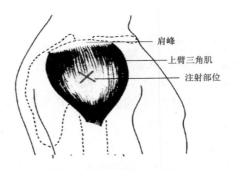

图 7-16　上臂三角肌注射定位法

(3)操作步骤。

1)查对备药:在治疗室据注射卡进行"三查""七对",将抽吸好药液的注射器置于无菌盘内。

2)核对解释:携注射用物及药物至患者床旁,核对称呼患者并作解释工作。

3)安置体位:①臀部。侧卧位时下腿屈曲上腿伸直,使肌肉放松;俯卧位时两足尖相对;仰卧位用于病情危重及不能翻身的患者,限于臀中小肌注射。②上臂三角肌。注射侧肢体手叉腰使三角肌显露。③股外侧肌。以自然坐位为宜。注射时,用屏风或拉帘遮挡患者。

4)定位消毒:选择好注射部位,消毒皮肤,待干。

5)再次查对:进针前核对患者姓名、床号、药物,确认药液无气泡。

6)轻稳进针:左手拇指和食指绷紧皮肤,右手以握笔式姿势持注射器,中指固定针栓,针头与皮肤成90°,以手腕带动手臂,用力适中迅速进针,针梗勿全部刺入(图7-17)。

7)~10)同皮下注射步骤的6)~9)。

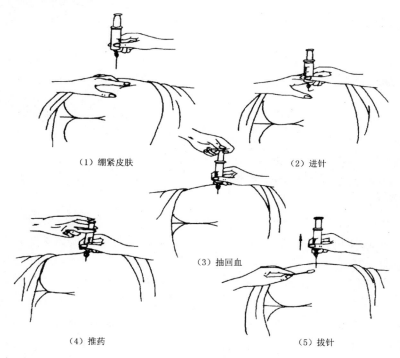

(1)绷紧皮肤　　(2)进针
(3)抽回血
(4)推药　　(5)拔针

图7-17　肌内注射法

(4)注意事项。

1)注射时,针梗切勿全部刺入,以防不合作者躁动,使针梗弯曲或折断。

2)多种药物同时注射,须注意配伍禁忌。

3)2岁以下婴幼儿不宜用臀大肌注射。因为婴幼儿在未能独立行走前,臀部肌肉发育不完善,臀大肌注射有损伤坐骨神经的危险。应选用臀中肌、臀小肌处注射。

4)注射刺激性强的药物选用长针头深注射。

5)如为多个患者同时进行肌内注射,没有准备无菌盘时,应备好注射用物和药物至患者床旁,核对无误后,先帮患者遮挡、定位消毒,再吸药注射。注射器自取出直到注射结束尚可放下,不可将吸好药液的注射器置于治疗盘内,以防可能发生的污染。

4.静脉注射

(1)定义:自静脉注入药液的方法。临床常用于注入药物治疗疾病、补充能量、注入造影剂作诊断性检查等。

（2）注射部位：常用静脉注射的部位有上肢肘窝贵要静脉，正中静脉，头静脉和手背静脉；下肢的足背、踝部静脉等（图7-18）。

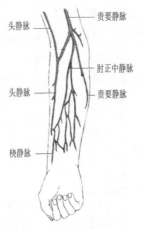

头静脉 —— 贵要静脉

—— 肘正中静脉

头静脉 —— 贵要静脉

桡静脉 ——

图 7-18　静脉注射部位

（3）操作步骤。

1）查对备药：在治疗室据注射卡进行"三查""七对"，将抽吸好药液的注射器连接头皮针，排气后置于无菌盘内。

2）核对解释：携注射用物及药物至患者床旁，核对称呼患者并作解释工作。

3）定位消毒：选择粗、直、弹性好的血管，避开静脉瓣，在被穿刺肢体下垫消毒巾，于穿刺点上方6～10 cm处扎止血带，用0.5％碘伏消毒（或用2％碘酊消毒皮肤待干，以70％乙醇脱碘）。

4）再次查对：进针前核对药物、患者、床号，检查并确认药液无气泡。

5）轻稳进针：必要时嘱患者轻握拳，左手拇指绷紧静脉下端皮肤，右手持针柄，针头斜面向上与皮肤成约20°，自静脉上方或侧方刺入皮下，再沿静脉方向潜行刺入静脉。

6）回血注药：查见回血后，将针头平行进入少许，松开止血带，嘱患者松拳，固定针柄，缓慢推药（图7-19）。

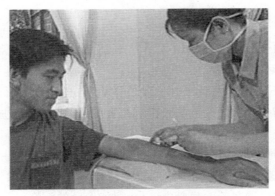

图 7-19　静脉注射进针法和推药法

7）～9）同皮下注射操作步骤的7）～9）。

（4）注意事项。

1）长期静脉注射者要保护血管,注意有计划使用静脉,由远心端向近心端处选择血管进行注射。

2）根据药物性质及病情,掌握推药速度;经常检查回血,观察患者及注射局部情况;随时听取患者主诉。

3）注射对组织有强烈刺激的药物,应另备一盛有无菌生理盐水的注射器和头皮针,穿刺后,先注入少量生理盐水,确认针头在血管内,再接有药液的注射器(针头不动)进行注射,以防药液外溢于皮下组织中而发生坏死。

4）因抗肿瘤药对人体有较大的危害性,所以在配置和抽吸药液时,要戴一次性手套,使用"层流细胞毒安全柜",以保护护士的健康。

（5）静脉穿刺失败的常见原因及处理。

1）针头斜面未全部进入血管,部分药液溢出至皮下。判断依据:可有回血,针头处局部隆起,患者有疼痛感。

2）针头刺破静脉的对侧管壁,部分药液溢出至深层组织中。判断依据:可有回血,无局部隆起,主诉疼痛。

3）针头穿破或没穿破静脉壁进入深层组织。判断依据:无回血、注入药物无隆起,主诉疼痛。

以上3种静脉穿刺失败原因,无论出现哪种情况,都应立即拔针,以无菌棉签或棉球压迫局部,再选择血管重新穿刺(注意更换针头)(图7-20)。

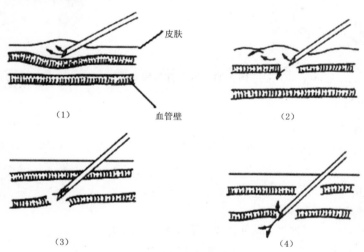

图 7-20　静脉注射常见的失败原因

5.股静脉注射

主要用于急救时加压输液、输血或采集血标本。

（1）注射定位:股动脉内侧 0.5 cm 处。

（2）操作步骤。

1）备物解释:备齐用物至患者床旁,向患者作解释工作,取得合作。用屏风或拉帘遮挡患者。

2）安置体位:操作者位于穿刺侧,患者仰卧,下肢伸直略外展。

3)准确定位:由髂前上棘和耻骨结节之间划一联线,股动脉走向和该线中点相交,股静脉位于股动脉内侧 0.5 cm 处(图 7-21)。

4)严格消毒:局部皮肤以 0.5％碘伏消毒(或 2％碘酊及 70％乙醇消毒),同时消毒操作者左手的示、中指,扪及股动脉搏动,并固定。

5)抽血或注药:右手持 10 mL 或 20 mL 无菌干燥的注射器接 7～8 号针头或吸有药液的注射器,针头与皮肤成 90°或 45°,在股动脉内侧 0.5 cm 处刺入,抽出黯红色血,固定针头,根据需要抽血或注入药物。

6)拔针压迫:抽血或注药毕拔针,以无菌纱布加压止血 3 ～5 min。

7)整理记录:感谢患者合作,安置患者于舒适体位,处理用物,洗手、记录。

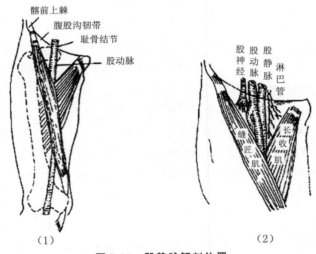

图 7-21　股静脉解剖位置

(3)注意事项。

1)严格执行无菌操作,防止感染。

2)如误入股动脉(抽出鲜红色血),应立即拔出针头,用无菌纱布紧压穿刺处 5～10 min,直到无出血为止。

(四)效果评价

(1)患者理解注射目的,配合治疗。

(2)患者对护士的技术水平、服务态度、隐私保护等方面满意。

(3)注射部位不疼痛、无感染,患者有安全感。

第五节　药物过敏试验法

临床上使用的某些药物,常可引起不同程度的过敏反应,甚至发生过敏性休克,如不及时抢救,可能危及生命。

一、药物过敏反应的特点

药物过敏反应,主要由于患者为过敏性体质,在抗原抗体的作用下,细胞活性介质的释放而引起。其特点如下。

（1）患者为过敏性体质，机体内产生了 IgE 抗体并有转移和结合到靶细胞的过程。

（2）通常不发生于首次用药。

（3）过敏反应的发生与药物的药量、剂型及途径无关。

（4）通常是指药物在正常的用法、用量进行治疗以后，发生的一些不正常的反应，有别于药物的副作用和毒性反应。

二、常用药物过敏试验法

（一）青霉素过敏试验法

1.青霉素过敏反应的原因

青霉素是一种半抗原，进入过敏性体质人体后与组织蛋白结合形成全抗原，抗原刺激机体产生相应的抗体，使机体处于致敏状态。当机体再次接受青霉素时，抗原和抗体结合，发生过敏反应。

2.青霉素过敏反应的临床表现（表7-3）

表7-3　青霉素过敏反应的临床表现

过敏反应类型	临床表现
过敏性休克	呼吸道阻塞：胸闷、气急伴濒危感
血清病型反应	循环衰竭：面色苍白、冷汗、发绀、脉细弱、血压下降
器官或组织反应	神经系统受损：头晕、眼花、面及四肢麻木、烦躁不安、意识丧失、抽搐、大小便失禁
	皮肤反应：瘙痒、荨麻疹（图7-22）
	发热、皮肤瘙痒、荨麻疹、腹痛、关节痛、淋巴结肿大等
	皮肤反应：皮疹（荨麻疹）、皮炎，甚至发生剥脱性皮炎
	呼吸系统反应：哮喘（首发或诱发）
	消化系统反应：腹痛、便血

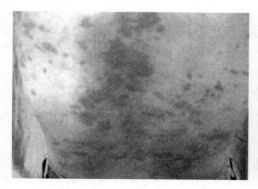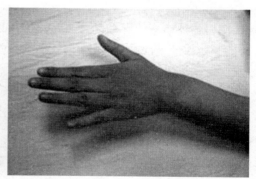

图7-22　皮肤过敏症状

3.青霉素过敏反应发生的时间

过敏性休克可以发生在做青霉素皮内试验或注射药物过程中；也可在用药后数秒钟内发生呈闪电式反应；也有发生在用药后 30 min 左右；极少数患者发生于连续用药的过程中。青霉素过敏性休克时,呼吸道及皮肤反应出现较早,故应及时询问患者的感觉。血清病型反应一般发生于用药后的7～12 d。

4.青霉素过敏性休克的急救措施

患者一旦发生过敏性休克,应立即停药,就地抢救,通知医生。

(1)改善循环:立即将患者平卧或置中凹位,以利于脑部血液供应,并注意保暖;即刻皮下或静脉注射0.1%盐酸肾上腺素,剂量为0.5～1 mg,患儿酌减。如症状不缓解可重复使用,也可行气管内给药,直至患者脱离危险。盐酸肾上腺素是抢救过敏性休克的首选药物,具有收缩血管、增加血管外周阻力、兴奋心肌、增加心输出量及松弛支气管平滑肌的作用。

(2)改善呼吸:给予氧气吸入,缓解缺氧症状;呼吸抑制时,应立即行人工呼吸,并注射呼吸兴奋剂;喉头水肿影响呼吸时,应立即进行气管插管或配合进行气管切开术。保持呼吸道通畅是改善呼吸困难的前提。

(3)心肺复苏:如患者发生心跳骤停,应立即行胸外心脏按摩,同时行人工呼吸。

(4)遵医嘱用药:地塞米松5～10 mg加入葡萄糖注射液静脉推注或氢化可的松200 mg加入5%～10%葡萄糖注射液500 mL静脉滴注,此类药物具有抗过敏、抗休克作用,能迅速缓解症状;根据病情给予血管活性药物(如多巴胺、间羟胺等)调节血压;静脉滴注5%$NaHCO_3$纠正酸中毒;应用抗组胺类药物等。

(5)观察与记录:密切观察患者的意识、体温、脉搏、呼吸、血压、尿量及其他临床变化,并作好病情动态的护理记录。患者未脱离危险期,不宜搬动。

5.迟缓性过敏反应(血清病型反应、器官或组织的过敏反应)的护理

如出现过敏表现,应立即停药,按医嘱给予激素和抗组胺药物,进行对症处理,同时要密切观察病情,加强皮肤护理,预防继发感染的发生。

6.青霉素过敏反应的预防

青霉素过敏反应,尤其是过敏性休克,直接威胁患者的生命。因此,青霉素过敏反应重在预防。

(1)使用各种剂型的青霉素之前,必须询问过敏史。无过敏史者用药前必须作过敏试验,已知过敏者忌作过敏试验。

(2)试验结果为阴性者方可给药。阳性者禁用青霉素,并在三单两卡(医嘱单、体温单、注射执行单、床头卡、门诊病历卡)上醒目地注明青霉素阳性反应,并告知患者及其家属。

(3)对接受青霉素治疗的患者,停药3 d以上或在用药过程中药物批号更换时,都必须重做过敏试验。

(4)青霉素水溶液必须现配现用。因青霉素水溶液在室温下易产生过敏物质,引起过敏反应,还可使药物效价降低,影响治疗效果。

(5)护士应加强责任心,严格执行"三查""七对"制度,并于注射青霉素之前,做好急救准备工作,如备盐酸肾上腺素、氧气等。注射后应观察30 min以上,以防迟缓性过敏反应的发生。

7.青霉素试验药液的配制

准确配制青霉素试验药液也是预防青霉素过敏反应发生的重要环节。要求每毫升试验药

液含青霉素 100～500 U,用生理盐水作为溶媒和稀释液,配制方法见表 7-4。

表 7-4 青霉素试验药液配制法(500 U/mL 为例)

青霉素	加生理盐水	青霉素含量	要求
40 万 U	2 mL →	20 万 U/mL	溶解
取上液 0.1 mL	0.9 mL →	2 万 U/mL	摇匀
取上液 0.1 mL	0.9 mL →	2000 U/mL	摇匀
取上液 0.25 mL	0.75 mL →	500 U/mL	摇匀

在配制好的青霉素试验药液注射器外贴上"青霉素皮试液"标记,备用。现临床上有专门的青霉素皮试制剂,无需配制,按规定液量稀释即可使用。

8.青霉素皮试方法

同皮内注射法。

9.皮内试验结果判断与记录

(1)试验结果的判断。

1)阴性:皮丘无改变,周围不红肿,无自觉症状。

2)阳性:局部皮丘隆起,并出现红晕硬块,直径＞1 cm,或红晕周围有伪足、痒感,严重时可发生过敏性休克。

(2)试验结果的记录:按要求记录试验结果,若青霉素皮试结果判断有困难时,可作对照试验。

(二)先锋类(包括先锋Ⅴ、先锋Ⅵ)过敏试验法

对青霉素过敏者,在使用先锋类药物前要做过敏试验。

1.试验液含量

要求每毫升试验药液含先锋霉素 60 μg。

2.试验液配制方法见表 7-5

表 7-5 先锋霉素(Ⅴ、Ⅵ)试验药液配制法(60μg/mL)

先锋霉素Ⅴ或Ⅵ	加生理盐水	先锋霉素含量	要求
0.5 g	5 mL→	0.1 g/mL	溶解
取上液 0.1 mL	0.9 mL→	10 mg/mL	摇匀
取上液 0.1 mL	0.9 mL→	1 mg/mL	摇匀
取上液 0.1 mL	0.9 mL→	100 μg/mL	摇匀
取上液 0.6 mL	0.4 mL→	60 μg/mL	摇匀

过敏试验方法、试验结果判断、过敏反应的处理同青霉素过敏试验法。

（三）链霉素过敏试验法

1.试验药液含量

要求每毫升试验药液含链霉素 2 500 U。

2.试验药液配制法见表 7-6

表 7-6　链霉素试验药液配制法（2 500 U/mL）

链霉素	加生理盐水	链霉素含量	要求
100 万 U	3.5 mL →	25 万 U/mL	溶解
取上液 0.1 mL	0.9 mL →	2.5 万 U/mL	摇匀
取上液 0.1 mL	0.9 mL →	2 500 U/mL	摇匀

过敏试验方法、结果判断、过敏反应的临床表现及急救措施,同青霉素过敏试验法。

链霉素毒性反应较链霉素过敏反应更常见、更严重,出现中毒症状时,可静脉注射葡萄糖酸钙和氯化钙,因链霉素可与钙离子络合,使毒性症状减轻。

（四）破伤风抗毒素（TAT）过敏试验法

破伤风抗毒素是一种免疫血清,对人体是一种异性蛋白,具有抗原性,注射后也可出现过敏反应。因此,用药前须作过敏试验。曾用过破伤风抗毒素而超过 7 d 者,如再次使用,须重做过敏试验。

1.试验药液配制

要求每毫升皮试液含破伤风抗毒素 150 IU。

每支 TAT 含 1 500 IU 破伤风抗毒素,取其 0.1 mL 加生理盐水稀释到 1 mL 摇匀,即为 150 IU/mL。

2.过敏试验方法

取破伤风抗毒素试验药液 0.1 mL（含 15 IU）作皮内注射,20 min 后观察结果。

3.试验结果判断

(1)阴性:局部无红肿。

(2)阳性:局部皮丘红肿,硬结直径＞1.5 cm,红晕直径＞4 cm,有时出现伪足,主诉痒感。如发生过敏性休克、血清病型反应,其临床表现与青霉素过敏反应相同。

破伤风抗毒素皮试结果为阴性者,将其全量肌内注射;过敏试验为阳性者,须用脱敏注射法;对皮试结果有怀疑者,可做对照试验。

4.脱敏注射法

即小量多次并使每次药量渐增的注射方法（表 7-7）。每隔 20 min 注射一次,每次注射后均需密切观察;在脱敏注射过程中,发现患者有全身反应,如气促、发绀、荨麻疹及过敏性休克等情况时,应立即停止注射,并迅速处理,处理方法同青霉素过敏抢救法;如反应轻微,待症状消退后,酌情将注射的次数增加、剂量减少,以达到顺利注入所需剂量又不发生过敏反应的目的。

表 7-7　破伤风抗毒素脱敏注射法

次数	抗毒血清(TAT)	生理盐水	注射方法
1	0.1 mL	0.9 mL	肌内注射
2	0.2 mL	0.8 mL	肌内注射
3	0.3 mL	0.7 mL	肌内注射
4	余量	稀释到 1 mL	肌内注射

脱敏注射法,也可将破伤风抗毒素 1 500 IU 用生理盐水稀释至 10 mL,分别以 1 mL、2 mL、3 mL、4 mL 作四次肌内注射。

(五)普鲁卡因过敏试验法

(1)试验药液配制。将不同浓度的普鲁卡因药液稀释至 0.25%(2.5 mg/mL)。

(2)过敏试验方法、试验结果判断、过敏反应护理均同青霉素过敏试验法。

(六)细胞色素 C 过敏试验法

1.试验药液配制

要求每毫升试验药液含细胞色素 C 0.75 mg。取细胞色素 C(每支 2 mL 含 15 mg)0.1 mL,加生理盐水至 1 mL,稀释至每毫升含细胞色素 C 0.75 mg。

2.过敏试验方法

(1)皮内试验:取细胞色素 C 试验药液 0.1 mL(含 0.075 mg)作皮内注射,20 min 后观察试验结果。

(2)划痕试验:用 70%乙醇消毒前臂掌侧下段皮肤,滴细胞色素 C 原液(7.5 mg/mL)1 滴于皮肤上,用无菌针头划痕(划破表皮),20 min 后观察试验结果。

3.试验结果判断、过敏反应护理

均同青霉素过敏试验法。

(七)碘过敏试验法

临床上常用碘化物造影剂作肾脏、胆囊、膀胱、支气管、心血管、脑血管造影,此类药物可发生过敏反应。因此,在造影前 1~2 d 需作过敏试验,阴性者方可作碘造影检查。

1.皮内试验

(1)取碘造影剂 0.1 mL 作皮内注射,20 min 后观察结果。

(2)试验结果判断:阴性局部无反应;阳性局部有红肿、硬结、直径>1 cm。

2.静脉注射试验

(1)按静脉注射法将碘造影剂(30%泛影葡胺)1 mL 缓缓注入静脉。注射后观察 5~10 min判断结果。

(2)试验结果判断:有血压、脉搏、呼吸和面色等改变为阳性。

(3)过敏反应处理:同青霉素过敏试验法。

静脉注射造影剂前,必须先作皮内试验,阴性者作静脉注射试验,静脉试验阴性者方可进行碘造影。少数人过敏试验为阴性,但在注射碘造影剂时仍可发生过敏反应,故在造影时需备好急救药品。

实训项目

一、给口服药法

（一）目的

药物经胃肠道黏膜吸收而产生疗效。

（二）评估

（1）患者的病情、年龄、意识状态，是否留置鼻饲管，有无呕吐等。

（2）患者对服药的心理反应及合作程度。

（三）计划

1.用物准备

服药本、小药卡、药盘、药杯、药匙、量杯、滴管、研钵、湿纱布。

2.环境准备

空气清洁，光线适宜，物品放置整齐。

3.患者准备

向患者解释用药的目的及注意事项。

4.护士准备

着装整齐，戴口罩，洗手，备齐用物。

（四）实施

1.操作步骤

（1）备药：备齐用物→填写小药卡→依据不同药物剂型采取相应的取药方法（固体药用药匙，液体药用量杯取）→全部药物配备完毕，根据服药本重新核对一次→发药前与另一护士再次核对。

（2）发药：携药盘至病床→按床号顺序将药物发送给患者→协助患者服药→发药完毕，药杯按要求相应处理，清洁发药盘。

2.注意事项

（1）发药前：护士应了解患者的有关情况，如做特殊检查、手术等必须禁食者暂时不发药，并做好交接班。

（2）发药时：患者提出疑问，护士应认真听取，重新核对，确认无误后耐心地做解释，再给患者服药。

（3）指导患者按药物性能正确服药。

1）对牙齿有腐蚀作用或使牙齿染色的药液，应用吸水管，避免药液与牙齿接触，服后漱口，如酸类、铁剂等。

2）服用铁剂时忌饮茶，以免形成铁盐，妨碍铁剂的吸收。

3）止咳糖浆服后暂不饮水，以防降低疗效，若同时服多种药，则最后服用止咳糖浆。

4）磺胺类和发汗类药物服后多饮水，可减少磺胺类结晶引起肾小管堵塞，并可增强发汗药的疗效。

5）健胃药在饭前服，可刺激味觉感受器，使消化液分泌增多，增加食欲。

6）助消化药和对胃有刺激性的药宜在饭后服，利于食物消化，减少药物对胃壁的刺激。

7)强心苷类药应在服用前测脉率和脉律(或心率和心律),如脉率少于 60 次/分或节律出现异常时,应暂停服药并报告医生。

(4)发药后:观察患者服药的治疗效果和不良反应,有异常情况时应及时与医生联系,酌情处理。

(五)评价

患者能主动配合,用药安全,达到预期治疗效果。

二、超声波雾化吸入法

(一)目的

1.治疗呼吸道感染

消除炎症,减轻咳嗽,稀化痰液,帮助祛痰。

2.改善通气功能

解除支气管痉挛,使气道通畅。

3.预防呼吸道感染

常用在胸部手术前后。

4.湿化呼吸道

配合人工呼吸器使呼吸道湿化。

5.治疗肺癌

应用抗肿瘤药物治疗肺癌。

(二)评估

(1)患者对超声波雾化吸入治疗的认识、心理反应及合作程度。

(2)患者的病情、意识状况、呼吸道通气情况。

(三)计划

1.用物准备

治疗车上置超声波雾化吸入器一套、药液、冷蒸馏水、水温计。

2.环境准备

病室安静、清洁、整齐,根据季节调节室温。

3.患者准备

根据病情可取坐位或侧卧位。

4.护士准备

着装整齐,戴口罩,洗手,备齐用物。

(四)实施

1.操作步骤

连接雾化器→水槽内加冷蒸馏水(液面高约 3 cm)→雾化罐内放入药液(稀释至 30～50 mL)→备齐用物至床旁,核对,解释→接通电源,调整定时开关(15～20 min)→调节雾量→将口含嘴放入患者口中→治疗毕,关雾化开关,关电源开关→整理床单位,清理用物。

2.注意事项

(1)治疗前,检查机器各部件,确保性能良好,连接正确,机器各部件的型号一致。

（2）水槽底部晶体换能器和雾化罐底部的透声膜薄而脆，安放时动作要轻，以免破损。

（3）水槽和雾化罐内切忌加温水或热水，连续使用时应间歇 30 min，使用中注意测量水温，超出 60 ℃时应关机换冷蒸馏水。

（五）评价

（1）患者呼吸道炎症消除或减轻；痰液能顺利咳出；呼吸困难缓解或消除。

（2）操作正确，机器性能良好，护患沟通有效。

三、药液抽吸法

（一）目的

正确完成药液抽吸技术。

（二）计划

1.知识准备

预习相关课程内容，列出药液抽吸的方法。

2.护士准备

服装、鞋帽整洁，戴口罩，洗手，仪表大方，举止端庄。

3.用物准备

治疗盘内备安瓿或密封瓶，指定溶剂或稀释剂，注射器，针头，常规消毒液，无菌棉签，用药卡或医嘱本，启瓶器和砂轮，污物筒。

4.环境准备

清洁、宽敞，半小时内无清扫工作，有菌区、无菌区划分清楚，物品布局合理。

（三）实施

1.自安瓿中吸取药液

（1）洗手，戴口罩，备齐用物，仔细查对。

（2）将安瓿垂直持于手中，轻弹安瓿顶端，使药液流至体部。

（3）常规环行消毒安瓿颈部。

（4）有易折痕迹的，可直接折断安瓿，否则，用砂轮在安瓿颈部划一环型锯痕，再次消毒锯痕处，折断安瓿。

（5）检查注射器质量，取下针头保护套。

（6）从小安瓿中吸取药液时，左手食指和中指夹紧安瓿，拇指和无名指固定针栓，从大安瓿中吸取药液时，左手拇指和食指持大安瓿，大鱼际肌和其余三指固定针筒，右手持注射器将针头置入药液中，针尖斜面向下，右手拉动注射器活塞吸取药液。

（7）将注射器垂直持于手中，针头向上，回拉活塞，轻弹空筒外壁，向上推动活塞，排尽空气，套好针头保护套备用，再次核对。

2.自密封瓶中吸取药液

（1）洗手，戴口罩，备齐用物，仔细查对。

（2）打开密封瓶的塑料盖或用启瓶器去除密封瓶金属盖的中心部位。

（3）常规消毒密封瓶的瓶塞及周围，待干。

（4）检查注射器质量，取下针头保护套，抽取与所需药液等量的空气。

(5)将空气注入密封瓶内,左手食指和中指夹紧密封瓶将其倒转,拇指和无名指固定针栓,将针头置入药液中,右手拉动注射器活塞吸取药液。

(6)吸取药液至所需药量,右手食指固定针栓,拔出针头。

(7)将注射器垂直持于手中,针头向上,回拉活塞,轻弹空筒外壁,向上推动活塞,排尽空气,套好针头保护套备用,再次核对。

3.注意事项

(1)注意贯彻无菌原则。

(2)对结晶或粉剂药物,需按要求先用无菌生理盐水、注射用水或专用溶媒充分溶解。

(3)混悬剂要摇匀后吸取。

(4)吸取油剂和混悬剂时,要选用较粗针头。

(四)评价

(1)正确实施药液抽吸法。

(2)操作中无污染,遵循无菌技术操作原则。

(3)认真执行查对制度,无差错发生。

四、皮内注射法

(一)目的

(1)皮肤试验。

(2)预防接种。

(3)用于局部麻醉的先驱步骤。

(二)评估

(1)患者的年龄、病情、意识状态及有无过敏史,注射部位的皮肤情况(皮肤颜色,有无皮疹、感染)。

(2)患者的自理能力、合作程度、表达能力、心理反应和对皮内注射的认识。

(三)计划

1.用物准备

注射盘、无菌 1 mL 注射器、按医嘱备药、0.1％盐酸肾上腺素 1 支、2 mL 无菌注射器。

2.环境准备

病室或治疗室安静、清洁、整齐,温度适宜。

3.患者准备

坐位或卧位,暴露注射部位。

4.护士准备

着装整齐,戴口罩,洗手,备齐用物。

(四)实施

1.操作步骤

护士携用物至床旁,核对解释→定位、消毒→核对药物→进针注药(5°进针,注药0.1 mL)→拔针(勿按揉)→再次核对→观察、记时→整理床单位,洗手,记录。

2.注意事项

(1)询问患者用药过敏史,如有对所用药物过敏者,应不作皮试,并与医生联系。

(2)忌用碘酊消毒皮肤,以防影响局部反应判断及与碘过敏反应相混淆。

(3)把握好进针角度,以免药液注入皮下。

（五）评价

(1)操作顺利,达到注射目的。

(2)对患者药敏试验结果判断准确,注药后患者无不良反应。

(3)患者了解注射的方法、目的,配合操作。

五、皮下注射法

（一）目的

(1)需迅速达到药效和不能或不宜经口服给药时采用。

(2)局部供药。

(3)预防接种。

（二）评估

(1)患者病情、年龄、意识状态及治疗目的,注射部位状况(有无瘢痕、炎症、硬结等)。

(2)药物的性质。

(3)患者的心理反应、自理能力、合作程度、表达能力,对皮下注射的认识。

（三）计划

1.用物准备

注射盘、无菌 2～5 mL 注射器、$5^{1/2}$～6 号针头,按医嘱备药。

2.环境准备

病室或治疗室安静、清洁、整齐,温度适宜。

3.患者准备

坐位或卧位,暴露注射部位。

4.护士准备

着装整齐,戴口罩,洗手,备齐用物。

（四）实施

1.操作步骤

护士携用物至床旁,核对解释→定位、常规消毒→核对药物,排气→进针(30°～40°针,刺入针头的2/3长度)→查回血,注药→按压拔针→再次核对→整理床单位,清理用物,洗手,记录。

2.注意事项

(1)侧卧式持针时,食指只能固定针栓,不可触及针梗,以免污染。

(2)进针角度不宜超过 45°,以防刺入肌层。

(3)皮下注射不宜用刺激性强的药物。

(4)长期皮下注射者,应更换注射部位,以免局部产生硬结,保证药物吸收的最好效果。

(5)注射不足 1 mL 的药液时,应用 1 mL 注射器抽吸药液,以保证药物剂量的准确性。

（五）评价

（1）操作顺利，注射中患者无不良反应，达到治疗目的。

（2）患者了解皮下注射的目的、方法，配合操作。

六、肌内注射法

（一）目的

（1）不宜或不能作静脉注射，要求比皮下注射更迅速发生疗效时采用。

（2）用于注射刺激性较强或药量较大的药物。

（二）评估

（1）患者病情、年龄、意识状态及治疗目的，注射部位局部组织状况（有无瘢痕、炎症、硬结等）。

（2）药物的量及性质。

（3）患者的心理反应、自理能力、合作程度、表达能力，对肌内注射的认识。

（三）计划

1.用物准备

注射盘、无菌注射器（按药量或以药液黏稠度而定），按医嘱备药。

2.环境准备

病室或治疗室安静、清洁、整齐，温度适宜。

3.患者准备

取舒适卧位（坐位、侧卧位、仰卧位、俯卧位）。

4.护士准备

着装整齐，戴口罩，洗手，备齐用物。

（四）实施

1.操作步骤

护士携用物至床旁，核对解释→定位、常规消毒→核对药物，排气→进针（90°，刺入针头的2/3长度）→查回血，注药→按压拔针→再次核对→整理床单位，清理用物，洗手，记录。

2.定位方法

（1）臀大肌注射两种定位法。①十字法：从臀裂顶点向左或向右侧划一水平线，然后从髂嵴最高点作一垂线，将一侧臀部分为四个象限，其外上象限避开内角为注射区。②联线法：从髂前上棘至尾骨作一联线，其外1/3处为注射部位。

（2）臀部注射时体位：侧卧位时下腿屈曲，上腿伸直；俯卧位时足尖相对足跟分开；仰卧位用于危重及不能翻身的患者。

3.注意事项

（1）注射时，针梗切勿全部刺入，以防不合作者躁动，使针梗从根部衔接处折断。

（2）多种药物同时注射，须注意配伍禁忌。

（3）2岁以下婴幼儿不宜用臀大肌注射，因为婴幼儿在未能独立行走前，臀部肌肉发育不完善，臀大肌注射有损伤坐骨神经的危险。应选用臀中、小肌处注射。

（五）评价

（1）患者理解肌内注射的目的及药物作用的相关知识，愿意接受并配合。

（2）注射过程中严格按注射原则进行，注射部位未发生硬结、感染。

七、静脉注射法

(一)目的

(1)药物不宜口服、皮下或肌内注射时,需要迅速发生药效者,可采用静脉注射法。

(2)作诊断性检查,由静脉注入药物。

(3)用于静脉营养治疗。

(二)评估

(1)患者病情、年龄、意识状态、治疗目的,局部皮肤组织及血管的情况。

(2)所注射的药物性质、作用及不良反应。

(3)患者的心理反应、自理能力、合作程度、表达能力,对静脉注射的认识。

(三)计划

1.用物准备

注射盘、无菌注射器(根据药量准备)、按医嘱备药、止血带、治疗巾、棉垫。

2.环境准备

病室或治疗室安静、清洁、整齐,温度适宜。

3.患者准备

坐位或卧位。

4.护士准备

着装整齐,戴口罩,洗手,备齐用物。

(四)实施

1.操作步骤

护士携用物至床旁,核对解释→定位→垫小枕→扎止血带(于穿刺点上方约6 cm处)→常规消毒→核对药物,排气→进针(20°)→查回血→见回血后松止血带,松拳,注药→注药完毕→按压拔针→再次核对→整理床单位,清理用物,洗手,记录。

2.注意事项

(1)长期静脉注射者要保护血管,注意有计划使用静脉,由远心端到近心端选择血管进行注射。

(2)根据药物性质及病情,掌握推药速度,观察患者及注射局部情况,并随时听取患者主诉。

(3)注射对组织有强烈刺激的药物,应另备一盛有无菌盐水的注射器和头皮针,穿刺后,先注入少量生理盐水,确认针头在血管内,再接有药液的注射器进行注射,以防药液外溢于皮下组织中而发生坏死。

(五)评价

(1)注射顺利,患者感觉良好,无不良反应,达到治疗要求。

(2)患者能说出本次静脉注射目的、方法并配合操作。

八、皮试液的配制法

(一)目的

准确进行皮试液配制,为患者用药做好准备。

（二）计划

1.知识准备

预习相关课程内容,列出常用皮试液的剂量及配制方法。

2.护士准备

服装、鞋帽整洁,戴口罩,洗手,仪表大方,举止端庄,语言柔和,恰当,态度和蔼可亲,与患者沟通到位。

3.用物准备

注射盘、5 mL 注射器、1 mL 注射器、青霉素药液、0.9％氯化钠溶液、链霉素药液、破伤风抗毒素药液、细胞色素 C 药液及消毒液。

4.环境准备

清洁、宽敞,半小时内无清扫工作,有菌区、无菌区划分清楚,物品布局合理,人员减少走动。

（三）实施

1.青霉素皮试液配制法

青霉素 1 瓶 80 万 U,注入 4 mL 生理盐水,则 1 mL 含 20 万 U;

取上液 0.1 mL,加生理盐水至 1 mL,则 1 mL 含 2 万 U;

取上液 0.1 mL,加生理盐水至 1 mL,则 1 mL 含 2000 U;

取上液 0.25 mL,加生理盐水至 1 mL,则 1 mL 含 500 U,即成青霉素皮试液。皮内注射 0.1 mL 含 50 U。

2.链霉素皮试液的配制法

链霉素 1 瓶 1g(100 万 U),加生理盐水至 3.5 mL 溶解后为 4 mL,则 1 mL 含 0.25 g(25 万 U);

取上液 0.1 mL,加生理盐水至 1 mL,则 1 mL 含 2.5 万 U;

取上液 0.1 mL,加生理盐水至 1 mL,则 1 mL 含 2 500 U;

皮内注射 0.1 mL 含 250 万 U。

3.破伤风抗毒素(TAT)皮试液的配制法

TAT 每支 1500 IU 约 0.7 mL,加水至 1 mL,抽取 0.1 mL,加生理盐水稀释至 1 mL(含 150 IU),皮内注射 0.1 mL 含 15 IU。

4.细胞色素 C 皮试液的配制法

细胞色素 C 每支 2 mL 含 15mg,取 0.1 mL,加生理盐水至 1 mL(1 mL 含 0.75 mg),皮内注射 0.1 mL 含 0.075 mg。

5.注意事项

(1)严格掌握皮试液的浓度、剂量。

(2)每次抽吸药液时均需要充分混匀药液。

(3)配制皮试液必须选择生理盐水,不能选用注射用水,以免产生假阳性反应。

（4）皮试液应该掌握现用现配的原则。

（四）评价

（1）严格执行无菌技术，无污染。

（2）皮试液剂量配置准确。

（3）护士操作方法得当、熟练、稳妥。

九、局部给药法

（一）滴药

1.目的

滴药是指将药物滴注于机体某腔内产生疗效的给药技术。

2.评估

（1）患者的年龄、文化、局部疾患严重程度。

（2）患者的遵医行为、用药常识等。

3.计划

（1）护士：洗净双手，戴口罩、工作帽，工作服清洁整齐。

（2）用物：无菌眼药滴瓶（内含医嘱用药液）、消毒棉球或棉签、弯盘；耳药滴瓶（内含医嘱用滴耳药液）、消毒棉签、小棉球，必要时备 3％过氧化氢溶液、吸引器、消毒吸引器头；滴鼻药瓶（内含所需药液）、纸巾。

（3）患者：向其说明治疗目的与方法，助其取适当体位。

（4）环境：保持安静整洁、光线充足、温湿度适宜。

4.实施

（1）滴眼药法：操作步骤如下。

1）备物解释：将用物携至患者床旁，核对患者并解释。

2）患者体位：协助或指导患者取坐位或仰卧位，头稍后仰，眼向上看。

3）再次核对：用药前再一次核对药物，保证准确用药。

4）滴入药液：护士一手将患者下眼睑向下方牵引，另一手持滴管或滴瓶，手掌跟部轻轻置于患者前额上；滴管距离眼睑 1～2 cm，将药液 1～2 gtt 滴入眼下部结膜囊内（图 7-23）。

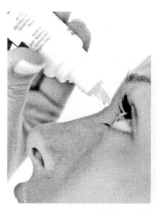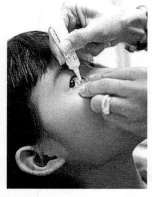

图 7-23　滴眼药技术

5)保证疗效:轻轻提起上睑,使药液均匀扩散于眼球表面;以干棉球拭干流出的药液,并嘱患者闭目 2～3 min,用棉球紧压泪囊部 1～2 min。

6)感谢患者合作,整理用物并记录。

7)注意事项:①注意动作轻柔,滴入药量准确,因角膜感觉敏感,药滴不宜直接滴落在角膜面上。②勿使滴管末端触及睫毛或眼睑缘,以防污染。③注意用棉球紧压泪囊部,以免药液经泪道流入泪囊和鼻腔后经黏膜吸收而引起全身不良反应。

(2)滴耳药法:操作步骤如下。

1)备物解释:携用物至床旁,核对患者并解释。

2)患者体位:协助或指导患者取坐位或侧卧位,患侧耳道向上。

3)清洁耳道:吸净耳道内分泌物,必要时用 3% 过氧化氢溶液反复清洗至清洁,以棉签拭干。

4)再次核对药物:确保用药无误。

5)滴入药液:护士一手将患者耳廓向后拉(小儿则向下方牵拉),使耳道变直;另一手持滴瓶,掌根轻置于耳廓旁,将药液 2～3 滴入耳道,轻压耳屏,用小棉球塞入外耳道口。

6)确保疗效:嘱患者保持原体位 1～2 min,观察有无出现迷路反应,如眩晕、眼球震颤等。

7)感谢患者合作。

8)注意事项:①动作轻柔,保证耳道变直,利于药液入耳。②避免滴管触及外耳道污染滴管及药物。③注意勿使药液过凉,以免迷路反应。

(3)滴鼻药法:操作步骤如下。

1)备物解释:携用物至患者床旁,核对患者并解释。

2)患者体位:协助或指导患者取坐位或卧位,头向后仰,如治疗上额窦、颌窦炎时,则取头后仰并向患侧倾斜。

3)清洁鼻腔:擤鼻并以纸巾抹净,解开衣领。

4)滴入药液:一手轻轻推鼻尖以充分显露鼻腔,另一手持滴管距鼻孔约 2 cm 处滴入药液 3～5 滴。

5)确保疗效:轻捏鼻翼,使药液均匀布于鼻腔黏膜,稍停片刻恢复正常体位,用纸巾揩去外流的药液。

6)观察疗效反应并注意有无出现反跳性黏膜充血加剧。

7)注意事项:①如为血管收缩剂,连续使用时间不宜超出 3 d,以防出现反跳性黏膜充血加剧现象。②滴鼻药技术操作简单,可教会患者自己完成。

5.评价

(1)患者理解治疗目的,配合滴药治疗,治疗效果好。

(2)患者及其家属能参与或经指导后自行完成滴药技术操作。

(二)插入给药

常用药物为栓剂,包括直肠栓剂和阴道栓剂。栓剂是药物与适宜基质制成的供腔道给药的固体制剂。其熔点为 37 ℃ 左右,插入体腔后栓剂缓慢融化而产生药效。

1.目的

通过将栓剂插入体腔产生药效的方法。

2.评估

患者病情、药物性质及患者对有关用药知识的知晓程度。

3.计划

(1)护士:洗净双手,戴口罩、工作帽,工作服清洁整齐。

(2)用物:直肠栓剂、指套或手套、手纸,阴道栓剂、栓剂置入器或手套、卫生棉垫。

(3)患者:向患者解释治疗目的,协助或指导其取适当卧位。

(4)环境:安静整洁,屏风遮挡,光线充足,温度适宜。

4.实施

(1)阴道栓剂插入法。

1)操作步骤:①备物解释:携备好的用物至患者床前,核对患者,做好解释工作,以利患者合作;拉下窗帘,需要时用屏风遮挡。②患者体位:取仰卧位,双腿分开,屈膝或卧于检查床上,支起双腿。③插入药物:利用置入器或戴上手套将阴道栓剂沿阴道下后方向轻轻送入,达到后穹隆。④保证疗效:嘱患者至少平卧 15 min,以利药物扩散至整个阴道组织和利于药物吸收。⑤感谢患者合作,观察用药效果。

2)注意事项:①注意遮挡患者,维持自尊。②指导患者使用卫生垫,以免弄污内裤。③嘱患者在治疗期间避免房事。

(2)直肠栓插入法。

1)操作步骤:①备物解释:携用物至患者床旁,核对患者,解释目的,取得合作;拉下窗帘或用屏风遮挡。②患者体位:协助或指导患者取侧卧位,双膝屈曲,暴露肛门。③插入药物:戴上指套或手套;嘱患者张口深呼吸,尽量放松;将栓剂插入肛门,用食指将栓剂沿直肠壁向脐部方向送入。④保证疗效:嘱患者保持侧卧位 15 min,以防药栓滑脱或融化后渗出肛门外。⑤感谢患者合作。

2)注意事项:①注意遮挡患者,保护自尊。②观察疗效,若栓剂滑脱出肛门外,应予重新插入。

5.评价

(1)患者理解治疗目的,配合治疗;并能演示自行用药。

(2)患者对护士的技术水平、服务态度、隐私保护满意。

(三)皮肤给药

1.皮肤用药的药物剂型

其剂型有溶液、油膏、粉剂、糊剂等。

2.皮肤给药技术操作(本技术一般都是教会患者自己操作)

(1)涂搽药物前先用温水与中性肥皂清洁皮肤,如皮炎则仅用清水清洁即可。

(2)根据药物剂型的不同,采用相应的方法护理。

1)溶液剂。①作用:一般为非挥发性药物的水溶液,如 3% 硼酸溶液、利凡诺溶液,有清洁、收敛、消炎的作用,主要用于急性皮炎伴有大量渗液或脓液者。②方法:用塑料布或橡胶单垫于患部下方,以血管钳夹持沾湿药液的棉球洗抹患部。也可用湿敷法给药。

2)糊剂。①作用:为含有多量粉末的半固体制剂,如氧化锌糊、甲紫糊等,有保护皮损、吸收渗液和消炎等作用。适用于亚急性皮炎,有少量渗液或轻度糜烂者。②方法:用棉签将药糊直接涂于患处,药糊不宜涂得太厚,也可先将糊剂涂在纱布上,然后贴在皮损处,外加包扎。

3)软膏。①作用:为药物与适宜基质制成有适当稠度的膏状制剂,如硼酸软膏、硫磺软膏,具有保护、润滑和软化痂皮等作用。一般用于慢性增厚性皮损。②方法:用搽药棒或棉签将软膏涂于患处,不必过厚,如为角化过度的皮损,应略加摩擦,除用于溃疡或大片糜烂皮损外,一般不需包扎。

4)乳膏剂。①作用:为药物与乳剂型基质制成的软膏。分霜剂和脂剂两种,如樟脑霜和尿素脂,具有止痒、保护、消除轻度炎症的作用。②方法:用棉签将乳膏剂涂于患处,禁用于渗出较多的急性皮炎。

5)酊剂。①作用:具有杀菌、消毒、止痒等作用。适用于慢性皮肤患者的苔藓样变。②方法:用棉签蘸药涂于患处,注意因药物有刺激性,不宜用于有糜烂面的急性皮炎,黏膜以及眼、口的周围。

6)粉剂。①作用:为一种或数种药物的极细粉均匀混合制成的干燥粉末样制剂,如滑石粉、痱子粉等。能起干燥、保护皮肤的作用。适用于急性或亚急性皮炎而无糜烂渗液的皮损。②方法:将药粉均匀地扑撒在皮损上。注意粉剂多次使用后常有粉块形成,可用温生理盐水湿润后除去。注意观察用药后局部皮肤反应并了解患者主观感觉(如痒感是否减轻或消除),动态地评价用药效果。

3.皮肤给药操作方法及注意事项

(1)先清洁皮肤,后用药。

(2)外用药切勿进入眼内或内服。

4.效果评价

患者能正确进行各种皮肤用药。

(四)舌下给药

药物通过舌下口腔黏膜丰富的毛细血管吸收,可避免胃肠刺激、吸收不全和首过消除作用,而且生效快。如目前常用的硝酸甘油片剂,舌下含服一般 2~5 min 即可发挥作用,患者心前区压迫感或疼痛感可减轻或消除。此法简单易行,只要告诉患者用药方法即可。即将药物放在舌下,让其自然溶解吸收。不可嚼碎吞下,否则会影响药效。注意及时用药。

第八章　静脉输液与输血技术

第一节　静脉输液

一、静脉输液的概念及意义

静脉输液是利用大气压和液体静压的作用原理,将一定量的无菌溶液(或药液)直接滴入静脉的方法。临床上主要用于补充水分,纠正电解质紊乱,维持酸碱平衡;补充营养,提供热能;提供安全和适宜治疗的静脉给药途径;对于循环血量减少的患者,可以增加血容量,改善微循环,维持血压。

二、常用溶液与作用

(一)晶体溶液

特点是分子量小,在血管内存留时间短,纠正体液和电解质失调效果显著。

1.补充电解质

0.9%NaCl溶液,5%GNS溶液。

2.提供水分和热量

5%或10%GS溶液。

3.调节酸碱平衡

碱性溶液,常用溶液有5%$NaHCO_3$溶液,11.2%乳酸钠溶液。

4.脱水利尿

高渗溶液,常用溶液有20%甘露醇溶液,25%山梨醇溶液和高浓度葡萄糖注射液。

(二)胶体溶液

特点是分子量大,在血管中存留时间长,对维持血浆胶体渗透压、增加血容量,改善微循环、提高血压有显著效果。

1.右旋糖酐

为水溶性多糖类高分子聚合物。所用溶液有中分子右旋糖酐和低分子右旋糖酐。

(1)中分子右旋糖酐:平均分子量为7.5万,胶体渗透压高,输入体内能增加静脉回心血量和心输出量,降低血液黏稠度;有扩充血容量和抗血栓作用。

(2)低分子右旋糖酐:平均分子量2.5万,除以上功能外,可改善微循环和组织灌注量;可防止血细胞和血小板聚集,预防因休克而引起的小血管血栓形成。

2.代血浆

如羟乙基淀粉、氧化聚明胶和聚乙烯吡咯酮等,作用与低分子右旋糖酐相似,可增加胶体渗透压及微循环血量,扩容效果好,急性大出血前可与全血共用。

3.血液制品

能提高胶体渗透压,扩大微循环血量,补充蛋白质和抗体,有助于增强机体免疫力,促进组织修复。

（三）静脉营养液

其主要成分为各种氨基酸、碳水化合物、维生素、电解质、矿物质、高浓度葡萄糖或右旋糖酐以及水分。能供给患者热能,维持正氮平衡,并供给各种维生素和矿物质,常用营养液有氨基酸和脂肪乳剂。

三、静脉输液的原则

（一）先胶后晶、先盐后糖

胶体溶液分子量大,不易透过血管壁,扩容作用持久。晶体溶液分子量小,在血管内存留时间短,糖经体内代谢后转为低渗溶液,扩容作用相对减小。为此补液时一般按先晶后胶、先盐后糖的顺序给药。

（二）先快后慢

为保证机体内环境的平衡状态,早期阶段输液宜快,病情稳定后逐渐减慢,补液速度应根据病情轻重、心肺功能、年龄情况予以调整。

（三）宁少勿多

无论机体内环境处于何种失衡状态,都不可能通过一次补液完成,一般首先补给机体缺失量,然后 1～2 d 内通过补液完全纠正机体失衡状态。

（四）补钾四不宜

不宜过早,见尿补钾;不宜过浓,小于 0.3%;不宜过快,滴速:成人控制在 40～60 gtt/ min,小儿一般不超过 40 gtt/ min;不宜过多,成人 500 mL 液体中含氯化钾不超过 1.5 g 为宜,小儿酌情。

四、静脉输液方法

（一）周围静脉输液法（图 8-1）

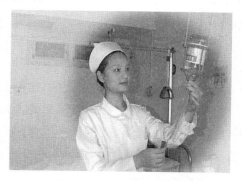

图 8-1　周围静脉输液法

1.护理评估

(1)患者的病情、年龄和营养状况,以及既往病史。

（2）预用溶液和药物的性质,药物的不良反应,配伍禁忌。

（3）穿刺侧肢体的功能,穿刺部位皮肤、血管状况。

（4）患者对输液的认识及配合程度,以及接受健康教育的能力。

2.护理准备

（1）护士:洗手,戴帽子、戴口罩,仪表整齐。

（2）患者:如进食、入厕、洗漱及患者的体位等。

（3）环境:符合无菌操作环境要求,光线充足,必要时遮挡。

（4）用物(图 8-2)。

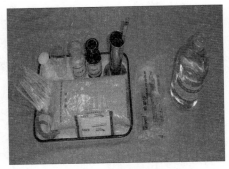

图 8-2　静脉输液用物

1)注射盘一套。配药盘内有:加药用注射器及针头(无菌物品),另有启瓶器、常规消毒液(0.5％碘伏或 2％碘酊和 70％乙醇)、棉签、胶水、锯刀、弯盘,必要时备瓶套等。输液盘内有:输液器一套(供密闭式或开放式输液用)、止血带、棉签、消毒液、血管钳、胶布(或敷帖)、无菌持物镊、无菌纱布罐、弯盘,必要时备绷带、夹板。

2)液体及药物:按医嘱准备,输液单,笔。

3)输液巡回记录卡、输液架。

3.护理实施

（1）密闭式输液法:利用原装密封瓶插入输液器进行输液的方法。

1)备物填单:备好用物,根据医嘱,填写输液单。

2)检查核对:按无菌操作原则对所备溶液及药物进行查对,并将输液单倒贴于输液装置上。

3)加药插管:根据医嘱,按病情有计划的安排输液顺序,连接输液器。①瓶装输液:a.开启铝盖中心部,常规消毒瓶塞(如用瓶套应先套瓶后开瓶盖和消毒)。b.加入药物。c.检查并连接输液器,将输液管和通气针头同时插入瓶塞,直至针头根部。d.关闭调节器。②袋装输液:a.拉开外层包装袋,按常规消毒加药管封口。b.加入药物。c.检查输液器,关闭调节器,拉开输液袋上输液管的封口,将输液针头插入。

4)核对解释:携用物至床旁,再次确认患者(核对床号、姓名),再次查对所用药液无误后,将输液瓶(袋)输液架上,准备胶布或敷贴。

5)排气。①瓶装药液:倒置茂菲滴管,打开调节器,液体流入滴管内液面达 1/2～2/3 满度时,折叠滴管根部的输液管,迅速转正,使液体顺输液管滴下,排出输液管和针头内的气体,关闭调节器。②袋装液体:挤压茂菲滴管,使液面达滴管的 1/2～2/3 满度,使滴管稍倾斜,打开调节器,使液体顺输液管滴下,排出输液管和针头内的气体,关闭调节器。

6)再次查对:检查输液管内有无残留气泡,并将输液管妥善安置。

7)选择静脉、消毒皮肤:协助患者取舒适卧位,在选择好的肢体静脉进针点上方 6～10 cm 处扎止血带,常规消毒皮肤(若选用 2%碘酊和 70%乙醇做消毒液,则用 2%碘酊消毒皮肤,在选定肢体处扎止血带,再以 70%乙醇脱碘)。

8)穿刺固定:持输液管再次排气、核对、穿刺、固定。① 普通输液针:a.取下护针帽,确定无气泡,关闭调节器。b.一手固定皮肤,一手持针翼(或止血钳夹持针翼),穿刺见回血,再平行进针少许。c.松开止血带,打开调节器,观察溶液滴入是否通畅。d.固定(胶布固定法、输液贴固定法)(图 8-3、图 8-4)。② 静脉留置针:a.取出静脉留置针,去除针套,旋转松动外套管。b.一手固定皮肤,一手持针。c.穿刺见回血后,将针芯退出少许,以针芯为支撑,顺着静脉方向推进,直至将外套管送入静脉内。d.按住针柄,抽出针芯。末端无肝素帽的留置针在抽出针芯时,应以一手小指按压导管尖端静脉,一手迅速将肝素帽插入导管内。e.用透明敷贴覆盖针眼的同时固定留置针。f.消毒留置针肝素帽的橡胶塞,将已备好的输液针头插入。g.观察溶液点滴是否通畅,固定针头(图 8-5)。

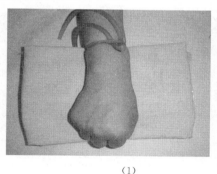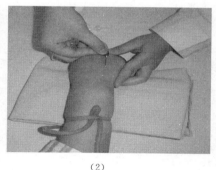

(1)　　　　　　　　　　　　　　(2)

图 8-3　静脉穿刺进针法

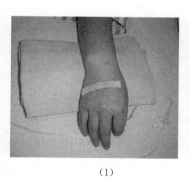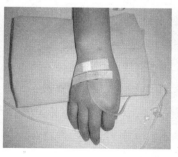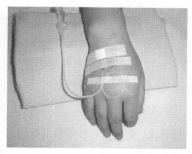

(1)　　　　　　　　(2)　　　　　　　　(3)

图 8-4　胶布固定法

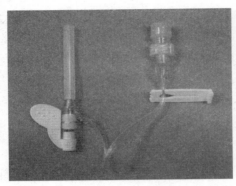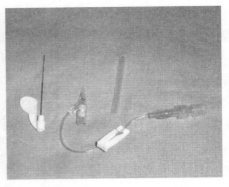

图 8-5　静脉留置针

9)调节滴速,记录输液巡回卡。

10)再次核对患者和所用药物,向患者交代有关事项。

11)整理病床单位,整理用物。

(2)开放式输液法:将所需药液放入开放式输液装置中进行输液的方法。

1)按取用无菌溶液法消毒密封瓶塞、瓶颈,打开输液瓶包。

2)一手将输液管反折后持住输液瓶,另一手按取用无菌溶液法倒取 30～50 mL 溶液以冲洗输液瓶及输液管,然后倒入所需溶液并立即盖好瓶盖。

3)排气同密闭式输液法。接针头备用。

4)按密闭式输液法步骤进行输液。

5)如在输液过程中添加溶液,溶液瓶勿触及输液瓶口。如需加药时,应用注射器抽取药液,注入时取下针头,在输液瓶上方 1 cm 处缓缓注入,并轻摇输液瓶,将药液摇匀。

6)～12)同密闭式输液。

注意事项:

1)严格执行无菌操作和查对制度。

2)据病情需要,有计划地安排输液顺序,如需加入药物,注意配伍禁忌。

3)对长期输液的患者,应注意保护和合理使用血管。一般从远端开始选用。选择静脉要粗、直、弹性好、易固定,不影响患者活动的部位。

4)不可自输液的肢体静脉抽取血液化验。

5)根据患者的年龄、病情、药物性质调节滴速。一般成人 40～60 gtt/ min;儿童 20～40 gtt/ min。高渗溶液、含钾药物、升压药速度滴速宜慢。

6)输液前排净空气,药液滴尽前及时更换液体或拔针,严防空气栓塞。更换输液瓶时,消毒更换瓶塞暴露部分,从上一瓶内拔出输液器针头,插入该瓶内(先插排气管,再插输液管),待液滴通畅后,在输液卡上记录完毕方可离去。

7)在输液卡上记录输液瓶次、内容、时间、滴速,护士签名。将填写完全的输液卡挂在输液架上。

8)输液过程中加强巡视,察看输液部位情况,听取患者主诉,密切观察有无发生输液反应,对需 24 h 持续输液者,要每日更换输液器。

9)输液完毕,轻揭胶布,用无菌干棉球或纱布覆盖穿刺点上方,快速拔针,迅速按压穿刺点至无出血。

10)静脉留置针一般可保留 3～5 d,不可超过 7 d。

4.效果评价

(1)患者对护士的服务态度和技术水平满意。

(2)患者无不良反应,感觉安全。

(3)患者能接受健康教育,配合良好。

(二)头皮静脉输液法

该法是小儿静脉输液常用技术。小儿从出生至 3 岁时期,头部皮下脂肪少,头皮静脉丰富,清晰表浅,呈网状分布,血液通过侧支循环回流,血管易于固定,而且不影响患儿活动,便于保暖。因此,宜选用头皮静脉穿刺。较常用的头皮静脉有颞浅静脉、额静脉、耳后静脉、枕静脉(图 8-6)。

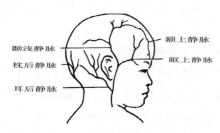

图 8-6 小儿头皮静脉分布

1.护理评估

(1)病情及有无脱水现象。

(2)患儿头皮情况,静脉分布状况及患儿配合能力。

(3)患儿家属接受健康教育的能力、配合程度。

2.护理计划

(1)同周围静脉输液法。

(2)物品另备 4～51/2 号头皮针,按需备 10 mL 注射器(盛等渗盐水)、备皮用具。

3.护理实施

(1)操作步骤。

1)核对解释:向患儿及其家属解释操作的目的,备胶布 3～4 条,倒挂输液瓶于输液架上,排尽空气。

2)固定体位:助手固定患儿的肢体及头部,护士位于患儿的头侧选择静脉,必要时剃除局部毛发。选择静脉时要注意头皮静脉、动脉的鉴别(表 8-1)。

表 8-1 小儿头皮静脉、动脉的区别

项目	头皮静脉	头皮动脉
外观色泽	微蓝色	微红或正常肤色
搏动感	无	有
管壁弹性	易压瘪,薄	不易压瘪,厚
血流方向	向心	离心
活动度	不易活动,易固定	易活动,难固定

3)穿刺固定:70%乙醇消毒局部皮肤,待干。在输液管末端连接头皮针(或用备好的注射器连接头皮针),排尽空气。操作者用左手拇指、食指分别固定在所选静脉两端的皮肤处,右手持针沿静脉向心方向平行刺入,见回血,确认针头在静脉内,即用胶布固定针头(同周围静脉法)。

4)调节滴速:按病情、年龄进行滴速调节。一般不超过 20 gtt/min。

5)检查记录:再次核对药液,检查静脉固定及滴速情况,记录输液卡。

(2)注意事项。

1)认真选择头皮静脉,辨别头皮静脉、动脉。

2)如穿刺见回血呈冲击状,液体不下滴,挤压或推注药液阻力较大,患儿出现尖叫或痛苦貌,穿刺局部出现呈树枝状苍白,则为误入动脉。应立即拔针,并以无菌棉球或纱布压迫止血。

3)输液过程中加强巡视,如发生药液渗出,须更换注射部位。

4)对重症患儿在操作过程中,应密切观察病情变化,尤其注意其面色、呼吸的变化。

4.效果评价

(1)患儿家长明确输液目的,积极、主动配合。

(2)患儿安全、无不良反应,局部无药液外渗。

(3)患儿家长对护士的服务态度和技术水平满意。

(三)颈外静脉输液法

颈外静脉是颈部最大的静脉。由于其行径表浅、位置恒定、易于穿刺,适用于周围静脉不易穿刺、需长期输液者;周围循环衰竭,测量中心静脉压者;长期静脉输注高浓度、刺激性强的药物或需高营养静脉输入的患者,临床常采用静脉塑料留置针法穿刺使用。

1.护理评估

(1)患者的病情,颈部皮肤情况,颈静脉充盈状况。

(2)患者对颈静脉穿刺目的的了解及配合程度。

(3)普鲁卡因过敏史。

2.护理准备

同周围静脉输液法,物品另备无菌穿刺包、无菌手套、透明敷贴、1%普鲁卡因。

3.护理实施

(1)操作步骤。

1)解释排气:备齐用物至床旁,将输液瓶挂于输液架上,余同周围静脉输液法。

2)安置体位:协助患者去枕平卧,必要时肩下垫一小枕,使颈部伸展平直,充分暴露穿刺部位。

3)准确定位:颈外静脉在下颌角和锁骨上缘连线上 1/3 处,颈外静脉外缘为穿刺点(图 8-7)。

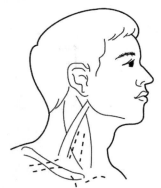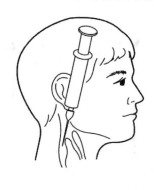

图 8-7 颈外静脉穿刺走行及进针方向

4)消毒皮肤:常规消毒皮肤,打开无菌穿刺包、戴无菌手套,取洞巾铺于穿刺部位。

5)辅助穿刺:助手须在穿刺时用手指按住锁骨上凹静脉三角处,以阻断血流,使颈外静脉充盈;操作者在穿刺点旁 2 cm 处,用 1‰普鲁卡因作局部麻醉,针尖与皮肤约成 45°进针,入皮后成 25°沿颈外静脉向心方向刺入。见回血即用左手拇指按住针栓孔,右手持硅胶管沿针栓孔快速插入 10～15 cm,见硅胶管回血即退出穿刺针;撤除洞巾,连接肝素帽及输液器。

6)安全固定:用无菌透明薄膜敷贴固定覆盖穿刺点,以及固定针栓。

7)调节滴速:安置患者于卧位,打开调节器,调节滴速。

8)正确封管:输液完毕,移去输液管,抽取稀释肝素溶液 2～5 mL,通过肝素帽注入硅胶管内,将无菌帽与针栓旋紧。

9)再次输液:常规消毒肝素帽,用无菌生理盐水冲洗并抽回血,确定导管在静脉内接上输液管即可。拔管时用注射器边抽吸边拔管,以防空气进入静脉。

(2)注意事项。

1)严格无菌操作及查对制度。

2)每天消毒硅胶管,并常规消毒穿刺点周围的皮肤,更换敷料。

3)拔管后,消毒穿刺点皮肤,覆盖无菌敷料。

4)余同密闭式周围静脉输液法。

4.效果评价

(1)患者理解颈外静脉输液的目的,积极、主动配合。

(2)穿刺局部无肿胀、无感染,无不良反应。

(3)患者无痛苦、有安全感;患者家属满意。

(四)静脉输液滴速与时间的计算方法

静脉输液速度调节应根据患者的年龄、病情、药物性质。每毫升溶液的滴速称该溶液的滴系数(gtt/mL)。目前临床常用一次性静脉输液器的滴系数:10、15、20三种型号。熟练掌握药液输入速度的计算方法,是临床护士必备的能力。输液速度与时间的计算可按下列公式进行计算。

(1)已知每分钟滴速,计算每小时入量。

$$每小时入量(mL)=[每分钟滴速×60]/15(gtt/min)$$

例如:郝女士,输液速度60 gtt/min,计算其每小时输入量为多少毫升?

$$每小时输入量=60×60/15=240(mL)$$

(2)已知每分钟滴速及液体总量,计算输完总液量所需时间。

$$输液时间(h)=液体总量×滴系数/每分钟滴速×时间$$

例如:章先生,遵医嘱输液1 500 mL,以50 gtt/min的速度滴入,需用多少时间将液体全部输完? 所用输液器点滴系数为10。

$$输液时间(h)=1 500×10/50×60=5(h)$$

(3)已知液体总量与计划所需时间,计算每分钟需调节的滴数。

$$每分钟滴数=液体总量(mL)×滴系数/输液时间(min)$$

例如:许先生,遵医嘱输液2 000 mL,要求10 h完成,求每分钟滴数。所用输液器点滴系数为15。

$$每分钟滴数=2 000×15/10×60=50(gtt/min)$$

(五)输液泵的使用

1.概念

输液泵是指机械或电子的控制装置,作用于输液导管以达到控制输液速度的目的。

2.目的

(1)控制静脉输液的速度或量。

(2)以动力推动点滴,避免高黏度性溶液形成栓塞。

(3)监测静脉输液,避免空气进入血管。

3.适用范围

(1)需要严格控制输入液量和药量。

(2)应用升压药、抗心率失常药物。

(3)婴幼儿静脉输液和静液麻醉时。

4.操作步骤

输液泵以JMS-OT-601型(图8-8)为例。

(1)备齐用物至床旁。

(2)将输液泵固定在输液架上,并接通电源,打开电源开关。

(3)排除输液管中的空气,同周围静脉输液法。

(4)依说明书所示,将输液管置入输液泵的卡或管道内。

(5)设定输液速率和输液总量。

（6）按常规穿刺，确认输液泵装置无误后，启动"开始/停止"键。

（7）当输液量接近设定量时，输液量显示键闪烁，提示输液结束。

（8）停止输液时应再次按"开始/停止"键，以停止输液。

（9）按压"开/关"键，关闭输液泵，取出输液器。

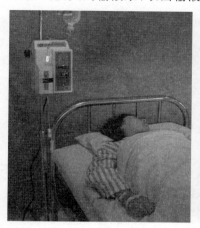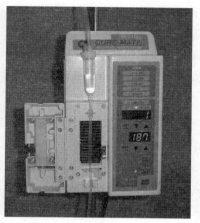

图 8-8　输液泵的使用

五、输液故障的排除

（一）液体不滴

1.针头滑出血管外

液体渗入皮下组织，局部肿胀并疼痛。停止输液，更换穿刺部位。

2.针头斜面贴紧血管壁

妨碍液体滴入，调整针头位置，至液体通畅。

3.针头阻塞

轻轻挤压近针头处输液管，感觉有阻力且无回血，应更换针头重新穿刺。切忌强行疏通阻塞，以免血凝块进入静脉导致血栓。

4.压力过低

由于输液瓶位置过低或患者肢体位置过高所致。适当提高输液瓶或放低肢体位置。

5.静脉痉挛

由于输入的液体温度过低或穿刺部位长时间暴露在低温环境中所致，可局部热敷缓解痉挛。

（二）茂菲滴管液面异常

1.液面过高

滴管有调节孔时，夹住滴管上端输液管，打开调节孔即可；滴管无调节孔时，将输液瓶瓶口向上倾斜，使瓶内针露出液面片刻即可。

2.液面过低

滴管有调节孔时，夹住滴管下端输液管，打开调节孔即可；滴管无调节孔时，夹住滴管下端输液管,用手挤压滴管即可。

3.滴管液面自行下降

应检查输液装置是否连接不严或有裂隙。

六、输液微粒污染

(一)输液微粒的概念

1.微粒污染

指输入液体中的非代谢性颗粒杂质,其大多数直径在 $1\sim15~\mu m$,也有少数直径为 $50\sim$ $300~\mu m$,影响液体透明度,可用于判断液体质量。

2.输液微粒污染

指输液过程中输液微粒进入人体,对人体造成危害的过程。

(二)微粒污染的来源

药液生产的环境、过程、包装器具、输液装置,护理操作技术欠缺,操作环境不符合要求等。

(1)在药液制作过程中混入异物,如工艺过程污染、空气微粒污染等。

(2)盛药液的容器、注射器、输液装置不洁净等。

(3)护理技术操作不规范,如输液瓶橡胶塞被针头切割的碎屑、安瓿玻璃碎屑进入输液瓶内。

(三)输液微粒污染的危害

与进入人体中微粒的化学性质、大小、形状,血运阻断程度,阻塞血管部位有关。最易受微粒污染损害的脏器有肺、脑、肝、肾等。

(1)液体中微粒过多,可造成局部血管阻塞,致组织缺血缺氧,甚至坏死。

(2)微粒本身具有抗原性,可导致过敏反应的发生。

(3)红细胞聚集在微粒上形成血栓,可导致血管栓塞和静脉炎的发生。

(4)微粒作为异物进入毛细血管,可引起巨噬细胞增殖,包围微粒,造成静脉炎、肺部肉芽肿、血栓形成及血管栓塞等。

(5)刺激组织发生炎症或形成肿块。

(四)预防和消除微粒污染的措施

1.环境要求

生产药液的环境条件要达标,物品摆放要合理,要有空气净化装置,采用先进的工艺、技术,确保药液质量。采用空气滤过洁净系统的结果显示,静息状态、动态状态下测试空气中 $\geqslant$ $0.5~\mu m$ 粒径的尘埃数,均符合国家制药行业无菌净化系统要求。

2.注重灭菌物品的包装,减少微粒产生

有研究发现,医用包装纸用于玻璃输液器的包裹灭菌,在环氧乙烷、下排气式或预真空式高压蒸汽灭菌产生的微粒最少。这一研究提示,各种玻璃制品灭菌时,医用包装纸是理想的包裹材料,棉布次之。

3.护理操作要求

(1)严格执行无菌操作技术,认真执行查对制度,采用一次性医用输液(血)器,提高护士工作责任心。

（2）输入药液要现配现用,注射器不可反复使用,避免造成污染。

（3）病室、治疗室内最好安装空气净化装置或定期进行空气消毒,有条件的治疗室可采用净化工作台,使用"层流细胞毒安全柜",以减少空气中的尘埃和病原微生物进入液体的数量。

七、输液反应及护理

（一）发热反应及护理

1.临床表现

输液后不明原因的发热、发冷,体温升高。轻者体温在38 ℃左右,重者可达41 ℃,并伴有恶心、呕吐、头痛、脉速等症状。

2.原因分析

由于输入致热物质(致热原、死菌、游离菌体蛋白、蛋白质和非蛋白质的有机和无机物质)而引起。多因输液装置消毒灭菌不严,输入的药液或药物制品不纯或保存不良等原因所致。

3.护理措施

（1）减慢输液速度或停止输液,立即通知医生。

（2）观察生命体征,每30 min测量体温一次;畏寒者给予保暖,提高室内温度;高热者给予物理降温,直到病情平稳。

（3）遵医嘱给予抗过敏药。

（4）应保留剩余溶液与输液器具送验,以查找发热反应的原因。

（5）预防措施:输液前要认真做好"三查""七对",操作过程要严格无菌操作,避免致热原输入体内。

（二）急性肺水肿

1.临床表现

患者突感胸闷、咳嗽、呼吸困难,咳粉红色泡沫样痰,严重时痰液可从口鼻涌出。听诊肺底部有湿啰音。

2.原因分析

输液速度过快,短时间内输入液体过多,使循环血容量剧增,心脏负荷过重,出现急性左心功能衰竭。

3.护理措施

（1）立即停止输液:出现肺水肿症状时,应立即停止输液,通知医生进行紧急处理。

（2）改善缺氧症状:高浓度给氧,一般氧流量控制在6～8 L/ min,可使肺泡内压力增高,减少肺泡内毛细血管渗出液的产生;同时给予吸入20％～30％乙醇湿化后的氧气,因乙醇能降低肺泡泡沫表面的张力,使泡沫破裂消散,从而改善肺部气体交换,减轻缺氧症状。

（3）减轻心脏负担:立即协助患者取端坐位,双下肢下垂,以减少回心血量;必要时用止血带或血压计袖带进行四肢轮流结扎,5～10 min放松一侧肢体的止血带,以减少回心血量,症状缓解后逐步解除止血带;还可通过静脉放血200～300 mL(除贫血患者外)。

(4)遵医嘱用药:遵医嘱给予强心剂和扩血管、利尿等药物,以舒张外周血管,加速体液排出,减轻心衰症状。

(5)预防措施:在输液过程中,要密切注意病情观察,加强巡视,严格控制输液速度和输液量,尤其是有心、肺功能疾患者及老年、儿童患者。

(三)静脉炎

1.临床表现

穿刺处沿静脉走行方向出现条索状红线,局部组织出现红、肿、热、痛的炎性体征,有时伴有畏寒、发热等全身症状。

2.原因分析

长期输入高浓度和刺激性强的药液;静脉留置导管时间过久,引起血管内壁化学反应;无菌操作不严格,引起局部静脉的感染。

3.护理措施

(1)停止局部输液,更换肢体及注射部位,并将患肢抬高、制动。

(2)局部湿热敷。50%硫酸镁溶液行湿热敷,1~2 次/天,15~20 min/次。

(3)用中药治疗。用中药金黄散加醋调成糊状,局部外敷 2 次/天。外敷后患者有清凉舒适的感觉,可清热、疏通血气、消肿。

(4)超短波理疗。

(5)如合并全身感染症状,遵医嘱给予抗生素治疗。

(6)预防措施:严格执行无菌操作,合理选择输液部位,以保护静脉;对刺激性强的药物要充分稀释后再用,并防止药液溢出血管外;留置导管不可在静脉内放置时间过久,定期更换穿刺部位。

(四)空气栓塞

1.临床表现

患者可出现胸闷、胸骨后疼痛,呼吸困难,发绀等症状。心前区听诊可闻及响亮、持续的"水泡声"。

2.原因分析

输液时空气未排尽;输液管连接不严,有漏气;加压输液、输血时无人看护;连续输液时未及时更换液体,以致大量空气进入静脉。气体从右心房进入右心室,阻塞肺动脉入口,使血液不能进入肺组织内而导致机体严重缺氧,甚至可造成死亡。如进入血管内的空气量较少,则被右心室压入肺动脉,并分散至肺小动脉内,被毛细血管吸收,则危害较小。

3.护理措施

(1)立即停止输液,设法通知医生,安慰患者。

(2)即刻置患者左侧卧位,头低足高,使阻塞肺动脉入口的空气漂向右心室尖部,避开肺动脉入口(图 8-9),让空气泡沫分次小量进入肺动脉内,逐渐被吸收。

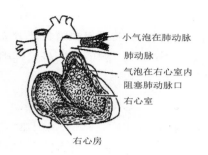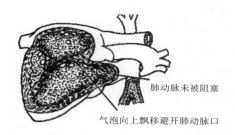

小气泡在肺动脉
肺动脉
气泡在右心室内
阻塞肺动脉口
右心室
右心房

肺动脉未被阻塞
气泡向上飘移避开肺动脉口

图 8-9　空气在心脏内随体位变化的走行情况

（3）高流量氧气吸入，提高患者血氧浓度，纠正缺氧状态。

（4）密切观察病情变化，测量生命体征 15 min/次，倾听患者主诉，如有异常，及时处理。

（5）预防措施：输液前要认真检查输液器的质量；排尽输液管内空气；及时更换输液瓶；输液完毕及时拔针；加压输液时要有专人在旁守护；拔除胸腔静脉导管时，必须严密封闭穿刺点。

第二节　静脉输血

一、静脉输血的概念及意义

静脉输血是将血液通过静脉输入到体内的方法。是临床急救和治疗疾病的重要手段之一。合理的静脉输血可改善失血者的循环血容量，治疗急性大出血；增加血液携氧能力，还可补充凝血因子、血小板，改善凝血功能，控制及预防出血。随着近代医学与技术的发展，成分输血已在临床上广泛应用，既节省了大量的血源，也减少了由输入全血引起的不良反应。

一个正常人的血液总量占体重的 7％～8％，即每千克体重有 70～80 mL 血液。一个体重为 50 kg 的人，其体内总血量为 3 500～4 000 mL，平均血量为 3 750 mL。成人一次失血不得超过全身总血量的 10％，若一次失血超过全身血量的 15％～20％，则需要进行输血或补液。

二、血液及血液制品的种类

（一）全血

指采集的血液未经任何加工，全部于保存液中待用的血液。可分为新鲜血和库存血。

1.新鲜血

基本上保留了血液中原有的各种成分。适用于血液病患者。

2.库存血

在 4 ℃冰箱内冷藏，可保留 2～3 周，现临床库血一般只有一周时间。一方面是因为血液随着保存时间的延长，血液中的有效成分发生变化，血小板、红细胞、白细胞等成分破坏较多，葡萄糖分解，乳酸较高，红、白细胞破坏，细胞内钾离子外溢，使血浆内钾离子含量升高，大量输入库存血时可引起酸中毒和高血钾症；另一方面，是由于血液供应有限。库存血适用于各种原因引起的大出血。

(二)血液制品(成分血)

成分输血是根据血液成分的比重不同,使用血液分离技术,将新鲜血液快速分离成各种成分,然后根据患者需要输给一种或各种成分。优点为:一血多用,节约血源,针对性强,疗效好,不良反应小。临床常用的成分输血类型:

1.血浆

全血分离后所得的液体部分。主要成分为血浆蛋白,输血时不必做交叉配血试验。

(1)新鲜血浆:含正常量的全部凝血因子,适用于凝血因子缺乏者。

(2)保存血浆:适用于血容量及血浆蛋白较低的患者。

(3)冰冻血浆:-30 ℃保存,有效期1年。用时将血袋放在37 ℃温水中融化。

(4)干燥血浆:在真空装置下干燥而成,保存期限为5年。用时加适量等渗盐水或0.1%枸橼酸钠溶液溶解。

2.红细胞制剂

使用前需检查血型和进行交叉配血试验。

(1)浓缩红细胞:全血去除血浆的剩余成分。可直接给患者使用,也可加0.9%NaCl配成红细胞悬液备用。适用于携氧功能缺陷和血溶量正常的贫血患者。

(2)洗涤红细胞:红细胞经生理盐水离心、洗涤3次,内含抗体物质少,再加入适量生理盐水。用于脏器移植术后及溶血性贫血患者。

(3)红细胞悬液:提取血浆后的红细胞加入等量红细胞保养液制成。适用于战地急救及中小手术者。

3.白细胞浓缩悬液

新鲜全血经离心后取其白膜层的有形成分,4 ℃保存,48 h有效。用于粒细胞减少,伴严重感染者。

4.血小板浓缩悬液

全血离心所得,在ACD保养液中22 ℃保存,24 h内有效。适用于血小板减少或功能障碍性贫血的患者。

5.各种凝血制剂

如凝血酶原复合物等可针对性地补充各种原因导致的凝血因子缺乏的出血性疾病。

(三)其他血液制品

1.白蛋白液

从血浆中提纯而得,能提高机体血浆蛋白和胶体渗透压。主要用于治疗外伤、肾病、肝硬化、烧伤等低蛋白血症的患者。

2.纤维蛋白原

适用于纤维蛋白缺乏症、弥散性血管内凝血(DIC)。

3.抗血友病球蛋白浓缩剂

适用于血友病患者。

4.抗铜绿假单胞菌血浆

适用于铜绿假单胞菌感染者。

5.凝血酶原复合物

适用于先天性及获得性缺乏凝血因子的出血性疾病。

三、血型及交叉配血试验

(一)血型

1.血型分类

依据红细胞所含的凝集原不同,把人类的血液分为若干类型,称为血型。血型是一种染色体特征。人类已经发现十几个血型系统。临床主要应用的有 ABO 血型系统和 Rh 血型系统。

(1)ABO 血型系统:人类血液的红细胞内含有 A、B 两种凝集原,根据红细胞所含凝集原的不同,将血液分为 A、B、AB、O 4 种血型。同时在人的血清中还含有与凝集原相对的抗凝集素,分别称为抗 A 凝集素和抗 B 凝集素,其对应关系见表 8-2。

表 8-2　ABO 血型系统中的凝集原和凝集素

血型	凝集原	凝集素
A	A	抗 B
B	B	抗 A
AB	A、B	无
O	无	抗 A、抗 B

(2)Rh 血型系统:人类红细胞除含有 A、B 抗原外,还含有 C、c、D、E、e 5 种抗原,其中 D 抗原的还原性最强,Rh 血型是以 D 抗原存在与否来表示 Rh 阳性和阴性。在我国 99% 的汉族人 Rh 为阳性,Rh 阴性者不足 1%。如 Rh 阴性者输入 Rh 阳性血或 Rh 阳性胎儿的红细胞通过胎盘流入到母体就会产生 Rh 抗体,当母体再次输入 Rh 阳性血液后,便会出现某种程度的溶血性输血反应。

2.血型鉴定

鉴别和确定献血者和受血者血型的方法称为血型鉴定。ABO 血型系统中,同血型的人才可相互输血;AB 型的人可以接受其他各型血;O 型人的血可以输给其他血型的受血者。但临床工作仍以输同型血为原则。

(二)交叉配血试验

检查受血者与献血者之间有无不相合抗体的方法。输血前虽已验明供血者和受血者的 ABO 血型相同,但仍需在输血前再做交叉配血试验,检查受血者血清中有无破坏供血者红细胞的抗体,以防止输血后发生输血反应。

四、静脉输血方法

(一)护理评估

(1)患者的病情、身体状况、输血目的。

(2)评估患者穿刺侧肢体的功能,穿刺部位皮肤、静脉情况。

(3)患者的血型、输血史及过敏史,作为输血时的参考。

(4)血液制品的种类及患者心理状态、接受情况、配合程度。

(5)患者接受健康教育的能力。

(二)护理准备

1.护士

洗手,戴帽子,戴口罩,仪表整齐。

2.患者

向患者讲解输血目的和方法;嘱其进食、入厕;帮助取舒适卧位。

3.环境

光线充足,消除外界干扰,符合输血操作环境要求。

4.所需血液

配血、血液的领取、检查核对等。

5.用物

(1)间接静脉输血法:同密闭式输液,将输液器更换为输血器(8~9号针头)。

(2)直接静脉输血法:同静脉注射,另备50 mL注射器数支(依据输血量准备)、针头、4%枸橼酸钠药液。

(3)无菌生理盐水,所需血液制品(根据医嘱准备)。

(三)护理实施

1.间接输血法

(1)输血前准备。

1)备血:根据医嘱抽取患者血标本,与已填写的输血申请单一起送至血库,做血型交叉配血试验。采血时禁止同时采集两个及其以上患者的血标本,以免发生差错事故。

2)取血:凭提血单到血库取血,和血库人员共同做好"三查""八对":三查:即查血制品有效期、质量和输血装置是否完好。八对:即对姓名、床号、住院号、血瓶(袋)号、血型、交叉配血试验结果、血制品种类和剂量。确定无误后,在配血单上签名后方可提取。

3)取血后:勿剧烈震荡血液,以免红细胞大量破坏造成溶血。库血使用时不能加温,防止蛋白凝固变性。可在室温下放置15~20 min后再输给患者。

4)输血前:执行护士须与另一护士再次核对,确定无误后方可执行。

(2)操作步骤。

1)解释核对:备齐用物至床旁,核对患者及血型,并做好解释工作。

2)建立通路:按密闭式静脉输液法建立静脉通路,输入少量生理盐水。

3)再次核对:即"三查""八对",确保准确无误。

4)输入血液:以手腕旋转动作轻轻将血摇匀。打开储血袋封口,常规消毒开口处塑料管或血瓶塞,将生理盐水瓶内的输血器针头拔出,再插入血袋消毒塑料管内或血瓶塞内,将血袋缓缓倒置于输液架上。

5)调节滴速:输血开始时,注意输血速度宜慢,控制不超过20 gtt/ min,观察10~15 min后,如患者无不良反应,再根据病情、血液成分调整滴速。成人一般为40~60 gtt/ min,

儿童酌减。

6）交流观察：交代患者及其家属有关注意事项，将传呼器置于易取处，密切观察患者有无输血反应。输入两袋以上血液时，两袋血之间要输入少量生理盐水。输血完毕，继续滴注少量生理盐水，直到输血管内血液滴完。

7）后继补液：如输血后继续补液，须换上输液管滴注。输血结束后拔针（同静脉输液法）。

8）整理用物：安置患者于舒适卧位，整理床单元，清理用物，填写输血记录。

（3）注意事项。

1）根据输血申请单采集血标本，一次只可采集一位患者的血液，严禁同时采集两位以上患者的血标本（含两人），以避免差错事故的发生。

2）在取血和输血过程中严格执行查对制度和无菌操作。输血前须两人核对无误方可输注。

3）如为库血，须认真检查库血质量。正常库血分为两层，上层为淡黄色的血浆，半透明；下层为红细胞，呈黯红色。两层界限清楚，无血凝块。如血浆变红或浑浊，血细胞呈黯红色，两层界限不清或有明显的血凝块，或血瓶（袋）封口不严、有裂隙、标签模糊或脱落等，都不能使用。

4）血液至血库取出后应尽量在短时间内输完，避免久置使血液变质或污染。

5）血液内不得加入任何药品，如钙剂，酸性、碱性药物，高渗或低渗液，都可使血液凝集或溶解。

6）输入两袋以上血液时，应间隔输入少量等渗盐水，以免产生免疫反应。

7）输血过程应密切观察，听取患者主诉，特别是输血开始的 10～15 min 内应询问患者有无局部疼痛或不适，如有输血反应，应立即停止输血，保留余血以备检查分析。

8）如患者在输成分血的同时，需输全血，应先输成分血，后输全血，以保证成分血新鲜输入。

9）大量输血时，须间隔推注 10% 的葡萄糖酸钙 10 mL，以免发生高血钾。

2.直接输血法

将供血者的血液抽出后立即输给受血者的方法。

（1）操作步骤。

1）备齐用物至床旁，向供血者和受血者作出解释，以解除顾虑。

2）供血者与受血者分别卧于同室两侧床上，露出一侧手臂。

3）认真核对受血者和供血者的姓名、血型、交叉配血结果，将血压计袖带缠于供血者上臂并充气。

4）选择粗大静脉（一般为肘正中静脉），常规消毒皮肤，用装有一定量抗凝剂（临床多用 4% 枸橼酸钠，每 50 mL 血备 5 mL）的注射器抽取血液，并立即行静脉注射法输给患者。

5）操作由三人协助完成，一人抽血，一人传递，一人将血输注给患者。如此连续进行，直到输血结束。

6）输血结束拔针，用无菌棉球或纱布按压穿刺点至无出血。

7）整理用物，记录输血时间、血量、血型，有无输血反应。

（2）注意事项。

1）严格执行查对制度和操作规程。

2）从供血者体内抽血和给患者推注时速度不可过快，并注意观察面色、血压等的变化。

3）连续抽血时，只需更换注射器，不得拔出针头，但要放松供血者臂上的袖带，并用手指压迫穿刺部位前端静脉，以避免针头处出血。

（四）效果评价

（1）患者明确输血目的，能主动配合。

（2）穿刺局部无渗出、无肿胀，患者无不适主诉，未出现输血反应，患者有安全感。

（3）家属对护士的态度及技术满意。

五、输血反应及护理

（一）发热反应及护理

1.临床表现

在输血过程中或结束后，患者出现畏寒、寒颤、发热，体温可达40℃，持续时间不等，并伴有头痛、呕吐、恶心症状，持续1~2 h后缓解。

2.原因分析

血液、贮血器或输血装置被热原污染；或违背无菌操作原则造成污染；或受血者在输血后产生白细胞抗体和血小板抗体所致的免疫反应。

3.护理措施

（1）反应轻者减慢滴速，症状可减轻或缓解。

（2）反应重者立即停止输血，并通知医生，将剩余血连同输血器一并送验。

（3）观察生命体征，每30 min测体温一次，直至病情平稳。

（4）必要时遵医嘱给予药物，如异丙嗪、肾上腺皮质激素等。

（5）对症处理，如畏寒患者保暖，高热者降温。

（6）预防措施，严格无菌操作，认真执行查对制度，有效预防致热原。

（二）过敏反应

1.临床表现

轻者出现皮肤瘙痒、荨麻疹、血管神经性水肿，如眼睑口唇水肿，中等程度可致喉头水肿引起呼吸困难，重者可发生过敏性休克。

2.原因分析

（1）患者为过敏体质，输入血液中的异体蛋白与过敏机体的蛋白质结合，形成全抗原而致敏。

（2）输入的血液中含有致敏物质，使机体发生免疫反应。

（3）多次输血者体内产生了抗体，再次输血抗原抗体结合，发生过敏反应。

3.护理措施

（1）轻者减慢输血速度，给予抗过敏药物，并继续观察。

（2）重者立即停止输血，根据医嘱皮下注射1：1 000肾上腺素0.5~1 mL，必要时行静脉注射。

（3）喉头水肿致呼吸困难者，给予氧气吸入，必要时行气管切开术；如发生过敏性休克应立即协助医生行抗休克治疗。

(4)预防措施:勿选用过敏体质的献血员;献血员在采血前 4 h 内不吃高蛋白、高脂肪食物;对有过敏史的患者输血前应给予抗过敏药物。

(三)溶血反应

溶血反应是指输入的红细胞和受血者的红细胞发生异常破坏而引起的一系列临床表现,是最严重的输血反应。

1.临床表现

(1)第一阶段:输血 5 min 左右,红细胞凝集成团,阻塞部分小血管,导致头部胀痛,四肢麻木,腰背部剧烈疼痛,心前区压迫感。

(2)第二阶段:凝集的红细胞发生溶解,大量血红蛋白散布到血浆中,出现黄疸和血红蛋白尿,伴以高热、呼吸急促、血压下降等症状。

(3)第三阶段:大量血红蛋白进入肾小管,遇酸性物质变成结晶体,使肾小管阻塞;同时由于抗原抗体的相互作用,导致肾小管内皮缺血、缺氧而坏死脱落,堵塞肾小管。患者出现急性肾功能衰竭,表现为少尿或无尿,可因尿毒症而死亡。

2.原因分析

(1)输血前红细胞已被破坏溶血:如血液贮存过久,保存温度不当,或血液剧烈震荡,或血液内加入高渗、低渗溶液,或加入影响 pH 变化的药物或细菌污染等。

(2)输入异型血:由于供血者和受血者 ABO 血型相异所致患者血管内溶血。一般在输入 10~15 mL 血液即可出现症状。

(3)ABO 血型同型,但 Rh 因子不同:Rh 因子不合所引起的溶血发生较慢,一般在输血 1~2 h或几天后发生。此种类型少见。

3.护理措施

(1)立即停止输血,吸氧,通知医生,并将剩余的血液送化验室重新鉴定。

(2)保留静脉通路,以提供应用升压药等抢救之便。

(3)严密观察生命体征,每 15~30 min/次,预防患者发生休克。

(4)正确记录每小时尿量,并观察尿的色和质,以提供急性肾功能衰竭判断与处理的依据。

(5)遵医嘱静脉注射 5%NaHCO$_3$ 以碱化尿液,增加血红蛋白在尿液中的溶解度,避免阻塞肾小管。

(6)双侧腰部封闭,并用热水袋热敷,以解除肾血管痉挛,保护肾脏。

(7)遵医嘱抗休克及控制感染。

(8)预防措施。认真细致地做好输血前准备工作。

(四)大量输血反应

大量输血指在 24 h 内输血量大于或相当于患者总血量,常见有循环负荷过重、出血倾向、枸橼酸钠中毒等。

1.循环负荷过重

原因、症状、护理同静脉输液反应。

2.出血倾向

(1)临床表现:皮肤黏膜瘀点、瘀斑,穿刺部位大块瘀血或手术伤口渗血,严重者出现血尿。

（2）原因分析：长期反复输血或短期输入血量较多，库血中血小板破坏严重，凝血因子减少而引起出血。

（3）护理措施：①严格控制输血量，短期内输入大量库血时应密切观察患者的意识、血压、脉搏等变化。注重皮肤黏膜穿刺部位、伤口有无出血倾向。②当输入几个单位的库血时，应根据医嘱间隔输入一个单位新鲜血或血小板悬液，以补充足够的血小板和凝血因子。

3.枸橼酸钠中毒反应

（1）临床表现：手足抽搐，心率缓慢，血压下降，心室纤维颤动，甚至发生心跳骤停。

（2）原因分析：大量输血同时输入了大量的枸橼酸钠，如肝功能不全者，枸橼酸钠不能完全氧化时，即和血中游离钙结合，而导致血钙下降，出现血管收缩不良和心肌收缩无力等症状。

（3）护理措施：①密切观察患者的反应。②输入库血 1 000 mL 以上时，须遵医嘱静脉注射 10%葡萄糖酸钙或氯化钙 10 mL，以补充钙离子。

（五）疾病传播

如输血污染可传染艾滋病、病毒性肝炎、疟疾等疾病。

附　自体输血

1.概念

指采集患者体内血液或手术中收集自体血液再回输给自体的方法。

2.优点

（1）节约血源，避免发生输血反应。

（2）不需做血型鉴定和交叉配血试验，不会发生免疫反应。

（3）避免输血而引起的疾病传播。

3.适应证

（1）内脏出血，如脾破裂、异位妊娠输卵管等器官破裂出血等。

（2）体外循环或低温下进行的心内直视手术。

（3）特殊情况下难以配血时。

（4）手术后引流血液回输。一般能回输术后 6 h 内的引流血液。

4.禁忌证

（1）术中受胃、肠等内容物或细菌污染的血液。

（2）可能受癌细胞污染的血液。

（3）凝血因子缺乏者。

（4）原有贫血或合并心脏病、阻塞性肺部疾病。

5.方法

（1）术前自采预存自体血：对符合条件的择期手术患者术前 3 周开始每周或隔周采血一

次,将采集的患者血在血库中低温保存,在手术时再输给患者;一次采血不超过总量的 12%,最后一次采血至少应在术前 3 d,以利机体恢复。

(2)术前稀释血液回输:手术日术前采血,并同时补输等量的晶体或胶体溶液,维持患者血容量。目的是稀释血液,减少术中失血时红细胞及其他成分的丢失,采集的血液可在术中或术后输给患者。

(3)术中失血回输:如脾脏破裂、输卵管破裂患者,血液流入腹腔 16 h 内无污染和凝集,可以术中收集血液,抗凝和过滤后再输给患者。自体血回输应控制在 3 500 mL 以内,以免出现出血倾向。

实训项目

一、密闭式周围静脉输液法

(一)目的

(1)纠正水和电解质失调,维持酸碱平衡。

(2)补充营养,供给热能。

(3)输入药物,治疗疾病。

(4)利尿消肿。

(二)评估

(1)患者的病情、输液目的、出入液量、心肺功能、心理反应、合作程度等。

(2)穿刺部位皮肤完整性(有无破损、皮疹、感染)、静脉状况(解剖位置、充盈、弹性及滑动度)。

(3)患者有无药物过敏史,本次所注入静脉的药物性质、剂量及医嘱要求。

(4)输液所用设备、器械是否齐全、合格。

(三)计划

1.用物准备

一次性输液器、注射盘,另加瓶套、开瓶器、小垫枕、止血带、血管钳、胶布、输液卡、标签、输液架,必要时备小夹板和绷带,按医嘱备药液。

2.环境准备

环境整洁、安静,必要时调节适宜的室温。

3.患者准备

按需要排尿、排便,取舒适体位(仰卧位、侧卧位或坐位)。

4.护士准备

着装整齐,戴口罩,洗手,备齐用物。

(四)实施

1.操作步骤

核对、检查药物,贴标签,常规消毒瓶塞,连接输液器→护士携用物至床旁,核对解释(嘱排尿)、备胶布→排气→扎止血带→常规消毒穿刺部位→嘱患者握拳→再次核对及排气→穿刺(成功后三松:松止血带、松调节器、松拳)→固定→调滴速→记录→如需连续输液要及时换瓶→输液完毕及时拔针按压→整理床单位,清理用物,洗手,记录。

2.注意事项

(1)严格执行无菌操作原则和查对制度,杜绝差错事故的发生。

(2)根据病情、用药原则、药物的性质及配伍禁忌,合理安排输液顺序。

(3)长期输液者,要注意保护和合理选用静脉,一般从远端小静脉开始,避开静脉瓣及关节。需24 h持续输液者应每日更换输液器。

(4)输液前应排尽输液管及针头内空气,药液滴尽前要按需及时更换溶液瓶或拔针,严防造成空气栓塞。

(5)输液过程中要加强巡视,严防针头脱出静脉,及时处理输液故障,掌握输入药物的速度,耐心听取患者主诉,解答患者的询问,配合医生处理各种输液反应,保证输液顺利进行。

(6)如发现留置管有回血,须立即用稀释肝素液冲注,以免管腔堵塞。

（五）效果评价

(1)正确执行无菌操作和查对制度。

(2)操作规范、准确,能达到治疗目的。

(3)局部无肿胀、疼痛,未出现输液反应。

(4)治疗性沟通有效,患者感到安全,能够配合。

二、静脉输血法

（一）目的

(1)补充血容量,增加心排出量,提高血压,促进血液循环。

(2)增加血红蛋白,促进携氧功能。

(3)供给各种凝血因子,有助于止血。

(4)增加白蛋白,用于纠正低蛋白血症,维持胶体渗透压,从而减轻组织渗出和水肿。

（二）评估

(1)患者的病情、年龄、意识状态、输血目的、输血史(血型、交叉配血试验结果、血液的质量、是否发生输血反应)、心肺功能、合作程度等。

(2)穿刺部位皮肤的完整性、静脉状况(解剖位置、充盈度、弹性及滑动度)。

(3)患者对输血治疗的知识水平和心理反应。

(4)输血设备是否符合要求,环境是否舒适、和谐。

（三）计划

1.用物准备

(1)配血:静脉采血物品、试管、输血申请单。

(2)输血:一次性输血器1套、生理盐水、血制品,余同静脉输液法。

2.环境准备

环境清洁、安静,温度适宜。

3.患者准备

取舒适体位,必要时排尿。

4.护士准备

着装整齐,戴口罩,洗手,备齐用物。

（四）实施

1.操作步骤

护士携用物至床旁,核对解释→按静脉输液法输注生理盐水→两人核对→常规消毒血袋→插针头→调节滴速→输血毕再次输注生理盐水→拔针→整理床单位,清理用物,记录。

2.注意事项

（1）根据输血申请单采集血标本,一次只为一位患者采集。禁止同时采集两位患者血标本,以避免差错。

（2）充分认识安全输血的重要性,严格执行查对制度和操作程序,输血前须经两人核对无误后方可输入。

（3）如用库血,必须认真检查库血质量。正常血液分两层,上层血浆呈黄色,下层血细胞呈红色,两者之间界线清楚,无凝块。如血浆变红,血细胞呈黯红色,界线不清,提示可能溶血,不能使用。

（4）输入血液内不得随意加入其他药品,如钙剂、酸性或碱性药物、高渗或低渗溶液,以防血液变质。

（5）加强输血过程中的观察,特别是输血开始后 10～15 min 内,耐心听取患者主诉,如发现输血反应立即报告医生配合处理,并保留余血以供检查分析原因。

（五）效果评价

（1）严格执行无菌操作和查对制度。

（2）静脉穿刺操作一次成功,局部无肿胀、疼痛,未出现输血反应。

（3）治疗性沟通有效,患者有安全感,能够配合。

第九章　热疗和冷疗

第一节　热疗法

热疗法是用高于人体温度的物质,作用于机体的局部或全身,以达到促进血液循环、消炎、解痉和舒适的治疗方法。

一、热疗的作用

(一)保暖

末梢循环不良患者采用热疗,可以促进血液循环,使患者感到温暖舒适。

(二)缓解疼痛

用热疗可以降低感觉神经的兴奋性,以提高疼痛阈值;减轻水肿,以解除对局部神经末梢的压力;松弛肌肉、肌腱和韧带组织,以解除肌肉痉挛和关节强直。

(三)促进浅表炎症的消散和局限

用热疗可使局部血管扩张,促进组织血液循环,增强新陈代谢和白细胞的吞噬功能。在炎症早期用热疗,可促进炎性渗出物的吸收和消散;在炎症后期用热疗,可促使白细胞释放出蛋白溶解酶,以溶解坏死组织,使炎症局限。如踝关节扭伤出血48 h后应用热湿敷,以促进踝关节软组织瘀血的吸收和消散。

(四)减轻深部组织的充血

用热疗使体表血管扩张,血流量增加;深部组织血流量相对减少,从而减轻深部组织充血。

二、影响热疗的因素

(一)热疗方法

湿热疗法比干热疗法的效果好。因为水是一种很好的热传导体,能增强导热的能力,提高治疗效果;同时,湿热疗法能软化伤口结痂和分泌物,并且向深部组织渗透,增强局部效应。所以,在使用湿热法时,水温应比干热疗法稍低,以保证安全。另外,湿热疗法还可以减少因出汗而丧失的体液,减少皮肤灼伤或干燥的机会。

(二)热疗温度

治疗前患者的皮肤温度直接影响其对热的生理反应,温度差越大,机体对热刺激的反应就越强烈;环境温度也会直接影响治疗效果,如环境温度高于或等于身体温度时,传导散热效果减低。

(三)热疗部位

人体皮肤的薄厚分布不均匀。皮肤薄或经常不暴露的部位对热有明显的反应,如颈部、腕部内侧、前臂、会阴部等,而脚和手掌处的皮肤较厚,对热的敏感性就较差。

（四）热疗面积

人体接受热疗面积的大小和反应的强弱有关。面积越大，机体的反应越强，患者的耐受性就越差，甚至会导致全身反应。因此，护士在用热过程中应密切注意观察患者的反应，防止意外的发生。

（五）热疗时间

用热时间过长产生的继发效应，会抵消治疗作用。同时，还会导致烫伤等不良反应的发生。

（六）个体差异

不同个体，不同人群，对热的耐受性不同。如老年人体温调节能力差，对热刺激的敏感性下降，对热刺激的反应比较迟钝；而婴幼儿体温调节中枢未发育完善，对热刺激的适应能力较低。所以，对老年人和婴幼儿应用热疗时要慎重，防止烫伤。此外，神经系统受损的患者对热感受的能力丧失或降低，因而机体组织受伤的危险性也就增大。其他如个体皮下脂肪厚薄不同、生长和工作环境不同等对热疗的耐受性也有所差异。

三、热疗的禁忌

（一）急腹症未明确诊断

热疗会减轻疼痛，因而可能会掩盖病情、延误诊断。热疗还可以促进炎症过程，有引发腹膜炎的危险。

（二）面部危险三角区感染

面部危险三角区处血管分布丰富，无静脉瓣，并与颅内海绵窦相通。用热疗可导致炎症的扩散，使病原微生物和毒素进入血流和周围组织，造成颅内感染和败血症。

（三）各种脏器出血

热疗可使局部血管扩张，增加脏器的血流量和血管的通透性而加重出血。

（四）组织损伤或扭伤的早期

在组织损伤或扭伤的 48 h 内，用热疗可引起血管扩张、毛细血管渗透性增加，从而加重皮下出血和组织肿胀，使疼痛加剧。

四、常用的热疗方法

（一）护理评估

（1）患者的病情、意识状态、感知觉状态、对用热的耐受性、是否有热疗禁忌证、是否存在影响热疗的因素。

（2）患者能够配合的程度，接受健康教育的能力。

（二）护理准备

1. 护士

洗净双手，戴口罩、工作帽，工作服清洁整齐。

2. 用物

根据医嘱和评估资料准备相应的热疗用物。

3. 患者

向其介绍热疗的作用、操作方法及注意事项，使之配合。

4.环境

病室安静、整洁,温湿度适宜。必要时用屏风遮挡。

(三)护理实施

1.干热疗法

(1)热水袋。

1)作用:保暖、舒适、解痉、镇痛。

2)用物:热水袋及布套、水温计、量杯、热水(60~70 ℃)、干毛巾。

3)操作步骤:①备物。洗手、准备用物,检查热水袋无破损;准备 60~70 ℃热水 1 000~1 500 mL。②灌水。放平热水袋,去掉塞子,一手持热水袋袋口的边缘,另一手灌入热水至1/2~2/3满度;将热水袋口端逐渐放平,见热水到达袋口的边缘即排尽袋内空气,旋紧塞子(见图 9-1);擦干外壁水迹,倒提热水袋并轻轻抖动无漏水后,装入布套内。③核对解释:携备好的用物至患者床旁,称呼并核对患者,确认后解释说明治疗目的和方法。④局部治疗:将热水袋放在所需部位,用热时间不超过 30 min;为保暖之用,可适当延长。⑤巡视观察:注意观察治疗的效果、患者的反应以及局部皮肤颜色的变化。⑥结束工作:感谢患者合作;协助患者取舒适体位;整理床单位;将热水袋内水倒空,倒挂晾干后吹气旋紧塞子;热水袋布套清洁后晾干备用。⑦洗手,记录:记录用热部位、时间、效果、反应。

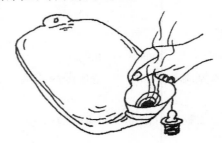

图 9-1　热水袋驱气方法

4)注意事项:①使用热水袋时要严格交接班并经常巡视,观察局部皮肤,严防烫伤,如发现局部潮红,应立即停止使用,并在局部涂凡士林,以保护皮肤。使用中如需保持一定温度,应及时更换热水。②对老年人、小儿、昏迷者,用热部位感觉减退或消失、麻醉未清醒者,水温应调至 50 ℃。热水袋套外包毛巾,热水袋不直接接触患者,以免烫伤。③用热时间一般不超过30 min,避免产生继发效应,影响热疗的作用。

(2)红外线灯。

1)作用:消炎、解痉、镇痛,促进创面干燥结痂,保护上皮,利于伤口愈合。临床用于感染的伤口、压疮、红臀、神经炎、关节炎等。

2)用物:红外线灯(根据需要选用不同功率的灯泡),手、足等小部位以 250 W 为宜;胸、腹、腰背等部位可用 500~1 000 W,必要时备屏风。

3)操作步骤:①放置用物:检查红外线灯,功能良好,放于合适位置。②安置体位:协助患者暴露治疗部位并取舒适卧位。注意保暖,必要时用屏风遮挡。③调节灯距:移红外线灯灯头至治疗部位上方或侧方,调节灯头距离治疗部位 30~50 cm。④照射治疗:接通电源,打开开关；根据患者感觉，必要时调节灯距，照射 20～30 min，并经常观察患者局部反应。⑤结束工作：照射完毕，关闭开关；协助患者穿好衣服，躺卧舒适，整理患者床单位；切断电源，将红外线灯放回原处备用；嘱咐患者在室内休息 15 min 后，方可外出，以防感冒。⑥洗手，记录：记录用热部位、时间、效果、反应。

4)注意事项：①照射过程中应使患者保持舒适、稳定的体位。②照射面颈及前胸部时保护眼睛，可用湿纱布遮盖眼部或戴有色眼镜。③照射过程中随时观察局部皮肤反应，以皮肤出现桃红色均匀红斑为合适剂量；如出现紫红色，应立即停止照射，局部涂凡士林，以保护皮肤。

2.湿热疗法

（1）热湿敷。

1)作用：促进局部血液循环、消炎、消肿、解痉、镇痛。适用于感染和组织受损的后期。

2)用物准备：①治疗盘内放弯盘、纱布、敷布 2 块、长把钳子 2 把、凡士林、棉签、橡胶单和治疗巾、毛巾。②小水盆（内盛热水，水温一般为 50～60 ℃）、水温计、热水瓶或热源。③必要时备热水袋、屏风，有伤口者需备换药用物。

3)操作步骤：①核对解释：携用物至患者床旁，核对并作解释，以取得合作。②局部准备：暴露受敷部位，在受敷部位下垫胶单和治疗巾；受敷部位涂凡士林（范围应略大于热敷部位）后盖一层纱布，以保护皮肤。③热敷治疗：将敷布浸入热水中，双手各持一把镊子将浸在热水中的敷布拧至不滴水，抖开敷布以手腕内侧试温，折叠后敷于患处，盖上棉垫或大毛巾（见图 9-2）。每 3～5 min 更换敷布一次，热敷时间一般为 15～30 min，用热源维持水温或及时更换盆内热水，也可酌情在敷布上放热水袋以保温。④结束工作：撤掉敷布和纱布，擦去凡士林，盖好治疗部位；协助患者躺卧舒适；整理患者床单位；整理其他用物，清洁、消毒后放于原处备用。⑤洗手，记录：记录用热部位、时间、效果、反应。

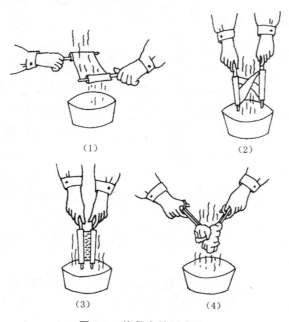

（1）　　　　　　　　　　（2）

（3）　　　　　　　　　　（4）

图 9-2 热敷布拧干方法

4)注意事项:①注意观察局部皮肤的颜色,防止烫伤。②伤口部位作湿热敷,严格执行无菌操作,热敷后按换药法处理伤口。③面部湿热敷者,热敷结束后 15 min 方可外出,以防感冒。④操作时随时与患者进行交流,了解感受及需要并给予及时处理。如感觉过热,可揭起一角,局部散热。

(2)热坐浴。

1)作用:减轻局部疼痛、水肿、炎症,使患者清洁、舒适。适用于会阴、肛门、外生殖器疾患及盆腔充血、水肿、炎症及疼痛。

2)用物:坐浴椅(见图 9-3)上置无菌坐浴盆,内盛 38～41 ℃热水(根据医嘱加药)至 1/2 满度,无菌纱布,水温计,毛巾,必要时备屏风。

3)操作步骤:①核对解释:携用物至床旁,核对并解释;并用屏风遮挡患者。②协助坐浴:协助患者褪裤至膝部,先用纱布蘸拭,使臀部皮肤适应水温后再坐入盆中,随时调节水温;添加热水时嘱患者臀部偏离浴盆;坐浴时间一般为 15～20 min。③结束工作:坐浴结束擦干臀部;协助患者穿好衣裤,回房休息,整理床单位;整理其他用物,清洁消毒后放在原处备用。④洗手,记录:记录用热时间、效果、反应。

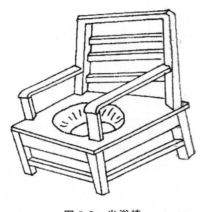

图 9-3　坐浴椅

4)注意事项:①坐浴过程中应注意患者安全,随时观察患者面色和脉搏,如诉头晕、乏力等应立即停止坐浴。②会阴和肛门部伤口,应备无菌浴盆和溶液,坐浴后按换药法处理伤口。③女患者月经期、妊娠后期、产后两周内、阴道出血和盆腔急性炎症均禁忌坐浴,以免引起感染。④冬天注意室温和保暖,以免患者受凉。

(3)热浸泡。

1)作用:消炎,镇痛,清洁、消毒伤口。用于手、足等部位的感染早期,使炎症局限;感染晚期伤口破溃,促进伤口愈合。

2)用物:盆内盛 40～45 ℃热水(根据医嘱加药)至 1/2 满度,纱布 2 块,弯盘内放镊子 1把、纱布数块,必要时备屏风。

3)操作步骤:①同热坐浴。②协助浸泡:协助患者将患肢慢慢放入盆内浸泡液中,酌情调节水温,防止烫伤;用镊子夹取纱布反复轻擦疮面,使之清洁,镊子勿接触疮面;浸泡时间一般为 30 min。③结束工作:浸泡结束用纱布擦干肢体,有伤口者行换药;协助患者躺卧舒适,整理床单位;整理所有用物,清洁、消毒后放原处备用。④洗手,记录:记录温水浸泡的部位、时间、效果、反应。

4)注意事项:①浸泡过程中如需添加热水,应先将肢体移出盆外,以免烫伤。②浸泡的肢体有伤口时,需备无菌浸泡盆和浸泡液。按换药法处理伤口。

(四)效果评价

(1)护患沟通有效,患者理解,配合良好。

(2)患者安全,达到治疗目的,未发生烫伤与感染。

第二节　冷疗法

一、冷疗的作用

冷疗法是用低于人体温度的物质,作用于机体的局部或全身,以达到止血、止痛、消炎和退热的治疗方法。

(一)减轻疼痛

用冷疗可以抑制组织细胞的活动,降低神经末梢敏感性,从而减轻疼痛;同时,用冷疗后血管收缩,渗出减少,因而减轻局部组织内的张力,也起到减轻疼痛的作用。如踝关节扭伤48 h内可用冷湿敷,以减轻踝关节软组织出血和疼痛。

(二)减轻局部组织充血和出血

用冷疗可以使毛细血管收缩,降低血管通透性,减轻局部组织充血;用冷疗还可以使血液黏稠度增加,促进血液凝固而控制出血。如鼻出血时,用冷水冲洗将促进毛细血管收缩,同时血液凝固而控制出血。

(三)降温

冷疗时直接与皮肤接触,通过传导作用散热,降低体温,如将冰囊置于颈部或腋下。头部用冷疗,可降低脑细胞的代谢,提高脑组织对缺氧的耐受性,减少脑细胞损害。同时降低头部温度,也可预防脑水肿。

(四)控制炎症扩散

冷疗使得局部血流减少,细菌的活动力和细胞代谢率降低,炎症早期应用冷疗法,可抑制化脓及炎症扩散。如鼻部软组织发炎早期,可采用鼻部冰敷以控制炎症扩散。

二、影响冷疗的因素

(一)冷疗方式

湿冷疗法比干冷疗法的效果好。湿冷疗法时,温度应高于干冷疗法,防止冻伤。

(二)冷疗温度

皮肤温度与冷疗温度差越大,机体对冷刺激的反应越强烈;另一方面,环境温度影响冷疗效果。

（三）冷疗面积

人体接受冷疗时反应的强弱与面积也有关系。面积越大，机体的反应就越强，患者的耐受性就越差。因此，护士在用冷疗过程中也应密切注意观察患者的反应，防止冷疗引起的意外。

（四）冷疗部位

皮下冷感受器比热感受器多 8～10 倍，故浅层皮肤对冷较敏感。皮肤薄或经常不暴露的部位对用冷比用热反应更为明显。因此，临床上为高热患者降温时，要将冰囊放置在皮肤薄且有大血管分布的腋下与腹股沟等处。

（五）冷疗时间

用冷时间过长也会产生继发效应而抵消冷疗的治疗作用，导致寒战、面色苍白甚至冻伤等不良反应。

（六）个体差异

对老年人、婴幼儿、神经系统受损的患者使用冷疗时应慎重，防止冻伤。

三、冷疗的禁忌

（一）特殊部位

枕后、耳廓、阴囊等处禁忌用冷，以防冻伤；心前区禁忌用冷，以防反射性心率减慢、心房纤颤、心室纤颤及房室传导阻滞；腹部用冷易导致腹泻；足心禁忌用冷，以防反射性末梢血管收缩而影响散热，或一过性冠状动脉收缩。因此，对高热降温者及心脏病患者应避免足心用冷。

（二）组织损伤

冷疗可使血液循环不良，增加组织损伤，影响伤口愈合。特别是大范围组织损伤应禁止用冷疗。

（三）慢性炎症或深部组织化脓

因冷疗可使局部血流减少，妨碍炎症吸收。

（四）血液循环障碍

大面积组织受损、局部组织血液循环不良、感染性休克、微循环明显障碍、皮肤颜色青紫者不宜用冷疗，以防加重微循环障碍，导致组织坏死。

（五）对冷过敏者

用冷疗时若出现荨麻疹、关节疼痛等过敏症状，应停止治疗。

四、常用的冷疗方法

（一）护理评估

（1）患者的病情、意识状态、感知觉状态，对用冷的耐受性，是否有冷疗禁忌证、是否存在影响冷疗的因素。

（2）患者能够配合的程度，接受健康教育的能力。

（二）护理准备

1.护士

洗净双手，戴口罩、工作帽，工作服清洁整齐。

2.用物

根据评估资料准备相应的冷疗用物。

3.患者

向患者解释有关冷疗的治疗作用、操作方法及注意事项,以利配合治疗。

4.环境

病室安静、整洁,温湿度适宜,必要时用屏风遮挡。

(三)护理实施

1.局部用冷

(1)冰袋、冰囊。

1)作用:降低体温,局部消肿,止血,阻止发炎或化脓,减轻疼痛。

2)用物:冰袋或冰囊及布套(见图9-4)、帆布袋、冰、木槌、盆及冷水、毛巾、勺。

3)操作步骤:①准备冰袋:将冰块放入帆布袋内,用木槌敲成核桃大小,放入盆中用冷水冲去棱角;用勺将冰块装入冰袋1/2满度,排气后夹紧袋口,倒提检查无漏水,擦干外壁水迹,装入布套内备用。②核对解释:携备好的用物至患者床旁,称呼核对患者;解释操作目的,取得患者的合作。③冷敷局部:将冰袋置于冷敷部位。④整理工作:用冷30 min后,撤掉冰袋,协助患者取舒适卧位,整理患者的床单位;将冰袋倒空,倒挂、晾于通风阴凉处;冰袋布套清洁后晾干备用;整理其他用物,清洁后放于原处备用。⑤洗手,记录:记录冰袋使用的部位、时间、效果、反应。

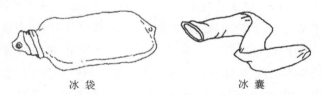

图9-4 冰袋、冰囊

4)注意事项:①随时观察冰袋有无漏水,冰块是否融化,以便及时更换。②注意观察用冷部位血液循环状况,如出现皮肤苍白、青紫等,应立即停止用冷。③高热降温时冰袋放于前额、头顶部,或体表大血管处如颈部、腋下、腹股沟等处,使用后30 min应测体温,并做好记录,当体温降至39 ℃以下,可取下冰袋。扁桃体摘除术后可将冰袋置于颈前颌下以防出血。

(2)冰帽、冰槽。

1)作用:降低脑温,防治脑水肿,减轻脑细胞损害。

2)用物:冰槽(冰帽)(见图9-5)、帆布袋、冰、木槌、盆及冷水、勺、海面垫、不脱脂棉球、水桶、肛表,冰槽降温时备治疗碗、凡士林纱布。

3)操作步骤:①同冰袋使用法①～②。②治疗:将患者的头部置于冰帽中,患者后颈部、双耳廓垫海面垫;外耳道塞不脱脂棉球,双眼覆盖凡士林纱布,以防冰槽内冰水流入患者耳内和眼内;将冰帽的引水管置于水桶中,注意水流情况。③整理:用冷30 min后,撤掉冰帽,协助患者取舒适卧位,整理患者的床单位;将冰帽倒空,倒挂、晾于通风阴凉处;其他用物,清洁后放于原处备用。④洗手,记录:记录冰帽使用的时间、效果、反应。

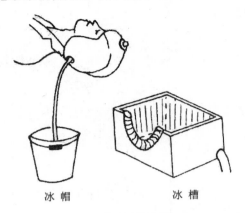

冰帽　　　　　　　冰槽

图 9-5　冰帽、冰槽

4)注意事项:①同冰袋注意事项①~②。②维持肛温在 33 ℃左右,最低不宜低于 30 ℃,以防并发心室纤颤等。

(3)冷湿敷。

1)作用:降温、早期扭伤、挫伤的消肿、止痛。

2)用物:盆内盛冰水,治疗盘内放弯盘、纱布、敷布 2 块、钳子 2 把,凡士林、棉签、橡胶单和治疗巾、干毛巾,酌情备屏风。

3)操作步骤:①核对解释:准备好的用物携至患者床旁,核对患者并解释操作目的。②局部准备:在受敷部位下垫胶单、治疗巾,以保护床单。③冷敷治疗:将敷布浸入冰水盆中,双手各持一把钳子将浸在冰水中的敷布拧干(以不滴水为度),抖开敷布,折叠后敷在患处;每 2~3 min 更换一次敷布,一般冷湿敷时间为 15~20 min。④结束工作:治疗结束撤掉敷布,协助患者取舒适卧位,整理患者床单位;整理用物,将用物清洁消毒后放于原处备用。⑤洗手记录:记录冷湿敷使用的部位、时间、效果、反应。

4)注意事项:①操作中注意保护患者的隐私。②如果是高热患者,可将敷布敷于前额。③注意观察冷敷部位局部皮肤的变化。④如果冷敷部位为开放性伤口,需按无菌技术处理伤口。

2.全身用冷法

见实训项目。

实训项目

一、乙醇拭浴

(一)目的

多用于高热患者降温。

(二)评估

(1)患者的年龄、病情、体温及治疗情况。

(2)患者局部皮肤状况,如颜色、温度,有无硬结、瘀血等,有无感觉障碍及对冷过敏。

(3)患者的意识状况、活动能力及合作程度。

（三）计划

1.用物准备

治疗盘内放治疗碗（内盛 25％～35％ 的乙醇 100～200 mL，温度 27～37 ℃），小毛巾 2 块，大毛巾，冰袋及套，热水袋及套，清洁衣裤、便器及屏风。

2.环境准备

酌情调节室温，如需暴露患者可用屏风或床帘遮挡。

3.患者准备

取舒适体位。

4.护士准备

着装整齐，戴口罩，洗手，备齐用物。

（四）实施

1.操作步骤

携用物至床旁，核对解释→遮挡患者→置冰袋（头部）及热水袋（足部）→脱上衣→暴露擦拭部位→垫大毛巾于擦拭部位下→拍拭。

1)自颈部侧面→肩→上臂外侧→前臂外侧→手背；

2)自侧胸→腋窝→上臂内侧→肘窝→前臂内侧→手掌；

→每侧各拍 3 min 拭干→拍拭背部→穿好上衣，脱裤拍拭。

①自髂部→大腿外侧→足背；

②自腹股沟→大腿内侧→内踝；

③自腰部→大腿后侧→腘窝→足跟；

→每侧各拍 3 min 拭干→穿好裤子，取下热水袋；

→整理床单位及用物→洗手、记录→半小时后测体温。

2.注意事项

(1)拭浴过程中，应随时观察患者情况，如出现寒战、面色苍白、脉搏及呼吸异常时，应立即停止，并及时与医生取得联系。

(2)拭浴时应使乙醇温度接近体温，避免冷刺激使大脑皮质更加兴奋，进一步促使横纹肌收缩，致使体温继续上升。

(3)拭浴时，应以拍拭方式进行，拭腋窝、腹股沟、腘窝等血管丰富处应适当延长时间，以利于增加散热。

(4)禁拭后颈、胸前区、腹部和足底等处，以免引起不良反应。

(5)拭浴后 30 min 测体温并记录，如体温降至 39 ℃ 以下，即可取下头部冰袋。

（五）效果评价

(1)方法正确，患者体温有所下降，感觉舒适、安全，未发生不良反应。

(2)进行有效的护患沟通，满足患者身心需要，得到患者的理解与配合。

二、温水拭浴

（一）（二）

同乙醇拭浴。

（三）护理计划

1.用物准备

盆内盛 32～34 ℃温水 2/3 满、小毛巾 2 块、大毛巾、冰袋及套、热水袋及套、清洁衣裤、便器及屏风。

2.环境准备

同乙醇拭浴。

3.患者准备

同乙醇拭浴。

4.护士准备

同乙醇拭浴。

（四）（五）

同乙醇拭浴。

第十章　标本采集

第一节　标本采集的意义与原则

一、标本采集的意义

标本是指采集的人体一小部分的血液、排泄物(尿、粪)、分泌物(痰、鼻分泌物)、呕吐物、体液(胸水、腹水等)及脱落细胞(食管、阴道)等样品。标本检验指通过物理、化学和生物学的实验室技术和方法对标本进行检验,作为判断标本有无异常存在的依据。检验结果在一定程度上反映出机体正常的生理现象和病理改变。标本的检验结果和其他的临床检查结果相结合,对观察病情、确定诊断、制订防治措施、推测病情进展起重要作用,同时也为评估患者的健康状态及确定诊断提供客观资料。检验结果的准确性与标本采集方法、时间、保存正确与否有密切关系,可直接影响到疾病的诊断、治疗和护理工作,因此护士必须正确掌握各种标本采集的技术。

二、标本采集的原则

(一)遵医嘱采集标本

采集各种标本时应遵医嘱执行。医生填写的检验申请单,要求字迹清楚、明确检验目的、医生签全名。护士若对检验申请单内容有怀疑,应核实明确后才可执行。

(二)备好恰当的用物

采集标本前应明确检验项目、检验目的、采集标本量、采集方法、采集时间以及注意事项;根据检验目的选择合适的标本容器,贴上标签,标明患者姓名、性别、年龄、科别、床号、住院号、诊断、检验目的及送验日期及时间,以便识别。

(三)做好核对、解释工作

采集标本前向患者解释采集标本的目的、方法、要求,以消除患者的顾虑,取得配合和信任;采集标本时再次查对医嘱,核对申请项目,患者的床号、姓名,并检查标本容器有无破损,是否符合检验目的和要求,采集结束后仍要重复核对,确保万无一失。

(四)正确采集标本

为了保证送检标本的质量,必须掌握正确的采集标本方法。在标本采集中必须注意采集的时间、量、方法。例如做尿妊娠试验时,要留晨尿,因晨尿内绒毛膜促性腺激素的含量最高,容易获得阳性结果。培养标本应在患者使用抗生素前采集,如已使用,在血药浓度最低时采集并在检验单上注明。采集时严格执行无菌操作,标本须放在无菌容器内,不可混入防腐剂、消毒剂及其他药物,培养基应足量,无浑浊和变质,以保证检验结果的准确性。

第二节 常用标本采集的方法

一、护理评估

(1)患者的年龄、病情、心理状态,能够配合的程度。

(2)需要采集标本的种类,有无影响因素;采集血标本要评估局部血管情况。

(3)患者接受健康教育的能力。

二、护理准备

1.护士

洗净双手,戴口罩、工作帽,工作服清洁整齐。

2.用物

(1)血标本:准备注射盘、无菌注射器(一次性采血器和真空标本容器),按需准备干燥试管、抗凝试管或培养瓶;培养标本另备酒精灯和火柴。动脉血标本另备肝素、无菌纱布和软木塞,必要时备无菌手套。

(2)尿标本:准备 100 mL 或 3 000 mL 清洁大口容器或无菌试管。

(3)粪标本:准备蜡纸盒或容器、棉签;或无菌培养管、无菌长棉签。

(4)痰标本:准备蜡纸盒或痰杯或广口玻璃瓶;漱口溶液,无菌培养瓶。

(5)咽拭子标本:准备无菌咽拭子标本培养管、酒精灯,火柴、压舌板和无菌生理盐水。

(6)呕吐物标本:准备弯盘或痰杯。

3.患者

向其解释留置标本的目的和方法。

4.环境

病室安静、整洁,光线充足,温湿度适宜,必要时用拉帘或屏风。

三、护理实施

(一)血标本采集法

血标本分静脉血标本和动脉血标本两种,其中静脉血标本包括全血标本、血清标本、血培养标本(表 10-1)。

1.血清标本

用于测定血清酶、脂类、电解质和肝功能等。

2.全血标本

用作血沉、血常规检查和测定血液中某些物质的含量,如肌酐、肌酸、尿素氮、尿酸、血糖、血氨等。

3.血培养标本

查找血液中的致病菌。

表 10-1　B-D 真空采血管使用指南

试管盖颜色	临床用途	添加剂	采血量（mL）
金黄色	生化全套、肝功能、肾功能、电解质、血糖、血脂、三对半、DNA－PCR 测定、免疫测定、肿瘤、甲状腺功能全套等发光免疫项目	促凝剂	3.5 或 5.0
紫色	血常规、血定型、胰高血糖素、糖化血红蛋白、配血	抗凝剂	2
浅蓝色	出凝血时间	抗凝剂	2.7
绿色	血黏度	抗凝剂	3
红色	血定型、血糖、输血常规	无	3
黑色	血沉	抗凝剂	2.4

注：①各管采足血后都要立即颠倒混匀 5～10 次。②必要时可合并为一管的项目：肝功能与肾功能、肾功能与电解质、血糖与肝功能或肾功能或电解质等。

4.操作步骤

（1）静脉血标本。

1）容器外贴好检验单副联，核对医嘱无误。

2）备齐用物至床边，查对床号、姓名，向患者解释检验的目的，取得合作。

3）选择合适的静脉，按静脉注射法将针头刺入静脉，见回血即抽取所需血量。如为一次性采血器按静脉注射法将针头刺入静脉见回血后接上真空试管，自动抽到所需的量，再更换下一个试管。

4）抽血毕，松开止血带，嘱患者松拳，以干棉签按压穿刺点，迅速拔出针头，嘱患者按压穿刺点片刻。

5）将血液注入标本瓶。①血清标本：取下针头，将血液顺管壁缓慢注入干燥试管内，切勿将泡沫注入，避免震荡，以防红细胞破裂造成溶血。②全血标本：将血液如上法注入抗凝剂的试管内，立即轻轻摇动，使血液和抗凝剂混匀，防止血液凝固。③血培养标本：将血液注入血培养密封瓶前，除去铝盖中心部分，常规消毒瓶盖，更换针头后将血液注入瓶内，并轻轻摇匀。

6）帮助患者取舒适卧位，清理用物。

7）将标本连同化验单及时送验。

（2）动脉血标本。

常用于动脉血液气体分析。

1）常用部位：①股动脉：穿刺点见股静脉定位法。②桡动脉：穿刺点位于前臂掌侧腕关节上 2 cm，动脉搏动明显处。

2）操作步骤：①抽吸肝素 0.5 mL 润湿注射器内壁，余液全部弃去。②选择动脉穿刺部位，常规消毒局部皮肤和左手食、中指（也可左手戴无菌手套），固定欲穿刺的动脉；针尖与皮肤呈 40°或垂直在两指间进针，见有鲜红色血，固定并抽血；拔针并以无菌纱布按压止血。③立即将抽血注射器的针尖刺入橡胶塞或软木塞，以隔绝空气，同时轻轻转动注射器，使血液和肝素混匀，连同化验单一起送检。④协助患者取舒适卧位，整理用物。

(3)注意事项。

1)根据不同的检验目的和所需采血量选择标本容器,一般血培养标本采血 5 mL,亚急性细菌性心内膜炎患者,为提高培养阳性率,采血量可增至 10～15 mL。

2)作生化检验的标本,应事先通知患者,宜在清晨空腹时采血。因为清晨人体血液中的各种化学成分处于相对恒定状态,检验结果较准确。

3)严禁在输液、输血的针头处抽取血标本,应在对侧肢体采集。

4)同时抽取不同种类的血标本,护士动作应迅速准确,先注入血培养瓶,其次注入抗凝管,最后注入干燥试管。

(二)尿标本采集法

1.尿常规标本

检查尿液的色泽、透明度、细胞及管型,测定比重,并作尿蛋白和尿糖定性检查。

容器外贴好检验单附联;准备用物至床边,核对,向患者解释目的,以取得合作;嘱患者将晨起第一次尿约 30 mL 留于一次性尿杯或尿液分析管内,因晨尿浓度较高,且未受饮食影响,故检验较准确,注意不可将粪便混入尿液中(粪便中的微生物可使尿液变质)。昏迷患者或尿潴留患者可通过导尿术留取标本。女患者在月经期不宜留取标本。

2.尿 12 h、24 h 标本

作尿的各种定量检查,如钠、钾、氯、17-羟类固醇、17-酮类固醇、肌酐、肌酸及尿糖定量、尿蛋白定量、尿浓缩查结核杆菌等。

将注明起止时间的标签贴于容器上;向患者解释目的和方法,以取得合作,做好交班;告诉患者留尿时间是晨起 7 时,排空膀胱(弃去尿液)后开始留尿,至次晨 7 时排出的尿液,将 24 h 全部尿液及检验单送验。如留 12 h 标本,则自晚上 7 时至次晨 7 时止,注意盛尿容器应置于阴凉处,并根据检验要求加入防腐剂(表 10-2),以免尿液变质。

表 10-2　常用防腐剂的作用及用法

名称	作用	用法	适用范围
甲醛	防腐和固定尿中有机成分	24 h 尿液加 40%甲醛 1～2 mL	尿爱迪计数
浓盐酸	防腐和防止尿中激素被氧化	24 h 尿液加 5～10 mL	17-酮类固醇 17-羟类固醇
甲苯	防腐及保持尿液的化学成分不变	加入 0.5%～1%甲苯,每 100 mL 尿液中加入 2 mL(甲苯应在第一次尿液倒入后再加,使得形成的薄膜覆盖于尿液表面,防止细菌污染)	尿蛋白定量、尿糖定量,钠、钾、氯、肌酐、肌酸

3.尿培养标本

用于留取未被污染的尿液标本做细菌检查,方法有导尿术和留取中段尿法。

(1)导尿术。

(2)留取中段尿法。

1)用物:同导尿术,无菌有盖标本容器,清洁手套。

2)操作步骤：①核对并解释，确认膀胱充盈或有尿意时留尿。②按导尿术清洁、消毒外阴，不铺洞巾。③嘱患者自行排尿，弃去前段尿，戴好手套，用无菌容器接取中段尿 30 mL，盖紧塞子，贴标签。④帮助患者穿裤，整理床单位，清理用物，标本及时送验。

（三）粪标本采集法

1.常规标本

检查粪便的性状、颜色、混合物及寄生虫卵等。

容器外贴好检验单附联并核对；向患者解释操作目的；用竹签取少量异常粪便（约 5 g，蚕豆大小）放入蜡纸盒内。如有腹泻应取脓血、黏液部分；如为水样便应盛于容器中送验。

2.隐血标本

检查粪便内肉眼不能察觉的微量血液。

准备工作见第六章饮食护理。按常规标本留取法采集。

3.寄生虫及虫卵标本

检查寄生虫、幼虫及虫卵。

容器外贴好检验单附联并核对；向患者解释目的；根据检验目的采取不同的方法，以提高阳性检出率。

（1）查寄生虫卵，应在不同部位取带血及黏液的粪便标本 5～10 g 送验。

（2）服驱虫剂后或做血吸虫孵化检查，应留取全部粪便，及时送验。

（3）查阿米巴原虫，在采集标本前用热水将便盆加温，便后连同便盆立即送验。因阿米巴原虫在低温下可失去活力而难以查到。

4.培养标本

检查粪便中的致病菌。

核对患者，解释操作目的；用无菌棉签取有黏液的粪便少许放入培养管，立即送检；患者无便意时，用无菌长棉签蘸取生理盐水，由肛门轻轻插入 6～7 cm，沿一方向边旋转边退出棉签，置于培养管中，塞紧送检。

（四）痰标本采集法

1.常规标本

采集痰标本作涂片，经特殊染色，以检查细菌、虫卵或癌细胞等（如涂片可找到革兰阳性肺炎链球菌，肺吸虫卵或癌细胞）。

容器外贴好检验单附联并核对，向患者解释操作目的；嘱患者晨起后漱口，以去除口腔中杂质，数次深呼吸后用力咳出气管深处的痰液，盛于清洁容器内送验。如找癌细胞应用 95%乙醇溶液或 10%甲醛溶液固定后送验。

2.24 h 标本

检查一天的痰量，并观察痰液的性状，协助诊断。

容器外贴好检验单附联，并注明留痰起止时间；在容器内加少量清水；向患者解释留痰目的和方法。嘱其不可将唾液、漱口液、鼻涕等混入，将 24 h（从清晨 7 时至次晨 7 时）的痰液全部吐入容器内或倒入标本瓶（无色透明的玻璃容器）内送验。

3.培养标本

检查痰液的致病菌。

容器外贴好检验单附联;核对解释;护士戴口罩,于清晨进食前收集标本,因清晨痰量较多,痰内细菌也较多。嘱患者用朵贝尔溶液漱口,再用清水漱口(避免口腔中细菌夹入),深吸气后用力咳嗽,将痰吐入无菌培养皿内,加盖送验。

昏迷患者或无法咳痰或不合作患者留取痰培养标本时,可用吸痰管,外接大号注射器抽吸,也可用吸引器吸取,在吸引器吸管中段接一特殊无菌瓶,无菌瓶两侧各有一开口小管,其中一管接吸痰管,另一管接吸引器,开动吸引器后痰液即被吸进瓶内(图10-1)。

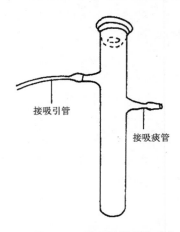

图10-1　用吸引器留取痰标本

(五)咽拭子标本采集法

从咽部及扁桃体采集分泌物作细菌培养或病毒分离。

培养管贴标签并核对,向患者解释以取得合作。点燃酒精灯,嘱患者张口,发"啊"音(必要时用压舌板),用长棉签蘸无菌生理盐水,以敏捷而轻柔的动作擦拭两侧腭弓及咽、扁桃体上分泌物。作真菌培养时,须在口腔溃疡面采取分泌物。将试管口在酒精灯火焰上消毒,然后将棉签插入试管中,塞紧送验。

(六)呕吐物标本采集法

检查呕吐物有无病理改变或检验呕吐物中有毒物质的性质。

患者呕吐时,用弯盘或痰杯接取后送验。

四、效果评价

(1)患者能理解标本采集的目的,合作良好。

(2)患者配合进行标本采集,明确注意事项。

实训项目

血标本采集法

(一)目的

1.毛细血管采血法

用于血常规检查,由于该采血方法目前均由检验人员执行,具体方法从略。

2.动脉采血法

临床上很少用。

3.静脉采血法

协助临床诊断疾病,为临床治疗提供依据。

（二）评估

（1）评估患者的一般情况。

（2）了解患者的诊断和目前治疗情况。

（3）明确患者需做的检查项目,决定采血量及是否需要特殊准备。

（4）明确需做检查项目的注意事项。

（三）计划

1.用物准备

2%碘酊、70%乙醇、无菌瓶镊、棉签、止血带、干燥注射器、标本容器（抗凝管、干燥试管或血培养皿）、检验单（标明病室、床号、姓名）、无菌手套、乙醇和火柴（采集血培养标本时用）等。

2.环境准备

整洁、宽敞、明亮。

3.患者准备

采血局部清洁,患者明确采血的目的。

4.护士准备

做好个人防护。

（四）实施

1.操作步骤流程

（1）全血标本:查对,贴好标签→洗手、携用物至床旁→核对患者,解释→选择静脉,系止血带,消毒,嘱患者握拳→戴手套按静脉穿刺法从静脉内抽出一定量的血液→松止血带,送拳,拔针用干棉签按压穿刺点 1～2 min→分离针头,将血液沿管壁注入标本容器→整理用物,送检,洗手,记录。

（2）血清标本:同全血标本,但干燥试管代替抗凝瓶。

（3）培养标本:同血清标本,以培养基代替干燥试管,另加酒精灯、火柴,用于消毒培养瓶瓶口。

2.注意事项

（1）抽血清标本需用干燥注射器、针头和干燥试管。

（2）采全血标本注意抗凝,血液注入容器后立即摇匀,避免凝固。

（3）采集血培养标本时应防止污染。

（4）如作二氧化碳结合力测定,抽取血液后应立即注入有石蜡油的抗凝试管,以防二氧化碳溢出,测定值降低。

（5）如同时需抽取不同种类的血标本,应先注入血培养瓶,再注入抗凝管,最后注入干燥试管。

（6）严禁在输液、输血的针头或皮管处取血标本,最好在对侧肢体采集。

(7)采集血标本后应将注射器活塞向后抽,以免血液凝固使注射器黏连、针头阻塞。

(8)注射器应经消毒液浸泡后,再清洁处理。最好选用一次性注射器。

(五)评价

(1)严格按照无菌操作采集标本。

(2)所采集的血标本符合检验的项目要求。

(3)患者及其家属理解操作的目的并配合。

第十一章　危重患者的抢救护理

第一节　抢救工作的组织管理及抢救设备

一、抢救工作的组织管理

（一）成立抢救小组

抢救小组一般可分为全院性和科室（病区）性抢救两种。全院性抢救一般用于大型灾难性突发事件，由院长组织实施，各科室均参与抢救工作。科室性抢救一般由科主任、护士长负责组织实施，各级医护人员必须服从指挥，在抢救过程中要态度认真，动作迅速准确，既要分工明确，又要密切配合。在医生到达前，护士应根据病情需要，予以适当、及时的紧急处理，如吸氧、吸痰、监测生命体征、止血、配血、人工呼吸、胸外心脏按压、建立静脉通道等。

（二）制订抢救方案

护士应参与抢救方案的制订，明确抢救措施与程序。抢救中责任明确，密切配合，使得危重患者及时、迅速地得到救治。

（三）制订护理计划

明确护理诊断与预期目标，确定护理措施，根据问题的轻重缓急，解决患者现存或潜在的健康问题。

（四）做好查对工作和抢救记录

各种急救药物必须经两人核对、确认后方可使用。一切抢救工作均应做好记录，要求字迹清晰、及时准确，注明执行时间，执行者签全名。

（五）医护配合、互通信息

安排护士参加医生组织的查房、会诊、病例讨论，熟悉危重患者的病情、重点监测项目及抢救过程，做到心中有数，配合恰当。

（六）抢救物品的科学管理

抢救室内应备有完善的抢救器械和药品，严格执行"五定"制度，即定数量、定点安置、定专人管理、定期消毒灭菌、定期检查维修，保证抢救时使用；抢救室内物品一律不得外借，值班护士班班交接，并做记录。护士应熟悉抢救器械的性能和使用方法，并能排除一般故障，使急救物品完好率达100％。每次抢救用物使用后应及时清理、消毒和补充，物归原处并保持整齐清洁。传染病患者，应按传染病要求进行消毒、处理，严格控制交叉感染。

（七）切实做好交接班工作

认真做好危重患者的各项护理措施的交接工作，保证抢救和护理措施的落实。

二、抢救室设备及物品管理

抢救室的设备

病区应设立抢救室,安置在护士工作站最近的单人病房。抢救室要求宽敞、整洁、安静、光线充足。

1.抢救床

以能升降的活动床为佳,另备木板一块,作为胸外心脏按压时使用。

2.抢救车

抢救车(图 11-1)内置下列物品。

(1)急救药品(表 11-1)。

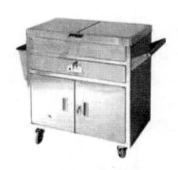

图 11-1 抢救车

表 11-1 常用急救药品

类别	药物
中枢兴奋药	尼克刹米(可拉明)、山梗菜碱(洛贝林)等
升压药	去甲肾上腺素、盐酸肾上腺素、异丙肾上腺素、间羟胺、多巴胺等
降压药	利血平、肼屈嗪、硫酸镁注射液等
强心剂	去乙酰毛花苷丙(西地兰)、毒毛花苷 K 等
抗心律失常药	利多卡因、维拉帕米(异搏定)、普鲁卡因酰胺
血管扩张剂	硝普钠、硝酸甘油、甲磺酸酚妥拉明等
止血剂	安特诺新(安络血)、止血敏、维生素 K_1、氨甲苯酸、垂体后叶素等
止痛镇静药	哌替啶(杜冷丁)、苯巴比妥(鲁米那)、氯丙嗪(冬眠灵)、吗啡等
解毒药	解磷定、阿托品、氯磷定、亚甲蓝(美蓝)、二硫基丙醇、硫代硫酸钠
抗过敏药	异丙嗪(非那根)、苯海拉明、扑尔敏、息斯敏
抗惊厥药	地西泮(安定)、阿米妥钠、苯巴比妥钠、硫喷妥钠、苯妥英钠、硫酸镁
脱水利尿剂	20%甘露醇、25%山梨醇、尿素、呋塞米(速尿)、利尿酸钠等
碱性药	5%碳酸氢钠、11.2%乳酸钠
其他	氢化可的松、地塞米松、氨茶碱、生理盐水、各种浓度的葡萄糖注射液、右旋糖酐、平衡液、10%葡萄糖酸钙、氯化钾、氯化钙、代血浆等

（2）各种无菌物品及无菌急救包：无菌急救包有气管插管包、气管切开包、静脉切开包、开胸包、导尿包、各种穿刺包、吸痰包、缝合包等。无菌物品有各种注射器及针头、输液器及输液针头、输血器、无菌手套、各种型号及用途的橡胶或硅胶导管、无菌治疗巾、无菌敷料。

（3）一般用物：治疗盘、血压计、听诊器、开口器、压舌板、舌钳、牙垫、手电筒、止血带、玻璃接头、夹板、宽胶布、砂轮、棉签、火柴、酒精灯、皮肤消毒用物、多头电源插座等。

3.抢救器械

氧气筒及给氧装置或中心供氧系统、电动吸引器或中心负压吸引装置、电除颤仪、心脏起搏器、心电监护仪、简易呼吸器、呼吸机、电动洗胃机等。

第二节　常用抢救护理技术

一、吸痰法

（一）吸痰法概念

吸痰法是利用机械吸引的方法，经口、鼻或人工气道将呼吸道分泌物吸除，以保持呼吸道通畅的一种治疗手段。临床上最常用的是中心吸引装置吸痰法和电动吸引器吸痰法。紧急状态下可用 50～100 mL 的注射器抽吸痰液，或者是口对口深吸气吸取呼吸道分泌物，以保持呼吸道通畅。

（二）吸痰的重要意义及适应范围

吸痰法适用于危重、昏迷、年老及麻醉后等患者因咳嗽无力、咳嗽反射迟钝或会厌功能不全而导致痰液不能有效咳出者，或呕吐物误入气道者；为防止患者发生吸入性肺炎、呼吸困难、发绀甚至窒息，必须及时吸出呼吸道的分泌物，保持呼吸道通畅。

（三）护理评估

（1）患者的年龄、病情、意识状态，能够配合的程度。

（2）呼吸道通畅的程度，排痰的能力。

（3）患者接受健康教育的能力。

（四）护理准备

1.护士

衣帽整洁，洗手、戴口罩。

2.用物

（1）中心吸引装置或电动吸引器，电插板。

（2）吸痰治疗盘备有盖罐2个，盛放无菌生理盐水和消毒吸痰管（吸痰管成人 12～14 号、小儿 8～12 号，可备数根），也可备一次性吸痰管，无菌纱布、无菌持物镊及其容器，弯盘，玻璃接头，棉签，盛消毒液的试管或玻璃瓶，压舌板，电筒，必要时备张口器、舌钳。

3.患者

向患者解释操作目的和方法，使之有安全感，能理解、懂得并愿意合作；患者头部转向操作者一侧,有活动义齿取下。

4.环境

病室整洁、安静、温湿度适宜、安全。

(五)护理实施

1.电动吸引器吸痰法

电动吸引器主要由马达、偏心轮、气体过滤器、压力表、安全瓶和储液瓶组成,瓶塞上有两个玻璃管,并有橡胶管相互连接(图 11-2)。电动吸引器接上电源后,马达带动偏心轮,从吸气孔吸出瓶内的空气,并由排气孔排出,这样不断地循环转动,使瓶内产生负压,将痰液吸出。

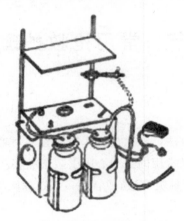

图 11-2 电动吸引器的构造

(1)操作步骤。

1)核对解释:备齐用物携至患者床边,核对患者并解释,以取得合作。

2)检查机器:接通电源,打开吸引开关,检查吸引器的性能;连接好吸痰管,并用生理盐水试吸,观察导管是否通畅,同时湿润吸痰管。

3)调节负压:吸引负压一般成人 40.0～53.3 kPa;小儿应按年龄调节,新生儿<13.3 kPa;婴幼儿 13.3～26.6 kPa;儿童<39.9 kPa。

4)抽吸痰液:将患者头转向操作者,检查口腔、鼻腔情况,昏迷患者可用压舌板或张口器帮助张口。一手折叠导管末端(与玻璃接管的连接处),以免负压吸伤黏膜;另一手用无菌镊持吸痰管头端插入口腔咽部,放松吸痰管末端反折处,将口腔咽部分泌物吸尽。如为脚踏吸引器,则先放好吸痰管再踩动吸引器开关。气管内有痰时,另换无菌吸痰管经咽部进入气管吸引。吸痰时动作要轻柔、迅速,从深部向上提拉,左右旋转,吸尽痰液。每次吸痰时间不超过 15 秒,导管退出后用生理盐水抽吸冲洗,以防导管被痰液堵塞。如自口腔吸痰有困难,可经鼻腔插管吸痰(颅底骨折有脑脊液鼻漏的患者禁用);有气管插管或气管切开者,可由插管或套管内吸痰,需严格无菌操作。吸痰过程中,随时擦净喷出的分泌物。

5)观察记录:吸痰过程中,观察患者面色及吸痰前后呼吸频率的改变,同时检查口鼻黏膜有无损伤,注意吸出物的性质、颜色、黏稠度及量等,并做好记录。

6)整理消毒:吸痰毕,关上吸引开关,取下的吸痰管按要求消毒处理,将玻璃接管插入消毒液的试管或瓶中浸泡,将储液瓶清洁消毒后备用。

（2）注意事项。

1)执行无菌操作,吸痰盘内用物每天更换1～2次,吸痰导管每次更换,加强口腔护理。

2)使用呼吸机或缺氧严重患者,吸痰前可加大氧流量,再行吸痰操作。

3)密切观察病情,当发现喉头有痰鸣音或排痰不畅时应及时抽吸。

4)插管前先吸少量无菌生理盐水,检查导管是否通畅,如痰液黏稠,可交替使用超声雾化吸入,或缓慢滴入少量的无菌生理盐水,或滴入的生理盐水中加入化痰药物(α-糜蛋白酶),使痰稀释,并辅以叩拍胸背促进痰液吸出。

5)每次抽吸时间不宜过长(不超过15秒),痰未吸尽时,间隔3～5 min再抽吸,以免影响患者的呼吸。

6)为婴幼儿吸痰时,吸痰管要细,动作要轻柔,负压不可过大,以免损伤黏膜。

7)储液瓶内的液体应及时倾倒,做好清洁消毒处理。电动吸引器连续使用时间每次不超过2h。

2.中心吸引装置吸痰法

目前各大医院均设有中心负压吸引装置,吸引管道连接至各病床单位,十分方便。使用时将吸引器后盖的两个挂孔,对准固定在墙上或壁盒上的两个挂轴,把吸引器挂牢,将吸引器插头插入吸引快速密封插座,听到"喀嚓"声时为接好。玻璃接管与吸引器导管连接按增加的方向旋动调节手轮,仪器即可接通真空管路的负压,检查吸引性能正常后即可抽吸,中心吸引装置吸痰法操作步骤与电动吸引器吸痰法相同。

（六）注射器吸痰法

一般可用50 mL或100 mL注射器连接吸痰管抽吸,以保持呼吸道通畅。注射器负压吸引力小,仅适用于家庭病床或无电动吸引条件的紧急情况。

（七）效果评价

（1）患者呼吸道的分泌物被及时吸出,缺氧症状得到改善,呼吸平稳,患者未发生呼吸道黏膜损伤。

（2）护患沟通有效,患者有安全感,愿意配合。

二、氧气吸入法

（一）氧气吸入法的概念

氧气吸入法是通过输入氧气,以提高动脉血氧分压(PaO_2)和动脉血氧饱和度(SaO_2),增加动脉血氧含量(CaO_2),纠正各种原因造成的缺氧状态,促进组织新陈代谢,维持机体生命活动的一种治疗方法。临床主要用于因呼吸系统疾病而影响肺活量者;心肺功能不全使肺部充血而致呼吸困难者;各种中毒引起的呼吸困难;昏迷患者;某些外科手术前后、大出血休克患者以及分娩时产程过长或胎心音不良等。

（二）缺氧程度的判断（表 11-2）

表 11-2　缺氧的程度

程度	发绀	呼吸困难	神志	血气分析		
				氧分压(PaO₂)(kPa)	动脉血氧饱和度(SaO₂)(%)	二氧化碳分压(PaCO₂)(kPa)
轻度	无或轻	不明显	清楚	9.3～6.7	＞80	＞6.6
中度	明显	明显	正常或烦躁	6.6～4.7	65～80	＞9.3
重度	显著	严重、三凹征明显	可有昏迷	4.6 以下	＜65	＞12.0

（三）缺氧的分类和氧疗的作用

缺氧按发病原因不同可分为以下 4 种类型。

1.低张性缺氧

由于吸入气体中氧分压过低，肺泡通气不足气体弥散障碍，静脉血分流入动脉而引起缺氧。血气分析可见 PaO_2 降低、SaO_2 下降。常见于慢性阻塞性肺部疾病、先天性心脏病等。氧疗对低张性缺氧疗效最好，临床应用最广泛。

2.血液性缺氧

由于血红蛋白数量减少或性质改变而引起的缺氧。血气分析可见 CaO_2 降低，PaO_2 一般正常。常见于严重贫血、一氧化碳中毒、高铁血红蛋白症等。通过吸入高浓度的氧或纯氧可增加血浆中溶解的氧量，从而提高向组织的供氧。

3.循环性缺氧

由于动脉血灌注不足、静脉回流障碍引起的缺氧。血气分析可见 PaO_2、SaO_2、CaO_2 正常，而动一静脉血氧含量差增加。常见于心力衰竭、休克、动脉痉挛等。对此型缺氧应加强病因治疗，给予高浓度的氧吸入。

4.组织性缺氧

由于组织细胞不能充分利用氧而导致用氧障碍性的缺氧。血气分析可见 PaO_2、SaO_2、CaO_2 正常，而静脉血氧分压、氧饱和度、氧含量明显高于正常。常见于氰化物中毒。此型缺氧可通过氧疗提高血浆和组织之间的氧分压梯度，氧向组织的弥散增加，但疗效有限。

（四）供氧装置介绍

分为氧气管道化装置（中心供氧装置）和氧气筒装置。

1.氧气管道化装置（中心供氧装置，图 11-3）

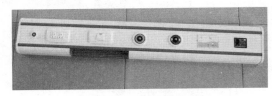

图 11-3　中心供氧装置

医院的氧气可集中由供应站供给,设管道通至各病区、门诊和急诊室。供应站设有总开关由专人进行管理,各病区用氧单位配有氧气表,通过输氧管道将氧气输给患者。

2.氧气筒装置

由氧气筒和氧气表构成。

(1)氧气筒(图 11-4):氧气筒是一柱形无缝钢筒,筒内可耐高压达 150 kg/cm²(相当于15 MPa),容积为 40 L,能容纳氧 6 000 L。在筒的顶部,有一总开关可控制氧气的放出。使用时,将总开关向逆时针方向旋转 1/4 周,即可放出足够的氧气。在氧气筒顶部的侧面,有一气门和氧气表相通,是氧气自筒中输出的途径。

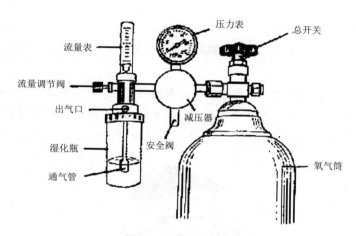

图 11-4　氧气筒装置

(2)氧气表由压力表、减压器、流量表、湿化瓶、安全阀等几部分组成。①压力表其指针可测知筒内的压力,以 kg/cm² 或 MPa 为单位。②减压器是一种弹簧自动减压装置,将来自筒内的压力减至 2～3 kg/cm²(0.2～0.3 MPa),使流量平稳,保证用氧安全。③流量表用来测量每分钟氧气的流出量。流量表内装有浮标,当氧气通过流量表时,即将浮标吹起,从浮标上端平面所指刻度,可以测知每分钟氧气的流出量,用 L/ min 表示。④湿化瓶装有湿化液(冷开水或蒸馏水),其上有橡胶管和鼻导管相连,用于湿化氧气,以免呼吸道黏膜被干燥的气体所刺激。⑤安全阀用于防止发生意外,当氧流量过大、压力过高时,安全阀的内部活塞即自行上推,使过多的氧气自保险活门周围溢出,以保证安全。

3.氧气袋(枕)

为一长方形的橡皮袋,袋的一端连接橡胶管,其上有调节器调节流量。在抢救危重患者时,如果氧气筒无法及时到位或转移患者途中,可用氧气袋(图 11-5)代替氧气装置为患者供氧。使用前先将氧气袋内充满氧气,接上湿化瓶、鼻导管或面罩,调节流量即可给氧。让患者头部枕于氧气袋上,借助重力使氧气流出。新购的氧气袋内有粉尘,充气前应反复用自来水灌洗并揉捏,直至排出的水洁净为止,以防引起吸入性肺炎,甚至窒息。

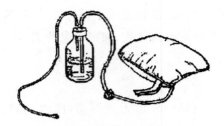

图 11-5　氧气袋（枕）

4.高压氧舱

为一圆筒形耐压舱体,舱内一般用压缩空气加压,患者在舱内采用呼吸面罩或鼻塞或鼻道管间歇吸氧。

（五）吸氧方法

吸氧的方法有鼻导管给氧法、鼻塞给氧法、漏斗吸氧法、面罩吸氧法、头罩式吸氧法等。

1.鼻导管吸氧法

是临床最传统的吸氧方法之一。将鼻导管末端连接氧气,调节氧流量,湿润鼻导管前端,测量长度(鼻尖至耳垂的 2/3),轻轻插入(图 11-6),如无呛咳,用胶布将鼻导管固定于鼻翼及面颊部,将橡胶管用安全别针固定于床单上。通过供给患者氧气,改善由缺氧引起的各种症状。

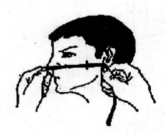

图 11-6　鼻导管插入的长度

2.鼻塞吸氧法

是将氧气胶管连接一种用塑料制成的球状物(鼻塞),直接塞入鼻前庭,有单腔[(图 11-7(a)]和双腔[图 11-7(b)]2 种鼻塞。此法刺激性小、简便,患者感觉舒适易接受,适用于长时间吸氧的患者。

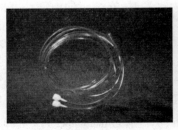
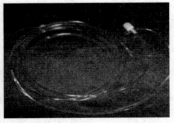

(a)单腔　　　　　　　　　　　　　(b)双腔

图 11-7　鼻塞式氧气导管

3.漏斗吸氧法

以漏斗代替鼻塞,连接橡胶管,将漏斗置于患者的口鼻部上方1～3 cm,用绷带或细棉线适当固定,以防移动。此法较简单,且无刺激性,但较浪费氧气,多用于婴幼儿或气管切开术后的患者。

4.面罩吸氧法

将面罩置于患者的口鼻部(图11-8)用松紧带固定,氧气自下端输入,呼出的气体从面罩两侧孔排出。由于口腔、双侧鼻腔都能吸入氧气,效果较好。适用于病情较重或鼻导管给氧效果不佳,氧分压明显下降者和躁动不安、张口呼吸者,但给氧时必须有足够的氧流量,氧流量为6～8 L/min。

5.头罩吸氧法

将患者的头部置于氧气头罩内,将氧气接于进孔上,可以保证头罩内一定的氧浓度、温度、湿度。此法安全、简单、有效、舒适,透明的头罩易于观察病情变化(图11-9),可根据病情需要调节罩内的氧浓度,长期给氧时不会产生氧中毒。头罩内有一层淡淡的薄雾为合适的湿度。临床多用于小儿吸氧。

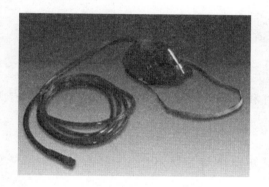

图11-8　氧气面罩

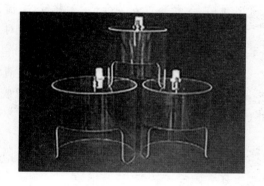

图11-9　头罩

(六)护理评估

(1)患者病情、意识、治疗、缺氧程度、鼻腔情况。

(2)供氧设备条件。

(3)患者接受健康教育的能力、心理状态、合作程度。

(七)护理准备

1.护士

衣帽整洁,洗手、戴口罩。

2.用物

氧气装置一套,湿化瓶内放湿化液。治疗盘内备鼻导管或鼻塞(酌情备面罩、漏斗、头罩或氧气袋)、盛水容器(内盛冷开水)、弯盘、橡胶管、玻璃接管、纱布、棉签、胶布、安全别针、扳手、氧气记录单和笔等。

3.患者

向患者解释操作目的和方法,使之有安全感,懂得并愿意配合,体位舒适。

4.环境

周围无烟火及易燃品,注意安全,符合"四防"。

（八）护理实施

以鼻塞吸氧为例。

1.操作步骤

（1）装氧气表。

1）氧气筒吸氧。①冲气除尘:打开氧气筒上总开关,放出少量氧气,以冲去气门上的灰尘,立即关好。②安装氧气表:将氧气表倾斜15°,用手初步拧紧旋钮,再用扳手旋紧,使氧气表直立,湿化瓶内装 1/3～1/2 满度冷开水或蒸馏水,接好湿化瓶。③接管与检查:将橡胶管一端接湿化瓶,检查氧气表下端的流量调节阀（小开关）关好后,打开总开关（大开关）,再开流量调节阀,检查是否通畅、漏气,关闭流量调节阀,推至病房备用。

2）氧气管道化吸氧（中心供氧吸氧法）。①装流量表和湿化瓶:将消毒处理过的给氧装置携至床边,右手持氧气流量表及湿化瓶,对准床旁中心供氧装置的氧气输出插座孔插入,听到"咔嚓"声即为接好。②接管及检查:将橡胶管连接在氧气湿化瓶上,打开流量表开关,检查氧气流出通畅、全套装置安装合适、无漏气,关流量开关。

（2）核对解释:将用物推至患者床旁,核对患者并做好解释工作,检查并询问患者有无鼻腔手术及外伤史。

（3）清洁鼻腔:选择一侧鼻腔,用湿棉签清洁。

（4）连接鼻塞导管:用玻璃接管连接橡胶管和鼻塞导管,确定氧气流出是否通畅、有无漏气。

（5）调节氧流量:根据病情调节氧流量。

（6）放置鼻塞:直接将鼻塞（单腔或双腔）塞入鼻前庭,双腔鼻塞管鼻塞部塞入鼻腔后,应绕过双侧耳后固定于颌下,松紧适宜。

（7）记录观察:记录患者床号、姓名、给氧时间、氧流量,护士签名。观察吸氧装置是否通畅、安全;缺氧状况是否改善;湿化瓶内定期添加湿化液;压力表指针是否接近 5 kg/cm² 。

（8）停止用氧:（患者的缺氧症状解除,或用氧间歇时）拔出鼻塞,分离鼻塞导管放入弯盘中,安置患者于舒适体位;关总开关,待压力表指针指向"0"时再关小开关（流量表）。

（9）整理记录:整理用物,分类消毒处理;洗手后记录停止用氧时间、用氧效果。

（10）卸氧气表:氧气筒内的氧气接近 5 kg/cm² ,将氧气表卸下,准备再次充氧备用。①卸下湿化瓶,用扳手旋松氧气表的螺帽,再用手旋开,将氧气表卸下。②氧气表消毒处理后放在指定的地方备用。

2.注意事项

（1）严格遵守操作规程,注意安全用氧,切实做好"四防":防震、防火、防油、防热。

（2）先调节流量然后吸氧（先调后用）;停用氧时先拔出鼻塞或给氧导管,再关闭氧气开关（先拔后关）;中途改变流量时,先将氧气和导管分离,调节好流量后再接上（先分后接）。以免一旦关错开关后大量的氧气突然冲入呼吸道而损伤肺组织。

（3）用氧过程中,观察患者缺氧症状改善情况。排除影响用氧效果的因素,按需调节流量。

（4）持续鼻导管给氧者，每日更换鼻导管 2 次以上，双侧鼻孔交替插管，并及时清除鼻腔分泌物，防止鼻导管堵塞。使用鼻塞、头罩者每天更换一次，使用面罩者 4～8 h 更换一次。

（5）氧气筒内氧气不能用尽，压力表降至 5 kg/cm²（0.5 MPa）即不可再用，及时调换氧气筒。

（6）氧气筒应有"空"或"满"标志，避免急用时搬错。

（九）效果评价

（1）患者的缺氧状态得到改善，用氧安全。

（2）护患沟通有效，患者满意。

（3）患者及其家属能说出用氧的目的、用氧期间的安全知识并能配合操作。

（十）氧疗的不良反应

1.氧中毒

吸入的氧浓度高于 50%，持续时间超过 48 h，有发生氧中毒的可能。氧中毒表现为胸骨后灼热感、持续干咳、恶心呕吐、烦躁不安、进行性呼吸困难，继续增加吸氧浓度仍不能使其动脉血氧分压上升。预防措施：避免长时间、高浓度氧疗，并且在氧疗过程中定期监测血气分析，动态观察氧疗的效果。常压下吸氧浓度为 40%，是最安全的用氧。

2.呼吸抑制

多见于低氧血症伴有二氧化碳潴留的患者。慢性缺氧者长期二氧化碳分压高，其呼吸主要依靠缺氧刺激外周化学感受器，沿神经上传至呼吸中枢，反射性地引起呼吸。若高浓度给氧，虽然缺氧得到某种程度的矫正，但缺氧对外周化学感受器的刺激减弱，反而会导致呼吸中枢抑制，二氧化碳滞留更为严重，可发生二氧化碳麻醉，甚至呼吸停止。预防措施：对缺氧和二氧化碳潴留同时并存的患者应给予低浓度、低流量持续给氧，并监测患者的 PaO_2 的变化，维持 PaO_2 在 60 mmHg（8 kPa）左右。

3.肺不张

吸入高浓度氧气后，肺泡内氮气被大量置换，一旦支气管有堵塞时，堵塞下端的所属肺泡内的氧气被肺循环血液迅速吸收，引起吸入性的肺不张。患者表现为烦躁不安、呼吸及心率加快、血压增高，甚至出现呼吸困难、发绀、昏迷。预防措施：控制吸氧浓度，鼓励患者深呼吸、多咳嗽、多翻身、经常更换体位，加强排痰。

4.晶状体后纤维组织增生

仅见于新生儿，尤其是早产儿。由于吸入氧浓度高、持续时间长所致。眼球的视网膜血管对高氧分压非常敏感，在早期出现的视网膜血管收缩尚属可逆；如持续数小时，则造成视网膜血管不可逆的阻塞、纤维化，引起晶状体后纤维组织增生，从而导致不同程度的视力丧失或失明。因此，新生儿给氧要控制氧浓度和吸氧时间。

（十一）氧气成分、氧浓度和氧流量的换算法

1.氧气成分

根据条件和患者的需要，一般医院常用 99% 氧气或 5% 的二氧化碳和纯氧混合气体。

2.吸氧浓度

掌握吸氧浓度对纠正缺氧起着重要的作用，一般认为在常压下吸入 40%～50% 的氧是安全的;低于 25% 的氧浓度,无治疗价值;高于 50% 的氧浓度,持续时间超过 48 h,则有发生氧中毒的可能。对于缺氧和二氧化碳滞留并存者,应给予低浓度、低流量持续吸氧。

3.氧浓度和氧流量的换算法

氧浓度和氧流量的关系为:

$$吸氧浓度(\%)=21+4\times 氧流量(L/min)$$

氧浓度与氧流量的对应关系可参阅表 11-3。

表 11-3 氧流量与氧浓度对照表

氧流量(L/min)	1	2	3	4	5	6	7	8	9
氧浓度(%)	25	29	33	37	41	45	49	53	57

(十二)氧气筒内氧气可供时数的计算法

1 kg/cm² 相当于 1 个大气压,1 kg/cm² ≈ 0.1 MPa,氧气筒内氧气不能用尽,应保留氧气压力在 5 kg/cm² 以上。

氧气筒内的氧气量 = 氧气筒容积(L) × 压力表指示的压力(kg/cm²)/ 1 kg/cm²

(压力表所指压力 - 5)(kg/cm²) × 氧气筒容积(L)

氧气筒内氧气可供应的时间 = 1 kg/cm² × 氧流量(L/min) × 60 min

例如:已知氧气筒容积为 40 L,压力表所指压力为 65 kg/cm²,氧气筒内应保留 5 kg/cm²,若患者用氧量为 2 L/min,试问氧气筒内氧气可供应多长时间?

$$代入上述公式为:\frac{(65-5)\times 40}{2\times 60\times 1}=\frac{2400}{120}=20(h)$$

可知:氧气筒内氧气可供应 20 h。

三、洗胃法

(一)洗胃法的概念

洗胃法是将胃管由口腔或鼻腔插入胃内,反复灌入洗胃溶液,以冲洗并排除胃内容物,减轻或避免吸收中毒的胃灌洗方法。

(二)洗胃的重要意义及适应范围

洗胃法可以迅速解毒,清除胃内毒物或刺激物,减少毒物吸收,可利用不同的灌洗液中和毒物的毒性,用于急性服毒或食物中毒的患者,一般服毒后 6 h 内洗胃效果最佳;减轻胃黏膜水肿,用于幽门梗阻的患者饭后滞留所引起的上腹胀满、不适、恶心呕吐等症状,通过胃灌洗,将胃内潴留食物洗出,减少潴留物对胃黏膜的刺激,从而消除或减轻胃黏膜水肿与炎症;也可为某些手术或检查做准备,如胃肠道手术前。

(三)常用的洗胃溶液

根据患者中毒的物质选择适当的洗胃液(表 11-4)。

表 11-4 常用的洗胃溶液

中毒药物	洗胃溶液	禁忌药物
酸性物	镁乳、蛋清水、牛奶	强酸药物
碱性物	5%醋酸、白醋、蛋清水、牛奶	强碱药物
氰化物	0.3%过氧化氢溶液引吐后,1∶15 000~1∶20 000 高锰酸钾	
敌敌畏	2%~4%碳酸氢钠、1%盐水、1∶15 000~1∶20 000 高锰酸钾	
1605、1059	2%~4%碳酸氢钠	高锰酸钾
4049(乐果)敌百虫	1%盐水或清水、1∶15 000~1∶20 000 高锰酸钾	碱性药物
DDT、666	温开水或生理盐水洗胃,50%硫酸镁导泻	油性泻药
灭鼠药(磷化锌)	1∶15 000~1∶20 000 高锰酸钾洗胃、0.1%硫酸铜洗胃、0.5%~1%硫酸铜溶液每次 10 mL,每 5~10 min 口服一次,配合用压舌板等刺激舌根引吐	鸡蛋、牛奶及其他油类食物
酚类、煤酚皂	用温开水、植物油洗胃至无酚味为止洗胃后多次服用牛奶、蛋清保护胃黏膜	
苯酚(石炭酸)	1∶15 000~1∶20 000 高锰酸钾洗胃	
巴比妥类(安眠药)	1∶15 000~1∶20 000 高锰酸钾洗胃,用硫酸钠导泻	硫酸镁导泻
重金属盐类(汞、砷、磷、铅、卤盐等)	生理盐水、2%~4%碳酸氢钠、汞中毒可用蛋白水、磷中毒可用1%硫酸铜溶液	磷中毒禁用高锰酸钾
甲醇及乙醇中毒	生理盐水、温开水、2%碳酸氢钠	

注:(1)蛋清水可黏附于黏膜或创面上,起到保护作用,并可减轻疼痛。

(2)氧化剂能将化学性毒物氧化,改变其性能,从而减轻或去除其毒性。

(3)1605、1059、乐果(4049)等禁用高锰酸钾洗胃,因其能氧化成毒性更强的物质。

(4)敌百虫遇碱性药物可分解出毒性更强的敌敌畏,其分解随碱性的增加和温度的升高而加速。

(5)硫酸镁对心血管和神经系统有抑致作用,可加重巴比妥类的中毒。

(6)硫酸铜可使磷化锌成为无毒的磷化铜沉淀,阻止吸收,并促进其排出体外。磷化锌易溶于油类,应禁用脂肪类食物,以免促进磷的溶解吸收。

(7)3%过氧化氢溶液 10 mL 加入 100 mL 的水中即配成 0.3%过氧化氢溶液。

(四)洗胃方法

1.口服催吐法

是将大量溶液饮入,通过刺激舌根诱发呕吐,达到排除胃内容物的目的,适用于清醒合作者。

2.自动洗胃机洗胃法

自动洗胃机(图 11-10)是利用电磁泵作为动力源,通过自控电路的控制(正压冲洗和负压吸引),使电磁泵自动转换动作,分别完成向胃内冲洗药液和吸出胃内容物的过程。能自动、迅速、彻底地清除胃内毒物,适用于抢救急性中毒的患者。

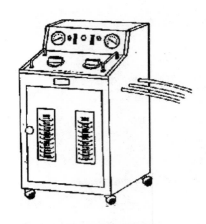

图 11-10　自动洗胃机

3.漏斗胃管洗胃法

是利用虹吸原理,将洗胃溶液灌入胃内后再吸出,以达到冲洗并吸出胃内容物的目的(图 11-11)。适用于基层医疗单位或缺乏电源时需洗胃的患者。

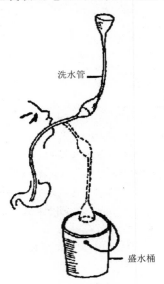

洗水管

盛水桶

图 11-11　漏斗胃管洗胃法

(五)护理评估

(1)患者的意识状态、生命体征、瞳孔变化。

(2)中毒药物的性质、量、中毒时间、途径等,是否已采取措施(催吐),有无洗胃禁忌证,有无义齿,口鼻黏膜及口中异味情况等。

(3)患者的心理状态、配合程度及环境情况等。

(六)护理准备

1.护士

衣帽整洁,洗手、戴口罩,必要时戴手套。

2.患者

向患者解释操作目的和程序,以利配合;协助取合适体位;有活动义齿应取出。

3.环境

设置抢救环境,安静、整洁,必要时遮挡患者以保护患者自尊。

4.用物

根据病情及所处条件准备用物。

(1)口服催吐法。①治疗盘内置:量杯、压舌板、水温计、弯盘、塑料围裙或橡胶单(防水布)。②洗胃溶液:根据毒物性质准备拮抗性洗胃溶液,毒物性质不明时,可用温开水或1‰盐水,量10 000~20 000 mL,温度25~38 ℃。③水桶2只(一盛洗胃液,一盛污水)。④必要时备洗漱用物(取自患者处)。

(2)胃管洗胃法。①治疗盘内置:无菌洗胃包(内有胃管、镊子、纱布)、塑料围裙或橡胶单和治疗巾、棉签、弯盘、胶布、水温计、液体石蜡、量杯,必要时备无菌压舌板、张口器、牙垫、舌钳放于治疗碗内,检验标本容器或试管、毛巾。②洗胃溶液及水桶(同口服催吐法)。③漏斗胃管洗胃法另备漏斗洗胃管。④洗胃机洗胃法另备全自动洗胃机。

(七)护理实施

1.操作步骤

(1)核对解释:备齐用物,携至床旁,核对患者,解释目的和程序。

(2)安置体位:协助患者围好塑料围裙或铺好橡胶单及治疗巾,弯盘放于口角边,污水桶置座位前或床旁。口服催吐者取坐位;胃管洗胃取坐位或卧位,中毒较重者取左侧卧位,因左侧卧位可减慢胃排空,延缓毒物进入十二指肠的速度;昏迷者取平卧位,头偏向一侧并用压舌板、开口器撑开口腔,置牙垫与上下磨牙之间。

(3)冲洗胃腔。

1)口服催吐法。①嘱患者一次饮入300~500 mL洗胃液,然后引吐,必要时可用压舌板压其舌根催吐。②反复进行,直至吐出的液体澄清无味为止。③协助患者漱口、擦脸,必要时更换衣裤,卧床休息,遵医嘱进行相关治疗。④整理用物,做好记录。

2)自动洗胃机洗胃法。①接电检查:接通电源,检查全自动洗胃机性能。②插置胃管:润滑胃管前段、插管,证实胃管在胃内后固定。③正确接管:将已配好的洗胃液倒入水桶内,将三根橡胶管分别与机器的药管(进液管)、胃管、污水管(出液管)相连;将药管的另一端放入洗胃溶液桶内(管口必须在液面以下),污水管的另一端放入空水桶内,机器上的胃管端与患者胃管相连;调节药量流速,每次进液量为300~500 mL。④先吸后洗:按"手吸"键,吸出胃内容物,当毒物不明时,应将吸出物留取送检。再按"自动"键,机器即开始对胃进行自动冲洗。冲洗时"冲"灯亮,吸引时"吸"灯亮。⑤观察处理:洗胃过程中,若发现有食物堵塞管道,水流减慢、不流或发生故障时可交替按"手冲"和"手吸"键,重复冲吸数次,管路通畅后,再按"手吸"键,将胃内残留液体吸出后,按"自动"键,恢复自动洗胃,直至洗出液澄清无味为止。待冲洗干净后,按"停机"键,机器停止工作。

3)漏斗胃管洗胃法。①插置胃管:石腊油润滑胃管前段,由鼻腔或口腔插入约45~55 cm,证实胃管在胃内后,胶布固定。②抽吸与引流:置漏斗低于胃部水平位置,挤压橡胶球,抽尽胃内容物。③灌入洗胃液:举漏斗高过头部30~50 cm,将洗胃液缓缓倒入漏斗内

300~500 mL,当漏斗内尚余少量溶液时,速将漏斗降低至胃部位置以下,并倒向污水桶内。④反复灌洗:如此反复灌洗直至洗出液澄清无味为止。每次灌入量和洗出量应基本相等,否则易致胃潴留。

(4)观察处理:洗胃过程中,应随时观察洗出液的性质、颜色、气味、量及患者面色、脉搏、呼吸和血压的变化,注意有无洗胃并发症的发生。洗胃可能发生的并发症有:急性胃扩张、胃穿孔、大量低渗液洗胃致水中毒、水电解质紊乱、酸碱平衡失调、昏迷患者误吸或过量胃内液体返流致窒息、迷走神经兴奋致反射性心脏骤停。洗胃并发症征象:患者感到腹痛,吸出血性液体或出现休克现象等,发现上述现象应立即停止洗胃,与医生联系,共同采取相应的急救措施。

(5)结束工作:洗胃完毕,反折胃管,拔出;协助患者漱口、洗脸。必要时更衣,嘱患者卧床休息,遵医嘱进行相关治疗。

(6)整理记录:整理床单位,清理用物;记录患者的床号、姓名;灌洗液名称、液量;洗出液的颜色、气味、性质、液量;患者的反应。

2.注意事项

(1)急性中毒患者应迅速采取口服催吐法,必要时进行插胃管洗胃。

(2)根据毒物性质选用洗胃溶液;中毒物质不明的患者在洗胃前须留取毒物标本进行检验,洗胃溶液可选用温开水或1‰盐水。

(3)误服强酸或强碱等腐蚀性药物时,禁忌洗胃,以免造成胃穿孔。可迅速给予牛奶、豆浆、米汤、蛋清水等保护胃黏膜。

(4)患有消化性溃疡、食管梗阻、食管静脉曲张、胃癌等疾病者一般不洗胃。昏迷者谨慎洗胃,必要时去枕平卧,头偏向一侧。

(5)洗胃液一次灌入量300~500 mL为宜。灌入量与吸出量应平衡,以防胃内压上升致急性胃扩张及毒物快速排出肠道,增加毒物吸收量,或因胃扩张刺激迷走神经兴奋,引起反射性心脏骤停。

(6)幽门梗阻患者洗胃宜在饭后4~6 h或空腹时进行,洗毕需记录胃内潴留量,胃内潴留量＝洗出量－灌入量,以了解梗阻情况。

(7)洗胃过程中密切观察患者的呼吸、脉搏、血压,抽出液的性质及有无腹痛的情况。有异常时及时通知医生处理。

(八)效果评价

(1)患者的胃内毒物被洗出或中和,中毒症状改善。

(2)患者胃内清洁,可进行胃部检查或手术。

(3)患者胃黏膜水肿减轻,幽门梗阻症状缓解。

(4)护患沟通有效,患者及其家属能理解洗胃的必要性,能有效地配合洗胃。

(5)患者安全,未发生洗胃并发症。

四、危重患者的支持性护理

危重患者病情重而复杂、变化快,随时可能发生生命危险,护士应全面、仔细、缜密地观察病情,判断疾病转归。危重患者身体极度衰弱,抵抗力低,治疗措施多,易引起合并症。护士不仅要注重科技含量高的护理,也应加强基础护理,预防并发症的发生,促进患者早日康复。

(一)危重患者常见的护理问题

危重患者面临的主要健康问题是生理需要不能得到及时的满足。

1.与呼吸有关的护理问题

(1)误吸的危险。常见的原因有咳嗽及吞咽反射减弱或消失等。

(2)清理呼吸道无效。常见的原因有中枢神经系统功能紊乱,致其咳嗽及吞咽反射减弱等。

(3)气体交换受损。常见的原因有呼吸中枢功能紊乱等。

2.与生理交换有关的护理问题

(1)营养失调(消瘦)。常见原因为患者进食少,机体分解代谢增强等。

(2)尿潴留。常见的原因有膀胱逼尿肌无力,缺乏隐蔽环境等。

(3)完全性尿失禁。常见的原因有意识障碍等。

(4)便秘。常见的原因有长期卧床,活动减少,肠蠕动减慢等。

(5)排便失禁。常见的原因有意识障碍、肛门括约肌失控等。

3.与安全有关的护理问题

(1)受伤的危险。常见的原因有意识障碍等。

(2)皮肤完整性受损的危险。常见原因有长期卧床不能翻身、营养不良等。

4.与活动有关的护理问题

(1)自理缺陷。常见的原因有患者体力及耐力下降、意识障碍等。

(2)废用综合征的危险。常见的原因有长期卧床、不能运动等。

5.与感觉有关的护理问题

如焦虑,常见的原因是面临疾病威胁。

(二)危重患者的支持性护理

1.密切观察病情变化

病情监测对抢救危重患者的生命十分重要,它能及时发现异常情况,为准确有效地抢救患者生命提供重要依据。护士须密切观察患者的生命体征、意识、瞳孔及其他情况,随时了解心、肺、脑、肝、肾等重要脏器的功能及治疗反应与效果,及时、正确地采取有效的救治措施。

2.保持呼吸道通畅

清醒患者应鼓励其定时做深呼吸或轻拍背部,以助分泌物咳出;昏迷患者常因咳嗽、吞咽反射减弱或消失,呼吸道分泌物及唾液等积聚喉头,而引起呼吸困难甚至窒息,故应使患者头偏向一侧,及时吸痰与清理呕吐物,保持呼吸道通畅;人工气道者,可每日反复多次进行叩背、气道雾化、吸痰,以改善通气状况。通过深呼吸咳嗽训练、肺部物理治疗、吸痰等措施,预防分泌物淤积、坠积性肺炎及肺不张等。

3.补充营养及水分

危重患者机体分解代谢增强、消耗大,对营养物质的需要量增加,而患者多因胃纳不佳,消化功能减退而摄入不足。为保证患者有足够营养和水分,维持体液平衡,护士应设法增进患者的食欲,协助自理缺陷的患者进食;对不能进食者,可采用鼻饲或胃肠外营养(PN 或 TPN)。对大量引流或额外体液丧失等水分丢失较多的患者,应用相应途径补充足够的水分。

4.确保患者安全

对躁动和意识障碍(谵妄或昏迷)的患者,要加强安全护理,合理使用保护具,防止意外发生。牙关紧闭、抽搐的患者,可用牙垫、开口器等,防止舌咬伤;室内光线宜暗,工作人员动作要轻,避免因外界刺激而引起抽搐;药物治疗过程中,应准确执行医嘱,确保患者的药疗安全。

5.重视五官及皮肤护理

危重患者眼、口、鼻腔经常存有分泌物,应经常用湿棉球或纱布擦拭,保持清洁。对眼睑不能自行闭合者应注意眼睛护理,可涂眼药膏或覆盖油性纱布,以防角膜溃疡和结膜炎。加强口腔护理,增进患者食欲,对不能经口腔进食者,更应做好口腔护理,防止发生口腔炎症、口腔溃疡、腮腺炎、中耳炎、口臭等。危重患者由于长期卧床、大小便失禁、大量出汗、营养不良等因素,有发生皮肤完整性受损的危险,故应加强皮肤护理,注意交接班,防止皮肤发生感染。

6.做好排泄护理

危重患者自理能力差,应协助患者大小便。如发生尿潴留,可采用诱导排尿的方法,以减轻患者的痛苦,必要时导尿;如留置尿管者,应执行留置尿管护理常规,保持通畅,防止泌尿系感染的发生。便秘者可给予缓泻药物或行灌肠。有大小便失禁者应注意清洗会阴部,保持局部皮肤清洁、干燥,防止压疮的发生。

7.做好肢体关节护理

病情平稳时,应尽早进行被动肢体运动,2~3次/日;方法是将肢体进行伸屈、内收、外展、内旋、外旋等,同时作按摩。其目的是促进血液循环,增加肌肉张力,帮助恢复功能,预防肌腱、韧带退化、肌肉萎缩、关节僵直、静脉血栓形成和足下垂等不良反应的发生。

8.加强引流管护理

危重患者可带有多种导管,应注意妥善固定、安全放置;防止扭曲、受压、堵塞、脱落,保持其通畅,发挥其应有的作用;定期更换与消毒引流管及引流瓶,严格执行无菌操作技术,防止逆行感染。

9.注重心理护理

危重患者常常表现出各种各样的心理问题,如突发的意外事件或急性病患者表现恐惧、焦虑、悲伤、过分敏感等。因此,在抢救危重患者生命的同时,护士还须努力做好心理护理,以配合治疗。

实训项目
一、吸痰法
1.目的

清除呼吸道分泌物,保持呼吸道通畅,预防并发症发生。

2.评估

(1)患者的年龄、病情、意识状态,能够配合的程度。

(2)呼吸道通畅的程度,排痰的能力。

(3)患者接受健康教育的能力。

3.计划

(1)护士准备:衣帽整洁,洗手、戴口罩。

(2)用物准备。

1)吸痰装置:中心吸引装置或电动吸引器,电插板。

2)吸痰治疗盘备有盖罐2个,盛放无菌生理盐水和消毒吸痰管(吸痰管成人12~14号、小儿8~12号,可备数根),也可备一次性吸痰管,无菌纱布、无菌持物镊及其容器,弯盘,玻璃接头,棉签,盛消毒液的试管或玻璃瓶,压舌板,电筒,必要时备张口器、舌钳。

（3）患者准备:向患者解释操作目的和方法,使之有安全感,能理解、懂得并愿意合作。患者头部转向操作者一侧,有活动义齿取下。

（4）环境准备:病室整洁、安静、温湿度适宜、安全。

4.实施

（1）操作步骤流程:备齐用物携至床边→核对解释→接通电源→打开吸引开关→检查吸引器性能→连接好吸痰管→并用生理盐水试吸→湿润吸痰管→调节负压→抽吸痰液→观察记录→整理消毒。

（2）注意事项。

1）严格执行无菌操作:吸痰盘内用物每天更换 1～2 次,吸痰导管每次更换,加强口腔护理。

2）密切观察病情:观察气道是否通畅,患者的面色、呼吸、心率、血压,吸出痰液的色、质、量等并记录。

3）选择粗细适宜的吸痰管:吸痰管不宜过粗,特别是小儿吸痰时。

4）插管时不可用负压,吸痰动作要轻柔,避免损伤呼吸道黏膜。

5）每次抽吸时间不宜过长(不超过 15 秒),痰未吸尽时,间隔 3～5 min 再抽吸,以免影响患者的呼吸;吸痰前后可增加氧气的吸入,以免造成缺氧。

6）痰液黏稠时,可配合叩击、雾化吸入等方法稀释痰液。

5.评价

（1）患者愿意配合,有安全感。

（2）患者呼吸道痰液及时吸出,气道通畅,呼吸功能改善。

（3）呼吸道黏膜未发生机械性损伤。

二、氧气吸入法

1.目的

纠正各种原因造成的缺氧状态,促进组织新陈代谢,维持机体生命活动。

2.评估

（1）患者病情、意识、治疗、缺氧程度、鼻腔情况。

（2）供氧设备条件。

（3）患者接受健康教育的能力、心理状态、合作程度。

3.计划

（1）护士准备:衣帽整洁,洗手、戴口罩。

（2）用物准备:氧气装置一套,湿化瓶内放湿化液。治疗盘内备鼻导管或鼻塞(酌情备面罩、漏斗、头罩或氧气袋)、盛水容器(内盛冷开水)、弯盘、橡胶管、玻璃接管、纱布、棉签、胶布、安全别针、扳手、氧气记录单和笔等。

（3）患者准备:向患者解释操作目的和方法,使之有安全感,懂得并愿意配合,体位舒适。

（4）环境准备:周围无烟火及易燃品,注意安全,符合"四防"。

4.实施

以鼻塞吸氧。

(1)操作步骤流程:装氧气表→核对解释→清洁鼻腔→连接鼻塞导管→调节氧流量→放置鼻塞→记录观察→停止用氧→整理记录→卸氧气表。

(2)注意事项。

1)严格遵守操作规程,注意安全用氧,切实做好"四防":防震、防火、防油、防热。

2)先调节流量然后吸氧(先调后用);停用氧时先拔出鼻塞或给氧导管,再关闭氧气开关(先拔后关);中途改变流量时,先将氧气和导管分离,调节好流量后再接上(先分后接)。以免一旦关错开关后大量的氧气突然冲入呼吸道而损伤肺组织。

3)用氧过程中,观察患者缺氧症状改善情况。排除影响用氧效果的因素,按需调节流量。

4)持续鼻导管给氧者,每日更换鼻导管 2 次以上,双侧鼻孔交替插管,并及时清除鼻腔分泌物,防止鼻导管堵塞。使用鼻塞、头罩者每天更换一次,使用面罩者 4～8 h 更换一次。

5)氧气筒内氧气不能用尽,压力表降至 5 kg/cm² (0.5 MPa)即不可再用,及时调换氧气筒。

6)氧气筒应有"空"或"满"标志,避免急用时搬错。

5.评价

(1)患者的缺氧状态得到改善,用氧安全。

(2)护患沟通有效,患者满意。

(3)患者及其家属能说出用氧的目的、用氧期间的安全知识并能配合操作。

三、洗胃法

1.目的

(1)迅速清除胃内毒物,阻止毒物进一步吸收。

(2)为某些手术或检查作准备。

2.评估

(1)患者的意识状态、生命体征、瞳孔变化。

(2)中毒药物的性质、量、中毒时间、途径等,是否已采取措施(催吐),有无洗胃禁忌证,有无义齿,口鼻黏膜及口中异味情况等。

(3)患者的心理状态、配合程度及环境情况等。

3.计划

(1)护士准备:衣帽整洁,洗手、戴口罩,必要时戴手套。

(2)患者准备:向患者解释操作目的和程序,以利配合;协助取合适体位;有活动义齿应取出。

(3)环境准备:设置抢救环境,安静、整洁,必要时遮挡患者以保护患者自尊。

(4)用物准备:根据病情及所处条件准备用物。

口服催吐法:①治疗盘内置量杯、压舌板、水温计、弯盘、塑料围裙或橡胶单(防水布)。②洗胃溶液:根据毒物性质准备拮抗性洗胃溶液,毒物性质不明时,可用温开水或 1%盐水,量 10 000～20 000 mL,温度 25～38 ℃。③水桶 2 只(一盛洗胃液,一盛污水)。④必要时备洗漱用物(取自患者处)。

胃管洗胃法:①治疗盘内置无菌洗胃包(内有胃管、镊子、纱布)、塑料围裙或橡胶单和治疗巾、棉签、弯盘、胶布、水温计、液体石蜡、量杯,必要时备无菌压舌板、张口器、牙垫、舌钳放于治疗碗内,检验标本容器或试管。毛巾。②洗胃溶液及水桶(同口服催吐法)。③漏斗胃管洗胃法另备漏斗洗胃管。④洗胃机洗胃法另备全自动洗胃机。

4.实施

(1)操作步骤流程:核对解释→安置体位→冲洗胃腔

1)口服催吐法:嘱患者一次饮入 300～500 mL 洗胃液→引吐→反复进行→吐出的液体澄清无味→协助患者漱口、擦脸→整理用物→做好记录。

2)自动洗胃机洗胃法:接电检查→插置胃管→正确接管→先吸后洗→观察处理。

3)漏斗胃管洗胃法:插置胃管→抽吸与引流→灌入洗胃液→反复灌洗。

观察处理→结束工作→整理记录。

(2)注意事项。

1)急性中毒患者应迅速采取口服催吐法,必要时进行插胃管洗胃。

2)根据毒物性质选用洗胃溶液;中毒物质不明的患者在洗胃前须留取毒物标本进行检验,洗胃溶液可选用温开水或 1% 盐水。

3)误服强酸或强碱等腐蚀性药物时,禁忌洗胃,以免造成胃穿孔。可迅速给予牛奶、豆浆、米汤、蛋清水等保护胃黏膜。

4)患有消化性溃疡、食管梗阻、食管静脉曲张、胃癌等疾病者一般不洗胃。昏迷者谨慎洗胃,必要时去枕平卧,头偏向一侧。

5)洗胃液一次灌入量 300～500 mL 为宜。灌入量与吸出量应平衡,以防胃内压上升致急性胃扩张及毒物快速排出肠道,增加毒物吸收量,或因胃扩张刺激迷走神经兴奋,引起反射性心脏骤停。

6)幽门梗阻患者洗胃宜在饭后 4～6 h 或空腹时进行,洗毕需记录胃内潴留量,胃内潴留量＝洗出量－灌入量,以了解梗阻情况。

7)洗胃过程中密切观察患者的呼吸、脉搏、血压,抽出液的性质及有无腹痛的情况。有异常时及时通知医生处理。

5.评价

(1)患者的胃内毒物被洗出或中和,中毒症状改善。

(2)患者胃内清洁,可进行胃部检查或手术。

(3)患者胃黏膜水肿减轻,幽门梗阻症状缓解。

(4)护患沟通有效,患者及其家属能理解洗胃的必要性,能有效地配合洗胃。

(5)患者安全,未发生洗胃并发症。

第十二章　临终护理

生老病死是人生发展的客观规律,尽管科学技术的发展可以延长人的生命,但是任何人都无法避免死亡。让患者宁静、安详、舒适地面对死亡,并尽可能减轻临终前身体和心理上的创痛,提高临终患者生活质量,是护士应尽的职责。因此护士必须建立正确的死亡观,学习、运用临终护理的知识与技术,针对患者及其家属不同的死亡态度,在精神上给予相应的心理支持,并按照临终患者不同的生理、心理变化提供最佳的护理措施;在患者死亡之后给予及时、妥善的尸体料理,维护人的尊严。同时,对临终患者的家属给予安慰和指导,使其早日从悲伤中得以解脱。

第一节　临终关怀

一、临终关怀的概念

临终关怀,又称善终服务,是向临终患者及其家属提供一种全面的医疗与护理照料,它涵盖了所有生理、心理、社会文化、精神的需要,一直持续到丧亲悲伤阶段,使临终患者的生命得到尊重,症状得到控制,生命质量得到提高,家属的身心健康得到维护和增强,使患者在临终时能够无痛苦、安宁、舒适地走完人生的最后旅程。因此,临终关怀不仅是一个服务的理念,是一种为濒死的患者及其家属提供全方位、立体化的社会卫生服务;而且是一门顺应临终患者的生理、心理发展,而提供全面照料,减轻患者家属精神压力为研究对象的新兴学科。

临终关怀主要是以安宁护理、缓和医学的方法来实现,指的是人生终末期的医疗保健服务和社会服务;它不以治愈为目的,而以减轻患者痛苦、提高临终患者的生命质量为宗旨;它是生命全优一体化工程不可缺少的主要内容。临终关怀把医学对人类所承担的人道主义体现得更加完美。

二、临终关怀的兴起和发展

古代的临终关怀,在西方可以追溯到中世纪西欧的修道院和济贫院,是为危重病濒死的朝圣者、旅游者提供照料的场所,使其得到最后的安宁。在中国可以追溯到两千多年前的春秋战国时期,人们对年老者、濒死者的关怀和照顾。现代临终关怀(20 世纪 60 年代)创始人为桑得斯博士（D．C．Saunders）。1967 年桑得斯博士在英国创办了世界上第一所"圣克里斯多弗临终关怀院",被誉为"点燃了世界临终关怀运动的灯塔"。从此以后,美国、法国、日本、加拿大、荷兰、瑞典、挪威、以色列等 60 多个国家相继出现临终关怀服务。

1988 年 7 月我国天津医学院在美籍华人黄天中博士的资助下,成立了中国第一个临终关怀研究中心,同年 10 月上海诞生了中国第一家临终关怀医院——南汇护理院。这些都标志着我国已跻身于世界临终关怀研究与实践的行列。此后,河北、沈阳、北京、南京、西安等省市都相继开展临终关怀服务,建立临终关怀机构。临终关怀是一项利国利民的社会工程。

三、临终关怀的内容

（一）临终关怀的组织形式

1.临终关怀专门机构

具有医疗、护理设备，一定的娱乐设施，家庭化的危重病房设置，提供适合临终关怀的陪伴制度，配备一定的专业人员，提供临终患者服务，如上海南汇护理院。

2.综合性医院内附设临终关怀病房

利用医院内现有的物质资源，提供临终患者医疗、护理、生活照料，避免临终患者及其家属产生被遗弃的不良感觉。

3.居家照料

医护人员根据临终患者的病情，每日或每周数次探视，提供临终照料。居家照料对患者来说，在生命的最后一刻能感受到家人的关心和体贴，减轻其生理和心理的痛苦；对家属来说，能尽最后一份孝心。使逝者死而无憾，生者问心无愧。

（二）临终关怀的内容

临终关怀作为一门新兴的独立学科，以临终患者为特定对象，探讨和研究临终患者及其家属的需求以及如何为他们提供全面护理的实践规律。其研究内容包括：①创造良好的生活环境，满足临终患者生理、心理及社会的需要。②针对临终患者的病痛及各种症状，给予专业化的姑息治疗和身心全面照顾。③帮助患者维持正常的生活方式。④对临终患者家属进行心理指导和支持。⑤患者死亡后认真做好尸体料理。⑥对丧亲者提供心理安慰与支持。

四、临终关怀的基本原则

（一）护理照顾为主

患者在临终阶段，医务人员的主要任务不是治愈疾病、延长生命，而是控制症状，减轻痛苦，消除焦虑和恐惧。临终患者多有循环和呼吸衰竭，或同时伴有多脏器功能衰竭、免疫力降低。对于这些患者，已经从过去以治疗为主的观点，转向以照顾为主的观点，提供姑息性治疗，注重舒适护理，使患者在生理、心理、社会、灵性上达到最愉快的状态，或缩短、降低不愉快的时间和程度。护士应为患者勤翻身、拍背，认真做好生活护理，预防压疮、肺炎等并发症。

（二）注重心理支持

心理护理是临终关怀的重要内容，贯穿于临终护理的全过程。临终患者的心理状态极其复杂，护士要谅解和宽容患者，真诚相待，帮助患者建立起新的心理平衡，减少悲痛，使患者以充分的心理准备配合治疗，珍惜与亲人共同拥有的临终时光。向患者提供良好的临终心理护理，使患者能在生前最后一次看到自己的价值和意义，正确看待生与死，坦然地接受死亡。临终护理的效果与患者家属的积极配合是分不开的，注重对家属的心理支持，可使他们保持正常的心态，在患者临终阶段的心理和精神方面起到别人所不能替代的作用。

（三）提高生命质量

临终关怀不以延长生存时间为重，而以丰富患者有限生命、提高其临终阶段生命质量为宗旨，给临终患者提供一个安适、有意义、有尊严、有希望的生活。让患者在有限的时间里，能有清醒的头脑，在可控制的病痛中，接受关怀，享受人生的余晖。临终关怀重视患者生命的质量，充分显示了人类对生命的热爱。

(四)尊重生命尊严

尽管死亡是生命发展的必然过程,但临终患者仍有生活的权利和个人的尊严。临终关怀强调尊重生命的原则,医务人员应注意保持和维护临终患者的权利和尊严,尊重患者的人格和求生欲望,尽量满足他们的合理需求。在临终照料中应允许患者保留原有的生活方式,尊重患者的隐私权利,让患者参与医护方案的制订,使患者获得感情上的抚慰和心理上的舒适。

第二节　临终患者的身心护理

一、临终患者的生理变化及护理

(一)临终患者的生理变化

1.呼吸系统改变

表现为呼吸功能减退,呼吸频率由快变慢,呼吸深度由深变浅,出现鼻翼呼吸、潮式呼吸、张口呼吸等,最终呼吸停止。由于分泌物在支气管内潴留,出现痰鸣音及鼾声呼吸。

2.循环系统改变

表现为循环功能减退,皮肤苍白、湿冷、大量出汗,四肢发绀、斑点,脉搏快而弱、不规则或测不出,血压降低或测不出,心尖搏动常最后消失。

3.消化系统改变

表现为胃肠道蠕动逐渐减弱,恶心、呕吐、食欲不振、腹胀、便秘、脱水,口干。

4.泌尿系统改变

因肌张力改变表现为大小便失禁、便秘或尿潴留等症状。

5.肌肉张力改变

肌肉张力丧失,吞咽困难,大小便失禁,无法维持良好舒适的功能体位,肢体软弱无力,不能进行自主躯体活动,脸部外观改变呈希氏面容（面肌消瘦、面部呈铅灰色、眼眶凹陷、双眼半睁半滞、下颌下垂、嘴微张）。

6.感知觉、意识改变

表现为视觉逐渐减退,由视觉模糊发展到只有光感,最后视力消失。眼睑干燥,分泌物增多。听觉常是人体最后消失的一个感觉。意识改变可表现为嗜睡、意识模糊、昏睡、昏迷等。若有疼痛,可表现为烦躁不安,血压及心率改变,呼吸变快或减慢,瞳孔放大,不寻常的姿势、疼痛面容。

(二)临终患者的护理措施

1.控制疼痛

观察疼痛的性质、部位、程度及持续时间,帮助患者选择减轻疼痛的最有效方法。某些非药物控制方法有一定的镇痛效果,如松弛术、音乐疗法、催眠意象疗法、外周神经阻断术、针灸疗法、生物反馈法等。若患者选择药物止痛,可采用 WHO 推荐的"三阶梯"疗法控制疼痛。注意观察用药后的反应,把握好用药的阶段,选择恰当的剂量和给药方式,达到控制疼痛的目的。护士采用同情、安慰、鼓励的方法与患者交谈沟通,稳定患者情绪,引导其注意力转移从而减轻疼痛。

2.改善营养状况

主动向患者及其家属解释恶心、呕吐的原因,以减少焦虑,取得心理支持。注意食物的色、香、味,少量多餐,以减轻恶心,增进食欲。给予流质或半流质饮食,便于患者吞咽。加强监测,观察患者电解质指标及营养状况。必要时采用鼻饲法或完全胃肠外营养(TPN),保证患者营养供给。

3.改善循环与呼吸功能

密切观察体温、脉搏、呼吸、血压、皮肤色泽和温度,患者四肢冰冷不适时,应加强保暖,必要时给予热水袋。呼吸困难者可给予氧气吸入,纠正缺氧状态,改善呼吸功能;病情允许时可采用半卧位或抬高头、肩部,扩大胸腔容量,减少回心血量,改善呼吸困难。意识不清者,采用仰卧位头偏向一侧或侧卧位,防止呼吸道分泌物误入气管引起窒息或肺部并发症,必要时使用吸引器吸出痰液,保持呼吸道通畅。

4.提高患者的舒适度

保持室内空气新鲜,定时通风换气;保持口腔清洁卫生,晨起、餐后、睡前协助患者漱口;口唇干裂者可涂石蜡油;有溃疡或真菌感染者酌情涂药;保持皮肤清洁、干燥,维持舒适的体位,定时翻身,避免某一部位长期受压;床单位保持清洁、干燥、平整;大小便失禁者,注意会阴、肛门附近皮肤的清洁、干燥,必要时留置导尿管;大量出汗时,应及时擦洗干净并更换衣裤,增进舒适,防止压疮发生。

5.减轻感知觉改变的影响

环境安静、空气新鲜、通风良好,有一定的保暖设施、适当的照明,避免临终患者视觉模糊产生恐惧心理,增加安全感。及时用湿纱布拭去眼部分泌物,如患者眼睑不能闭合,可涂金霉素、红霉素眼膏或覆盖凡士林纱布,以保护角膜,防止角膜干燥发生溃疡或结膜炎。护士应避免在患者周围窃窃私语,以免增加患者的焦虑。可采用触摸患者的非语言交流方式,配合柔软温和的语调、清晰的语言交谈,使临终者感受到即使在生命的最后时刻,也并不孤独。

二、临终患者的心理变化及护理

(一)临终患者的心理变化

当一个个体接近死亡时,其心理反应是十分复杂的。心理学家罗斯博士(Dr.Elisabeth-Kubler—Ross)观察了 400 位临终患者,提出临终患者通常经历 5 个心理反应阶段,即否认期、愤怒期、协议期、忧郁期、接受期。

1.否认期

患者得知自己病重将面临死亡,其心理反应是"不,这不会是我,可能弄错了"以此极力否认、拒绝接受事实,他们怀着侥幸心理四处求医,希望是误诊。这些反应是一种防卫机制,它可减少不良信息对患者的刺激,以使患者躲避现实的压迫感,有较多的时间来调整自己,面对死亡。这段时间的长短因人而异,大部分患者能很快停止否认,而有些人甚至会持续地否认直至死亡。

2.愤怒期

当否认无法再持续下去时,患者常表现为生气与易激怒,产生"为什么是我,这不公平啊!"

的心理,往往将愤怒的情绪向医护人员、朋友、家属等接近他的人发泄,或对医院的制度、治疗等方面表示不满,以弥补内心的不平。

3.协议期

患者愤怒的心理消失,接受临终的事实。患者为了尽量延长生命,作出许多承诺作为交换条件,出现"请让我好起来,我一定……"的心理。此期患者变得和善,对自己的病情抱有希望,能配合治疗。

4.忧郁期

当患者发现身体状况日益恶化,协商无法阻止死亡来临,便产生很强烈的失落感"好吧,那就是我的命运",出现悲伤、退缩、情绪低落、沉默、哭泣等反应,要求与亲朋好友见面,希望有他喜爱的人陪伴照顾。

5.接受期

这是临终的最后阶段。在一切的努力、挣扎之后,患者变得平静,产生"好吧,既然是我,那就去面对吧"的心理,接受即将面临死亡的事实,患者喜欢独处,睡眠时间增加,情感减退,静静地等待死亡的到来。

上述 5 个心理反应阶段,是因人而异的,有的可以重合,有的可以提前,有的可以推后,也有的可以始终停留在否认期。

(二)临终患者的心理护理措施

1.否认期护理

护士应具有真诚、忠实的态度,但不要直接揭穿患者的防卫机制,也不要欺骗患者,要坦诚温和地回答患者对病情的询问,注意医护人员及患者家属对患者病情的言语保持一致性。在与患者沟通中,护士要主动地表示愿意和患者一起讨论死亡,在交谈中因势利导,循循善诱,使患者逐步面对现实。

2.愤怒期护理

患者的愤怒是发自内心的恐惧与绝望,护士不宜回避,应认真倾听患者的心理感受,并将患者的发怒看成是一种有益健康的正常行为,允许患者以发怒、抱怨、不合作行为来宣泄内心的不快,但应注意预防意外事件的发生,同时做好患者家属的工作,给予患者宽容、关爱和理解。

3.协议期护理

处于这一时期的患者对治疗是积极的,因为其抱有希望,试图通过自己的合作、友善的态度改变命运,延长生命。护士应当给予指导和关心,加强护理,尽量满足患者的要求,使患者更好地配合治疗,以减轻痛苦,控制症状。应鼓励患者说出内心的感受,尊重患者的信仰,积极引导,减轻压力。

4.忧郁期护理

护士应多给予同情和照顾,经常陪伴患者,静静地倾听,允许其用不同方式宣泄情感;善于利用触碰对方、递上纸巾等非语言性沟通技巧,起到很好的心理支持作用;尽量满足患者的合理要求,安排亲朋好友见面、相聚,鼓励家属陪伴;注意安全,预防患者自杀行为的发生。

5.接受期护理

护士应提供安静、舒适的环境;尊重患者,不要勉强与其交谈,减少外界干扰;保持对患者的关心、支持,加强生活护理;让其安详、平静地离开人间。

三、临终患者家属的安抚及护理

(一)满足家属照顾患者的需要

安排家属与患者的主管医生会谈,使家属正确了解患者的病情进展及预后;与家属共同讨论患者的身心状况变化,让他们参与制订护理计划;为家属提供与患者单独相处的时间和环境,教会家属为患者做一些基础护理操作,使患者得到心理满足,同时降低家属失去亲人的痛苦。

(二)鼓励家属表达情感

护士要与家属积极沟通,建立良好的关系,取得家属的信任。与家属会谈时,提供安静、隐私的环境,耐心倾听,鼓励家属说出内心的感受和遇到的困难,积极解释临终患者生理、心理变化的原因,减少家属疑虑。

(三)协助维持家庭的完整性

协助家属在医院环境中,安排日常的家庭活动,以增进患者的心理调适,保持家庭完整性。如与患者共进晚餐、看电视、下棋等。

(四)协助解决家属的实际困难

满足家属本身的生理需求,对家属多关心体贴,帮助其安排陪伴期间的生活,尽量解决实际困难。

第三节　死亡后的护理

一、濒死和死亡的定义

濒死又称临终。指患者已接受治疗性和姑息性的治疗后,虽然意识清楚,但病情加速恶化,各种迹象显示生命即将终结。因此,濒死是生命活动的最后阶段。

死亡是指个体生命活动和新陈代谢的永久停止。

二、死亡的标准

(一)传统死亡标准

心跳、呼吸停止,心电图呈一直线,作为判断死亡的标准已沿袭了数千年,但是随着医学科学的发展使传统的死亡标准受到了冲击。现代医学表明,首先人体是一个多层次的生命物质系统,心跳停止时,人的大脑、肾脏、肝脏并没有死亡,因此死亡是分层次进行的;其次20世纪50年代以来,人体脏器移植技术广泛开展,1967年人类历史上第一例心脏移植手术在南非获得成功,一个衰亡的心脏可被另一个强壮健康的心脏替换,这就意味着心死不等于人死。再则心脏功能停止者,可借助药物和机器来维持生命,只要大脑功能保持着完整性,一切生命活动都有恢复的可能。因此,传统的死亡标准已不再构成对人整体死亡的威胁,医学界人士提出新的比较客观的标准,这就是脑死亡标准。

(二)脑死亡标准

脑死亡即全脑死亡,包括大脑、中脑、小脑和脑干的不可逆死亡。不可逆的脑死亡是生命活动结束的象征。按 1968 年美国哈佛大学医学院死亡定义审查特别委员会提出的脑死亡标准为:不可逆的深度昏迷;自发呼吸停止;脑干反射消失;脑电波消失。

三、死亡过程的分期

死亡不是骤然发生的,而是一个逐渐进展的过程,一般可分为以下 3 期。

(一)濒死期

濒死期又称临终状态,是死亡过程的开始阶段。此期机体各系统的功能发生严重障碍,中枢神经系统脑干以上部位的功能处于深度抑制状态,表现为意识模糊或丧失,各种反射减弱或迟钝,肌张力减退或消失,心跳减弱,血压下降,呼吸微弱或出现潮式呼吸及间断呼吸。濒死期的持续时间可随患者机体状况及死亡原因而异,年轻强壮、慢性病患者较年老体弱者及急性病患者濒死期长;猝死、严重的颅脑损伤等患者可直接进入临床死亡期。此期生命处于可逆阶段,若得到及时有效的抢救治疗,生命可复苏;反之,则进入临床死亡期。

(二)临床死亡期

临床死亡期是死亡过程的延续。此期中枢神经系统的抑制过程已由大脑皮层扩散到皮层下部位,延髓处于极度抑制状态。表现为心跳、呼吸完全停止,瞳孔散大,各种反射消失,但各种组织细胞仍有微弱而短暂的代谢活动,但持续时间极短,此期一般持续 5~6 min,超过这个时间,大脑将发生不可逆的变化。但在低温条件下,尤其是头部降温脑耗氧量降低时,临床死亡期可延长。临床上对触电、溺水、大出血等致死患者,因此期重要器官的代谢尚未停止,及时采取积极有效的急救措施仍有复苏的可能。

(三)生物学死亡期

生物学死亡期是死亡过程的最后阶段。此期整个中枢神经系统及各器官的新陈代谢相继停止,并出现不可逆的变化,整个机体已不可能复活。随着此期的进展,相继出现早期尸体现象(尸冷、尸斑、尸僵等)及晚期尸体现象(尸体腐败等)。

1.尸冷

指死亡后体温丧失,是死亡后最先发生的改变。死亡后尸体温度的下降有一定的规律,一般死后 10 h 内尸温下降速度约为每小时 1 ℃,10 h 后为 0.5 ℃,大约 24 h 左右尸温与环境温度相同。测量尸温常以直肠温度为标准。

2.尸斑

尸体皮肤呈现黯红色斑块或条纹称尸斑。死亡后血液循环停止,由于地心引力的缘故,血液向身体的最低部位坠积而形成尸斑。尸斑的出现时间是死亡后 2~4 h。若患者死亡时为侧卧,则应将其转为仰卧,以防脸部颜色改变。

3.尸僵

尸体出现肌肉僵硬、关节固定称为尸僵。形成机制主要是由于 ATP 酶缺乏,致使肌肉收缩,尸体变硬。尸僵多从小块肌肉首先开始,表现为先由咬肌、颈肌开始,向下至躯干、上肢和下肢。尸僵一般在死后 1~3 h 开始出现,4~6 h 扩展到全身,12~16 h 发展至高峰,24 h 后尸僵开始减弱,肌肉逐渐变软,称为尸僵缓解。

4.尸体腐败

死亡后机体组织的蛋白质、脂肪和碳水化合物因腐败细菌的作用而分解的过程称为尸体腐败。一般在死亡 24 h 后出现。患者生前存于口腔、呼吸道、消化道的各种细菌,可在死亡后侵入血管和淋巴管,并在尸体内大量生长繁殖,体外细菌也可侵入繁殖,尸体成为腐败细菌生长繁殖的场所。尸体腐败常见的表现有尸臭、尸绿等。尸臭是肠道内有机物分解从口、鼻、肛门逸出的腐败气体。尸绿是尸体腐败时出现的色斑,一般在死后 24 h 先在下腹部出现,逐渐扩展至全腹,最后波及到全身。

四、尸体护理

尸体护理是对临终患者实施整体护理的最后步骤,也是临终关怀的重要内容之一。做好尸体护理不仅是对死者人格的尊重,而且是对死者家属心灵上的安慰,体现了人道主义精神和崇高的护理职业道德。尸体护理应在确认患者死亡,医生开具死亡诊断书后尽快进行,既可防止尸体僵硬,也可避免对其他患者的不良影响。护士应以唯物主义死亡观和严肃认真的态度尽心尽职做好尸体护理工作,尊重患者的遗愿,满足家属的合理要求。

(一)尸体护理的意义

做好尸体护理可使死者保持整洁、姿势良好,易于辨认。既保持死者的尊严,又给予家属心灵上的慰藉,充分体现了人道主义精神。

(二)尸体护理的方法

1.目的

(1)使尸体整洁、姿势良好,易于辨认。

(2)给家属以安慰。

2.护理评估

(1)死者的遗愿、民族及宗教信仰,家属心态及合作程度。

(2)死者的诊断、死亡原因、清洁程度、体表有无伤口和引流管。

3.护理计划

(1)用物准备:平车、尸单、尸体衣裤、大单、水壶内盛 0~47 ℃温水,治疗盘内放梳子、尸体识别卡 3 张(表 12-1)、笔、血管钳、未脱脂棉花适量、剪刀、绷带、别针、汽油、棉签、弯盘;患者单位备脸盆、肥皂、毛巾。按需要备敷料、线、胶布等。

(2)环境准备:安排单独房间或用屏风遮挡,亲属暂离开病室。

(3)护士准备:着装整齐,戴口罩,洗手,备齐用物。

表 12-1　尸体识别卡

姓名_____　住院号_____　年龄_____　性别_____

病区_____　床号_____　籍贯_____　诊断_____

地址_____

死亡时间_____年_____月_____日_____时_____分

护士签名_____

_____医院

4.护理实施

(1)操作步骤。

1)备物填卡：填写尸体识别卡,备齐用物携至床旁,屏风遮挡。

2)劝慰家属：请家属暂离病房并劝慰其节哀。若家属不在,应尽快通知家属来院探视遗体。

3)撤离用物：拔除气管内管,移去呼吸机、心电监护仪、除颤仪等,去除尸体身上的各种导管(如输液管、氧气管、导尿管等)。

4)安置尸体：将床放平,使尸体仰卧,头下置枕,留一大单遮盖尸体。

5)处理伤口：有伤口者更换敷料,如有引流管者应拔出后缝合或用蝶形胶布封闭管口。

6)清洁尸体：为死者洗脸,有义齿者代为装上,闭合口、眼；若眼睑不能闭合,可用毛巾湿敷使其闭合；张口者,轻揉其下颌或用四头带托起下颌 ；脱去衣裤,擦净全身,更衣梳发；用松节油擦净胶布痕迹,必要时用血管钳将脱脂棉花塞于口、鼻、耳、肛门、阴道等孔道 ,以免体液外流,棉花勿外露。将一张尸体识别卡系在尸体右手腕部,撤去大单。

7)包裹尸体：将尸单斜放在平车上,移尸体于平车尸单上,先将尸单下端遮盖双脚,再将左右两边整齐的包好,最后将尸单上端遮盖头部,用绷带在胸部、腰部、踝部固定牢固。将第二张尸体识别卡缚在尸单上。

8)安放尸体：盖上大单,将尸体送往太平间,置于停尸屉内。将第三张尸体识别卡放于尸屉的外面。

9)处理床单位：非传染病患者按一般出院患者方法处理,传染病患者按传染病患者终末消毒方法处理。

10)整理病历：完成各项记录,填写死亡通知单,并在当日体温单 4～42 ℃用红笔纵写死亡时间；停止一切治疗项目,注销各种执行单(治疗、药物、饮食等),按出院病历顺序排列病案。

11)整理遗物：清点遗物,交给家属。如家属不在,应有两人共同清点,将贵重物品列出清单交护士长保管。

(2)注意事项。

1)尸体护理应在死亡后尽快进行,以防尸体僵硬。

2)应维护死者隐私权,不可暴露尸体,并安置于自然体位。

3)态度严肃认真,表示对死者的尊重,满足家属的合理要求。

4)传染病尸体按规定消毒处理,以控制院内感染。

5.效果评价

(1)尸体整洁、姿势良好,易于辨认。

(2)家属及同室患者对护士的工作满意。

五、丧亲者的护理

丧亲者即死者家属,主要指失去父母、配偶、子女者（直系亲属）。失去亲人,是一个重大的生活事件,直接影响丧亲者的身心健康,因此对丧亲者做好护理工作是十分重要的。

(一)丧亲者的心理特征

1.接受"失"的事实

当亲人的逝去成为事实时,丧亲者的第一个反应表现为震惊与不相信,这是一种防卫机制,将死亡事件暂时拒之门外,让自己有充分的时间加以调整。丧亲者可表现出"发呆",几小时到几天不等,并不能发泄自己的悲伤。

2.悲哀宣泄

意识到亲人确实死亡,痛苦、无助、空虚、气愤的情绪伴随而来,哭泣常是主要的表现方式,并伴有强烈的思念之情。渴望亲人奇迹般地复原,表现出对亲人遗物的珍爱,对其音容笑貌的思念,有时仿佛看到亲人的身影或听到他的声音,觉得亲人还在身边。

3.适应失落

随着时间的流逝,丧亲者能理智地承认既成的事实,带着悲痛的情绪着手处理死者的后事,准备丧礼。但由于亲人的逝去而带来常规生活的改变,随着无所适从的感觉,孤独,对一切事情没有兴趣,对人生产生淡漠、空虚的感觉。

4.走向恢复

随着时间的流逝,家属能从悲哀中得以解脱,对新生活产生兴趣,将逝者永远怀念。

心理反应阶段持续时间不定,丧偶可能需两年或更久,一般约需一年左右时间。

(二)丧亲者的心理护理

1.做好尸体护理

体现对死者的尊重,对生者的抚慰。

2.鼓励宣泄情感

死亡是患者痛苦的结束,而丧亲者则是悲哀的高峰,必将影响其身心健康和生存质量,护士应认真倾听其诉说,作全面评估,针对不同心理反应阶段制订相应的护理措施。

3.给予精神支持

提供有关知识,安慰家属面对现实,使其意识到安排好未来的工作和生活是对亲人最好的悼念。

4.提供生活指导

如经济问题、家庭组合、社会支持系统等,使丧亲者感受人世间的情谊。

5.丧亲者随访

临终关怀机构可采用信件、电话、访视等方法对死者家属进行追踪随访,了解他们的身心状况,以利开展工作和积累临终关怀的研究资料。

实训项目
尸体护理

1.目的

(1)使尸体整洁、姿势良好,易于辨认。

(2)给家属以安慰。

2.评估

(1)死者的遗愿、民族及宗教信仰,家属心态及合作程度。

(2)死者的诊断、死亡原因、面容、清洁程度、体表有无伤口和引流管。

3.计划

(1)用物准备:治疗盘内备衣裤、尸体识别卡 3 张、血管钳、不脱脂棉花、绷带、剪刀、梳子。有伤口者需备换药敷料,按需准备擦洗用物,必要时备隔离衣和手套。

(2)环境准备:安排单独房间或用屏风遮挡,亲属暂离开病室。

(3)护士准备:着装整齐,戴口罩,洗手,备齐用物。

4.实施

(1)操作步骤:护士携用物至床旁,填卡→劝慰家属→撤去治疗用物→处理伤口→清洁尸体(洗脸→脱衣裤→擦洗胸腹背臀及四肢→塞各个孔道→穿衣服→梳头→在手腕系识别卡→撤去大单或被套)→包裹尸体→(在胸、腰、踝部用绷带)固定→在尸单上系识别卡→送太平间→在停尸屉外插识别卡→处理医疗文件→整理遗物→处理病床单位。

(2)注意事项。

1)尸体护理应在死亡后尽快进行,以防僵硬。

2)应维护死者隐私权,不可暴露遗体,并安置自然体位。

3)做尸体护理时,态度严肃认真,尊重死者,满足家属合理要求。

5.评价

(1)尸体整洁,处理良好。

(2)家属对尸体护理表示满意。

参考文献

[1] 高运合.临床护理技术与实践[M].北京:中医古籍出版社,2019.

[2] 郭雯雯.新编护理技术实践[M].天津:天津科学技术出版社,2019.

[3] 李姣.现代护理技术与实践[M].长春:吉林科学技术出版社,2019.

[4] 杨冰.现代护理技术与实践进展[M].哈尔滨:黑龙江科学技术出版社,2019.

[5] 耿田军.现代实用护理技术与实践[M].上海:上海交通大学出版社,2019.

[6] 王姗姗.护理实践与技术[M].天津:天津科学技术出版社,2019.

[7] 陈玉琳.临床疾病护理实践技术[M].长春:吉林科学技术出版社,2019.

[8] 庄莉.专科护理技术与操作实践[M].长春:吉林大学出版社,2019.

[9] 孙冬冬.现代护理技术与临床实践[M].上海交通大学出版社,2019.

[10] 夏五妹.现代基础护理技术与临床实践[M].开封:河南大学出版社,2019.

[11] 林静.新编临床护理技术与操作实践[M].哈尔滨:黑龙江科学技术出版社,2019.

[12] 陈营.全科临床护理实践技术[M].长沙:湖南科学技术出版社,2019.

[13] 赵珊.现代实用护理技术与临床实践[M].长春:吉林科学技术出版社,2019.

[14] 张文燕,冯英,柳国芳.护理临床实践[M].青岛:中国海洋大学出版社,2019.

[15] 姜秀玲.现代临床护理实践[M].郑州:郑州大学出版社,2019.

[16] 王清,张秋平.现代临床护理实践[M].上海:上海交通大学出版社,2019.

[17] 刘丹.护理基础与临床实践[M].天津:天津科学技术出版社,2019.

[18] 王丽萍.现代护理实践与护理技能[M].天津:天津科学技术出版社,2019.

[19] 田玉泉.护理操作理论与临床实践[M].长春:吉林大学出版社,2019.

[20] 李建萍.精编护理学理论与实践[M].长春:吉林科学技术出版社,2019.

[21] 赵凤琴.现代临床内科护理与实践[M].汕头:汕头大学出版社,2019.

[22] 周春美,陈焕芬.基础护理技术[M].北京:人民卫生出版社,2019.

[23] 耿雪峰.新编临床护理技术[M].长春:吉林大学出版社,2019.

[24] 方习红,赵春苗,高莹.临床护理实践[M].长春:吉林科学技术出版社,2019.

[25] 张莉.新编护理临床实践[M].长春:吉林大学出版社,2019.

[26] 韩中华.临床护理实践与规范[M].天津:天津科学技术出版社,2019.

[27] 翟恩玉.现代临床护理实践[M].天津:天津科学技术出版社,2019.

[28] 李红霞,石多莲.急诊急救护理[M].北京:中国医药科技出版社,2019.

[29] 张瑞华.临床护理技术及护理管理[M].哈尔滨:黑龙江科学技术出版社,2019.

[30] 裴坤一.急诊急救护理技术与应用[M].长沙:湖南科学技术出版社,2019.

[31] 伊永娟.现代临床护理基础与实践[M].哈尔滨:黑龙江科学技术出版社,2019.

[32] 周立兰.现代临床护理理论与实践[M].开封:河南大学出版社,2019.